『黄氏圈论』探究

欧阳常贵　黄海源　著

中医古籍出版社
Publishing House of Ancient Chinese Medical Books

图书在版编目（CIP）数据

“黄氏圈论”探究 / 欧阳常贵，黄海源著. -- 北京：中医古籍出版社，2025.1

ISBN 978-7-5152-2818-1

Ⅰ. ①黄… Ⅱ. ①欧… ②黄… Ⅲ. ①中国医药学－研究 Ⅳ. ①R2

中国国家版本馆CIP数据核字(2024)第060631号

“黄氏圈论”探究

欧阳常贵　黄海源　著

策划编辑　姚　强
责任编辑　李　炎
装帧设计　回归线视觉传达
出版发行　中医古籍出版社
社　　址　北京市东城区东直门内南小街16号（100700）
电　　话　010-64089446（总编室）　010-64002949（发行部）
网　　址　www.zhongyiguji.com.cn
印　　刷　三河市悦鑫印务有限公司
开　　本　889mm×1194mm　1/32
印　　张　17.5
字　　数　376千字
版　　次　2025年1月第1版　2025年1月第1次印刷
书　　号　ISBN 978-7-5152-2818-1
定　　价　78.00元

目　录

目录

楔　子

本书追溯了黄传贵从医60余年的医学理论、思想及其学术研究的足迹和成果。

黄传贵从事医药卫生事业60余年，其经历非常丰富、非常曲折、非常具有戏剧性和传奇性。大体有以下4个特点：

第一，从医起步早。从4岁到18岁，黄传贵接受的是家教家学家传。其医药学基础、根脉是家教家学家传的“黄家医圈”理论。从本质上说，黄传贵起步于民间医药学，同时，民间医药学也是他一只坚挺的翅膀，贯穿了他的一生，影响了他一生医药学的思维、理念，甚至影响了他用民间医药的理论审视、分析中外医药学的历史、现状和未来。

第二，转折层次高。黄传贵23岁进入中国人民解放军第四军医大学，接受全面系统的以西医学为主的本科教育，为他此后继续以“黄家医圈”为主体开展民间医药诊疗、研究、提高和升华打下了坚实基础，也为黄传贵插上了另一只翅膀，为他戴上医学家桂冠奠定了坚实的基石。

第三，医药学研究独成一家。黄传贵对中国乃至世界医药学最大的贡献是继承、发掘、整理和完善了“黄家医圈”这个民间医药体系，拓宽了中国传统医药学的内涵和外延，为中国传统医药学注入了一股清流，有望对中国乃至世界医药学产生深刻的革命性影响。

第四，具有世界级医药学家的胸怀和眼光。黄传贵对中西医药学，既有宏观的把控，又有微观的洞察，提出世界大一统医药学的宏大理念。

黄传贵从事医药卫生事业60余年间，勤勤恳恳、兢兢业业，怀揣善心、爱心、诚心，运用“黄家医圈”理论，为患者排忧解难，不畏艰难，不怕挫折，一往无前地向癌症发起冲击，研制出8种“黄氏抗癌粉”，在国内外建立“黄家医圈”科研协作单位几十个，救治国内外癌症患者50余万人次，创造了以中草药治疗肿瘤的奇迹，蜚声海内外，成为当代的一位名医，一位在医术医技、医药理论两方面都专精的肿瘤专家。

第一编

砥砺前行三十载

第 1 章
师承父传幼童苦学医
基础坚实能走万里路

1

中国民间医药学源远流长，从远古至今，像点点繁星撒落在中国广袤的大地上，生生不息，村村有，寨寨有，代代传，发展繁衍，成为广大民众健康的一个重要保护神。

“黄家医圈”则是中国民间医药学当中有理论、成体系、比较丰富、比较完善、诊疗效果比较好的一支。数百年前，“黄家医圈”的祖辈从中原大地辗转来到云南省昭通市巧家县小河区山保乡吊水岩村石包上落户扎根，故被称为“石包上黄家”。“黄家医圈”沿袭了中国民间医药的家教家传、拜师认教、师教师传和“一门单传、传子不传女、严禁外传”的传承方式。

黄传贵就是在这种传承方式下成为“黄家医圈”当代传人的。

黄传贵是个幸运儿，他作为最小的儿子从 7 个兄弟中脱颖而出。可是，一个“苦”字、一个“难”字正在前方等待着他，而这个“难”字将如影随形地陪伴他从事医药事业的一生。

生活苦，是20世纪50年代云南地区的普遍现象。昭通市地处高寒山区，贫困落后又排在云南的前几名，昭通想甩掉这顶贫困落后的帽子，甩了几十年都没甩掉。

儿多母苦父遭罪。何况黄传贵家住在大山包的顶顶上，土地贫瘠，广种薄收，连苞谷土豆都不能保证每天能吃上，逢年过节能吃到几顿大米饭，那就是幸福生活。黄传贵小时候的最大愿望就是天天能吃到大米饭。他到8岁还没有穿过新衣服，到9岁还没有穿过草鞋。初高中时，自己背着土豆到学校煮着吃。为了交学费，他争取到勤工俭学的机会，课余上山挖枯树兜兜，交给学校食堂，能挣到几角钱，一次次积攒起来，才解决了学费的问题。这种苦日子，一直到黄传贵18岁当上了解放军战士才告结束。

苦日子能磨炼一个人的意志，贫穷能激励一个人奋发图强，咬紧牙关改变自己的命运。

黄传贵就是这么一个人，一生都在排除万难改变着自己的命运，一步步把自己推上医学事业的一个又一个高地。

难，学医真难，成名医、大医更是难上难。

黄传贵被确定为“黄家医圈”传人后，从4岁起，父亲黄昌伦就开始教授他“黄家医圈”医理药理的医药知识。

民间传承的基本方法，首先就是实践。在实践中，师父教授徒弟医药常识，手把手地教徒弟认识实物，再在认识实物中掌握知识。

黄昌伦教黄传贵的头一课，就是认识实物，如李子板栗大核桃、白菜萝卜青蒜苗、大葱洋芋苞谷秸、茶花菊花夹竹桃、牛马羊兔猪鸭鹅、喜鹊乌鸦鸡狗猫等的药性药理。父亲教得认真，一丝不苟，一样东西一样东西地讲。但黄传贵毕竟是幼儿，开始听时还新鲜，听着听着就厌烦了。父亲讲得唾沫横飞，儿子却慢慢睡着了。父亲一见，火了，举起烟杆，"啪"地打在他的头顶上，头上起了大包，他"哇"地哭了，跑去找母亲。父亲提着烟杆追了过去，非要让黄传贵继续听，继续认，直到认得为止。

父亲带着黄传贵赶着牛马来到一片大草坪，让牛马在这里吃草。黄昌伦交代儿子："你去看看牛马是怎样吃草的，要好好守在那里认真看。"

黄传贵莫名其妙地来到牛马身边观看，盯着牛马吃草。看了一阵，他好像真看出了牛马吃草的"门道"："嗯，它们边啃边吃，边吃边吐出一些来，是不是草味苦？"他赶忙把看到的这些告诉父亲。

"对头，你看出了牛马吃草的一点儿名堂。不是这里的草苦，也不是牛马不好好吃，是牛马吃草之中有名堂。"

父亲加重语气说："这是关系生死的大门道。搞得好能救人命，搞不好会害人命，这就是牛马老师教给你的学问。"

黄昌伦拾起几根牛吐出的草说："山上的草很多很多，要知道什么草有毒，我们就用这种土办法让牛马来识别。凡是它们吐出来的就是毒草，这些毒草就不能入药给人吃。"

黄传贵连忙接过父亲手中的毒草看了看，把草的颜色、形状都牢牢记在心里。

黄昌伦接着说："识别毒草能力最强的是马，你要特别注意马吐出来的草。"

黄传贵拔了一把马喜欢吃的草，又在当中加了几根毒草，捆在一起喂马，结果马吃了肥草，而把那些毒草都吐出来了。他惊喜地叫着：“真神！真神！”

父亲不仅反反复复给黄传贵讲解动物、植物、矿物药的知识，还一次次带着他上至大药山，下至牛栏江，东到大梨树，西到马鞍山，空珍树、土地山、红岩弯子、蚂蟥沟、道回龙、梯子岩、磨盘山、大弯子、满天星、小弯林、大石盘、药山沟、观音庙，父亲带着他几乎跑遍巧家药山的所有地区，教黄传贵从不同植物分布的实际环境中认识草药。这些经历让黄传贵懂得了识辨植物、动物、矿物药材的极端重要性，不放过任何一草、一石、一角、一蹄、一肉、一骨的形状、名字、药效和用途，并铭记于脑海。

两年下来，黄传贵认识了千种植物、动物、矿物药材，为他一生使用传统药材打下了坚实基础，为他从事的民间医药事业储备了丰饶的药物资源，整个自然界都成了他的药材仓库。

2

几千年来，民间医药授徒的一个重要方法就是让学徒背药方。这确实很原始，但却很有效，也是民间医生必备的基本功，不掌握一定数量的药方，是不可能成为一名合格医生的，更不用说成为名医、大医。背药方是没有任何捷径可走的，任何投机取巧都是自毁前程。读书，做学问，背功很重要。文科生不死记硬背一批古代名家的散文、诗词、歌赋，就不可能跨进文学的大门。理工科生不死记硬背各种概念、原理、公式，怎么能学好理工科？这都是读书做学问的常识，常识是违背不得的。

背药方考人得很，药方生涩、古板、生僻，初背者如同嚼蜡，一个方子背上三遍五遍，会觉得头皮发麻，头有笆斗大。这一关要过去，必须具备能忍受枯燥、生涩、呆板的背功。背药方，必须一字不错地背会，不能有丝毫差错，因为药方的准确与否，不仅关系到药性、药效，更重要的是关系到患者的生命安危。父亲教一个，黄传贵背一个，全靠硬功夫，来不得半点儿马虎。

黄传贵第一次站在父亲面前背方子时，还没有背几个就“结巴”了。“咚”，父亲的烟杆打在儿子的脑门上，“跪下！”父亲气得吼叫，他赶忙跪下。

一个星期六下午，黄传贵放学回到家。父亲因为家中有客，顾不上叫他背方子。他却认为父亲今晚不会让他背方子了，吃过饭，就和村子里的小孩子玩躲猫猫游戏去了。不料傍晚客人走了，父亲便把他喊回来背方子。

黄传贵玩得高兴，对背方子的事还未转过神来，就紧张起来，结果 15 个方子只背出了 13 个，还有 2 个吃了“螺丝钉”。

黄昌伦忧心忡忡发了火：“小畜生，你竟敢把老子的教训当作儿戏！”举起烟杆就打……

“哎哟！阿、阿爹我不敢了……”

“唉，”黄昌伦叹了一口气，训斥道，“背方子这点儿苦你都吃不得，你还当哪样医生？更莫说传承“圈论”！不管有多么苦，如果背方子这道坎儿，你都过不去，后面更难更苦的坎坎儿，你咋整？你这么没有出息，你还是哪样‘黄家医圈’八代传人？你格晓得？你就是脱一层皮也要把我们

‘黄家医圈’的根根底底学好学通。”

黄传贵还真把父亲的训诫一字一字地记到心里了，尽管接连挨了两烟杆，但他觉得该打，打得好，会让自己长记性，头一步就要走稳当。

为背药方子，黄传贵吃尽了苦头。每年正月十四以后，太阳刚刚落到大药山西面，父亲便在家里的神位上烧起三炷香，让他跪在灵牌前背诵这一年所学的方子，向老祖宗汇报，直背到三炷香都烧尽才算完。正月的下半月，夜夜如此。

正月十五晚上，父亲要对黄传贵进行学习的总考核。他得将所学的方子全部背出来，让父亲评说，哪些方子背错了，他还要继续练习背诵。到正月三十，父亲再来检查。直到背得一点儿不差，才算过关。

在父亲的严教下，黄传贵用了 6 年时间，终于背出了祖传单方、验方、组合方 3738 个，过了背方子的关。

3

在教黄传贵背方子的同时，黄昌伦还结合方子的运用，教儿子学习号脉、下药。教号脉时，父亲把四季豆、黄豆、黑豆穿在 3 根麻线上，麻线的两头又系在荆条弓上。3 根麻线代表浮脉、中脉及沉脉；3 种豆子代表脉动点。父亲把它们移动位置，手把手向黄传贵讲解浮、沉、迟、数脉象的强弱、快慢配合规律。

这种教育方法生动形象，黄传贵很喜欢学习，学起来进步很快。父亲怎么做，他就怎么做。那三个摸脉的手指非常灵活，慢慢地掌握了祖传的“横单脉组”“纵单脉组”“交单脉组”“经络脉组”的诊断方法；继承了草医的肝、心、脾、肺、肾、胆、小肠、胃、大肠、膀胱、目、舌、口、鼻、耳、经络、肉、皮、毛骨、气、血的辨证分圈施治、理法方药体系。6 年下来，黄传贵个子长高了一截，医学知识也增长了一大截。

黄昌伦忙着看病，只叫儿子坐在旁边学看病。首先，父亲给患者诊脉，看表情、看舌苔、看眼皮、看指甲、谈病情。开完药方，再让黄传贵为患者重看一次，看看他的结论是否和自己的一致，就这样一天又一天地反反复复，黄传贵开始初步学到了看病的基本方法步骤。

转眼一年过去了，黄传贵学医大有长进，在父亲的指导下能为人看病了。

一天，他为一个老汉看病，方法和父亲一模一样。

一号脉。他用食指、中指、无名指的指尖分 3 个部位触及老汉手腕上的脉位，脉波很快从指尖传到黄传贵的脑海中，他经过分析判断绘出了脉象。

二看眼皮，三看嘴唇，四看舌苔，五看指甲。看完，他站起身来对老汉大声地说：“大爹，你左耳听不清楚有多长时间了？”

老汉一愣：“你怎么会知道我左耳聋呢？”老汉指指左耳说：“5 年多了，5 年多了。”

黄传贵接着又问：“你双腿关节痛了多久了？”

老汉感到太惊奇了：“我的腿疼你也知道了？”他盯着黄传贵看了看说：“两年多呀，哎，神啰，神啰！你这娃儿看病好有一比，那是真的百步穿杨——真准！”

黄昌伦说道：“谢谢老人家鼓励，犬子刚刚入门，还差得很远呢。”他给老汉拿了5包药。

从这以后，黄传贵为老汉看病是百步穿杨——真准的消息，不胫而走，到处传开了。

黄传贵真的神起来了，神童的桂冠也戴到了他头上。他不单跟着父亲给人看病，有时患者多，父亲忙不过来，他也能独当一面。有时别处请父亲出诊，父亲又不能去，黄传贵就代替父亲出诊。

有一次，他放学回来，又要代父到远处的村子去看病，来接医生的小伙子见他年纪小，难以爬山下坡，就要背着他走。他怎么也不肯，坚持要自己走，走了半夜还未到达，他走不动睡着了。小伙子把他背到家里，他还未睡醒呢。

躺在床上的病老太太见来了个娃娃，心就凉了半截。

“妈，你莫要看他年纪小，他看病，人称百步穿杨——准得很呀！”

小伙子把黄传贵叫醒，请他为他母亲看病。

黄传贵走到老太太床边，先诊脉，再看眼皮、嘴唇、舌苔、指甲，然后对老太太说：“大妈，你老人家的病并不重，吃两服药就会好的。你心口痛有多长时间了？”

老太太一惊，他怎么知道我心口疼呢？便说：“3个多月了。”

“大妈，你是不是解大手不方便啊？”

我3天都没解手他也知道，真神奇：“3天都没有解手，解不出来呀。”

“大妈，你胃里有毛病，消化不好。感到胸闷、心口有点痛，俗话说这叫食寒凑心。另外便结不通，是体热所致。我给你开个药方，调理治疗，很快即可见效。”

老太太连夜服了药，次日已经见效，憋在肚子里几天的粪便开始拉了。7天后，老太太的病痊愈了，高兴得见人就说小黄大夫治好了我的病，真神了。

任何知识都靠积累，任何实践都靠坚持。黄传贵从8岁开始诊脉治病，即使上初中高中，也从没间断过，不管碰到多少困难，不管遭受多少打击，他都从不动摇、退缩、灰心，而是知难而进，迎难而上，一步一步坚定不移地前进前进再前进。从主观上看，有三点：一是黄传贵认定了自己的民间医药之路，坚定了要一辈子从事民间医药事业，这叫咬定青山不放松，这叫职业品格。二是从性格看，黄传贵是一个善良的人，善良浸透了他的骨髓，他天生就是一个良医。医生，治病救人，就是一个善良的职业，很难想象，一个心术不正、心思歹毒的人，会选择从医，会全心全意地为患者服务。三是黄传贵是一个敢想敢干的勇者，他的一生就是勇者的一生。他坚忍顽强，宁折不弯，善于学习，善于思考，善于创新，有胆量，有魄力。一个畏首畏尾、胆小怕事、墨守成规、毫无创见的人，是难成气候的，更遑论成大气候。

从客观上看，黄传贵8岁就为人诊病，不马虎对待一个患者，不错失一次诊病的机会，治病时认真、负责、看得准、疗效佳，日积月累，基础拓得宽，基础打得牢，这正是他能够一个台阶一个台阶往上升、一个高度一个高度往上攀的根本。

第 2 章

雪域高原磨炼铁意志 赤胆忠心为藏地军民

4

高中毕业后，黄传贵面临升学和就业的抉择。升学无望，就业无门，他陷入了迷茫与彷徨中。

一个意外消息激发了他当兵的念头。当兵去！兴许这是一条走出大山包、打开眼界、帮助自己从事医药业的路，即使不能完全达到目的，至少可以闯荡一回。

1969 年 3 月，黄传贵穿上了新军装，成为一名光荣的解放军战士，走出了大山，实现了人生的大转折。目的地是西藏高原。

在拉萨军营的新兵连里，经过 3 个月的刻苦训练，黄传贵初步掌握了一名军人应有的军事常识与技能，基本适应了军营生活，被分配到解放军驻林芝地区某部警卫连当战士。

机会总是留给有准备的人。

连里一位姓李的老兵，因为常常腰痛，大家给他起了个外号“老腰疼”。每次站满一班岗，腰痛得他直用拳头敲腰杆，可他仍然关心站头班岗的新同志，把站岗的经验传给黄传贵："站岗站岗，集中思想；眼观四路，耳听八方；见官行礼，严肃端庄；提高警惕，遇事不忙。"

黄传贵听后很受启发："谢谢老同志关心。"

月亏月圆，转眼就过了半年。一日天降大雪，气温骤降，"老腰疼"的病又加重了。疼得他一宿未睡，早晨起来，黄传贵就送他到连卫生室，请卫生员给他看看。

可连卫生室哪里能治得了"老腰疼"的腰疼。

黄传贵看到时机到了，自告奋勇说："老李同志，来！我给你看看，如何？"

"你会看病？你……嘿嘿……""老腰疼"以为黄传贵在开玩笑。

"老李，如果你信得过我，我给你看看，或许你这腰疼病我能治好。"黄传贵认真又自信地说。

黄传贵当即正儿八经地为"老腰疼"的双腕号脉，看眼皮、舌苔、指甲，然后说："老李同志，你这可能是搬东西的时候扭伤了腰，没有及时治疗，落下腰疼症，只要你能配合治疗，不久即可治愈。"

"老腰疼"一听非常吃惊，说："一年前伤的，那时你还未到军营，怎么就知道我扭伤了腰呢？真神！"

其他同志听后都为之震惊："这小子，还真有点硬功夫！"

黄传贵说："老李，你先回连队等着，我给你找药去。"

黄传贵出了营门，爬到尼羊河岸山坡，在藏族牧人白马老汉的指引下，在林中一个靠崖的草地，找到了他要的草药。

回到连队，黄传贵把草药洗净煮好，送到"老腰疼"面前，请他吃药。

“老腰疼”大着胆子喝了药汤。他接连服了10天，果然腰不疼了，恢复了健康。这个消息不胫而走，很快在部队传开了。

议论什么的都有，有的人相信，有的人怀疑。黄传贵也不介意，听之任之。

不久，连队搞阶级教育，召开忆苦思甜大会。黄传贵在会上痛说苦难家史，讲述自己从小和父亲学习家医，父亲惨遭土司管家暗杀的往事。

战士们从黄传贵的血泪史中，了解到他刻苦学医的不平凡经历。大会过后，不少战士无论是否有病都要请他号号脉，评说评说。

凡是找黄传贵看病的人，他都认认真真摸脉诊断。有不少人的病都是他亲自采药治疗好的。这事，像一阵风似的传开了。从列兵到长官，几乎都来找黄传贵号脉，连师医院的患者也悄悄来找他看病诊脉。

5

部队的副参谋长听到之后，说：“我不相信羊会上树，我非要亲自看看不可，决不准许那小子瞎胡闹！”

黄传贵得知副参谋长要来考查他，立刻紧张起来。人的病千奇百怪，号脉也不是绝对准确，尤其是给大官号脉更难，如果有了闪失，那就惹下大祸了。

黄传贵转念一想，医生见官为庙主。既然我为主，还怕什么？不管大官小兵，都是我的患者，我对他们一视同仁。黄传贵稳住了心情，平心静气地给首长号起脉来。

首长的脉波起伏，通过3个手指很快传到了黄传贵的脑中，立刻映出了尿路结石的脉象。为了证实脉象的准确性，他让首长伸出了右臂，再次号脉。二次号脉印证了首长确实有结石病。为了做到万无一失，他又看了首长的舌苔、眼皮、指甲、嘴唇……

副参谋长不耐烦地问："我有什么病吗？"

黄传贵稳重而又风趣地回答："首长，您的身体很健康，没有什么大碍。正因为您很健康，所以才忽视了自己的身体，有了小病也未注意……"

"啊！我有什么小病？"副参谋长惊问。

"首长，恕我直言，您有结石脉象，可能有尿路结石。"

"啊！？我有尿路结石？"副参谋长惊奇地问。

"如果您不信的话，可以到医院检查一下。"

次日下午，副参谋长把黄传贵叫到办公室，气冲冲地问："黄传贵，你好大的胆子，在我的面前也敢玩骗术？"说着用手指敲了敲桌子上的化验单，推给黄传贵说："化验证明我没有尿路结石，你敢愚弄我……"

黄传贵看了看化验单，不以为然地说道："首长莫急，一般的化验怎么能查得出来嘛？最好做造影拍片检查，切不可耽误了首长的治疗时机啊！"

这时，副参谋长的小腹有些胀痛，他似乎感到了有结石症状，就又半信半疑地到医院做了多角度的X光拍片检查。结果，发现输尿管有一侧畸形，确实有结石影像。事实证明了黄传贵的诊断，副参谋长的态度来了个180度的大转弯，夸奖"黄传贵真了不起！"

黄传贵出色的工作表现，不同凡响的医术，得到了师长的重视。他亲自吩咐警卫连长李生荣："你们连的那个黄传贵医术很不错，要好好关心他，培养他，支持他。以后每逢星期六下午就把他抽出来为大家看病好了。"领导的支持使越来越多的人来找黄传贵看病。卫生室门口经常排着长队，他顾了看病顾不了采药，两头都疲于应付。特别是在西藏采药，不像在云南老家那么容易，老家房前屋后都有草药，随手可以采，而这里采药非得到很远的雪山去不可。

黄传贵向李连长建议："连长，现在看病的人多，用药量也很大，我们连办个中药房好不好？"

在连长的支持下，连队的中药房很快建好了，大大方便了患者，提高了工作效率，使患者都能得到及时治疗。

不久，黄传贵就被调到卫生队当卫生员。当了卫生员，他没日没夜地工作，把全部精力都用在部队战士和当地百姓的医疗保健上。

1973 年，在春暖花开的季节里，上级的"红头文件"下来了，任命黄传贵为陆军 ×× 师 ×× 团卫生队助理军医。黄传贵一步步从贫农的儿子—中学生—战士—卫生员，晋升为他梦寐以求的军医，不仅实现了自己的愿望，也为继承和发展祖传医术创造了条件。

担任助理军医后，黄传贵的医务工作干得更加出色，各项事务安排得有条不紊，日夜出诊认真负责。

为扎扎实实办好中药房，丰富药材品种，黄传贵和战士王东平等人组成了一个采药组。他们到米林后边的雪山顶，到雪山脚下的雅鲁藏布江边的山上，采了大量珍贵的药材。

部队首长找他看病，地方的干部群众找他看病，雅鲁藏布江上的岗卡大桥工地的职工也来找他看病。特别是离部队较近的藏族村子甲格台热，那里的藏族村民吃惯了中草药，有了病都来找黄传贵看。

甲格台热村村民白马达瓦上山打野猪，摔坏了腰，卧床不起，他父亲来请黄传贵为白马达瓦治伤。

黄传贵立即赶去。白马达瓦的妻子担心丈夫会残废，恳切地说："黄医生，请你好好为他治治，千万不要让他留下残疾呀！他要是残废了，我们以后的日子可怎么过啊！"

"不怕，我会努力把他的伤治好的，请放心吧！"

黄传贵看看白马达瓦的脸色，给他号了脉，摸了摸他腰上的伤处，先给他擦了些药酒揉了揉。然后，他爬到雪山上，为白马达瓦采来最好的草药，洗净后为他熬成药汤。经过黄传贵的认真治疗，白马达瓦 10 天后就慢慢恢复了健康。

部队和地方都在传扬黄传贵医术神奇，服务态度好，是个医术和品德兼备的好医生。

部队首长决定派黄传贵到中国人民解放军第四军医大学学习深造。

人们常说"命运之神降临到某某头上"。毋庸讳言，命运之神无处不在，她总是无时无刻不在眷顾着幸运的人们。然而，命运之神的眷顾是有条件、有选择的。她的条件是：眷顾的人必须是勤劳勇敢者，必须自己用不懈的努力去争取命运之神的眷顾，向命运之神证明自己值得眷顾。命运之神选择的对象，除了勤劳勇敢之外，必须是善良正直、忠诚无私、全心全意为大众服务、一心一意为社会创造财富、为社会做出贡献、推动社会进步的仁人志士。

黄传贵在雪域高原整整 5 年零 5 个月，经受住了高原环境的考验，用自己的汗水圆满完成了所担负的任务，是一个优秀的战士。黄传贵时时刻刻记住自己是“黄家医圈”的传人，时时刻刻把人们的健康记在心里，时时刻刻记住自己是一个民间医务工作者，千方百计寻找为战友、为民族兄弟治病的良方，把自己的医术毫无保留地献给需要的人们。不管诊疗中出现什么风险，哪怕遭受误解、打击，他总是无怨无悔地坚持坚持再坚持，在救死扶伤的崎岖道路上坚定向前。善良的心，勤勉的工作，独到的医术，救治患者的累累成果，领导识才惜才爱才，让他从普通士兵变成连队卫生员，再变成团卫生队助理军医，最后部队又把他送进解放军高等医学院校深造。领导托举他从一个台阶上到另一个台阶的根据是黄传贵的优秀表现和骄人的业绩，是因为他是一块可以雕琢的璞玉。

第3章 医大教育学海展英姿 特立独行“圈论”勤探索

6

进入部队的高等学府，对于从事了多年民间医药工作的黄传贵来说，简直是意外之意外，是命中注定要把他托举到名医、大医甚至医学家台阶上去的决定性的一步，冥冥中似乎有一只手在推动。

黄传贵是如何对待这一意外的呢？

黄传贵思维的敏锐性、超前性，对问题把握的准确性和深刻性，对知识获取的渴求和紧迫感，使他紧紧地抓住了这一天赐良机。

黄传贵从两个方面来规划设计自己的四年读书深造和未来的医药事业。

第一，多读书，苦读书，把西医学的基础知识、基础理论读深读透，全面系统熟练地掌握西医的基础知识、基础理论，为自己更加灵动自主地进行民间医药、民族医药、中医药，特别是“黄家医圈”的深入研究做好储备，使自己完成在中西医药世界从必然到自由的过程。

黄传贵进到原来连想都不敢想的高等学府，就像一头小猪闯进菜园子，如饥似渴，见什么就吃什么，照单全收，捡到篮子里的就是菜，吃进肚子里的就是饭。黄传贵的阅读速度奇快，理解能力超强，记忆力、表达能力特好，学校的书不够黄传贵读。怎么办？他就开始自学中国传统医学经典著作《黄帝内经》《本草纲目》《医宗金鉴》《伤寒论》等，把中医学的理论、实践钻通，为自己冲击民间医药、民族医药、中医药的新高地打下中西医学广博精深的理论基础。

第二，开始用现代医学、中国传统医学对“黄家医圈”进行分析研究。利用新的知识、新的理论、新的环境、新的条件，黄传贵开始全方位、多角度审视“黄家医圈”的真谛，把“医圈”理论全面融会贯通到现代医学和中医药学之中。这是“黄家医圈”历史性的飞跃，是黄传贵跨入中国医学界一次质的转折。黄传贵在坚守民间医药学阵地的基础上，开始寻求攀登中国乃至世界医药的高峰，形成了自己独特的医药观和医药体系。

黄传贵在第四军医大学的学习生活既简单又复杂。简单，指学校规定有必修课、选修课，他认为学懂学好是一个学生起码的工作，必须完成，没有什么可说的。复杂，在于他要利用这个难得的学习环境，完成传承“黄家医圈”的任务，真正弄懂弄通“黄家医圈”的奥妙，运用“黄家医圈”的理论、药方和医术为患者服务，为“黄家医圈”的广泛应用闯出一条路。

黄传贵看到学校配套的各种现代化的实验室，设备齐全的生理解剖室，还有学识渊博、医术高超的师资力量，认为自己必须对得起这个学习环境，必须刻苦学习现代医学科学知识，好好深造，去认真研究“黄家医圈”理论，去伪存真，去粗取精，使之成为科学的医学理论，为人民造福，为世界做贡献。

从进校的第一天起，他就开始专心致志读书和钻研医学，一心一意向医学理论高峰攀登。

课堂上，他聚精会神地听讲，把教授们讲授的每一个知识点都铭记于脑海里。

课堂外，他到老师家虚心求教，认真聆听老师的教诲，不放过对任何知识点的理解。

星期日、节假日，他在图书馆里“休假”，徜徉在医学科学的海洋里，舒展臂膀，尽情领略知识海洋的无限风光。

在如饥似渴学习现代医学知识的同时，中外知识的相近，古今知识的相通，使黄传贵开始有意识地思考“黄家医圈”的未来，开始进行“黄家医圈”的大遐想。

他刻苦学习，用人类智慧的结晶——医学科学知识武装自己，回过头来又用现代医学和中国传统医学对“黄家医圈”的“天地八字”“生命八字”进行分析研究，发现它们是朴素唯物主义的一种宇宙观和生命观，在认识上产生了一次飞跃。

在这一过程中他做了多方面、多角度的努力和探索。

在病理解剖室里，面对人体解剖实例，他一边听老师讲解，一边用解剖实例来分析“黄家医圈”理论，去伪存真，扬弃迷信和愚昧成分，使其更具科学性，逐步加深了对“黄家医圈”理论的正确认识。在解剖中，他从呼吸系统和心脏的循环（大循环、小循环）中清清楚楚地看到了“医圈”中所讲的“网”与“网”的关系。胸部解剖时，他看清了五脏六腑的真实形状，弄懂了“医圈”所讲的肺的真实形状“肺圈”的含义，弄懂了肺与心脏的联系和影响，领会到肺心病就是由这种互相影响产生的。肝和胆是紧密相关的2个“圈”，是通过“网”联系的。如肝有病就会影响胆，而两者都有病，吃了东西就会难消化，会拉肚子。这也正是肝和胆关系的“网”到了破损地步的原因。他常常一个人站在一具具解剖实例前，仔细观察各个部位的生理联系。从鼻腔、口腔、气管、大支气管、右支气管、小支气管、细支气管、肺泡管道到肺泡各局部，他都一遍遍认真研究，终于弄明白了空气是怎样进入肺部的，又是怎样在肺里进行二氧化碳交换而进入血液的，气血是怎样结合的，怎样运行的，它们在身上是怎样发挥作用的，心脏是怎样发挥动力作用的。黄传贵把它们画成一张张运行过程图，这完全是一幅幅“圈”“网”图。

无论学哪个学科，他都能始终用“天地八字”和“生命八字”去分析解读，很快就能一通百通。老师在课堂所讲的课题，他都能迎刃而解。

在一次学习经验交流会上，他坦然说出了自己之所以能取得长足进步的“奥秘”：一是多读书；二是“正反，反正”。

他认为多读书是学子的本职。书是古人知识积累的精髓，是历史的延续，不读书的人难以明晓书中理。所以他苦读了《黄帝内经》《本草纲目》《医宗金鉴》《伤寒论》等大量古书，把知识融入到学业中去，丰富了学业。

关于“正反，反正”，他的原意是：凡是被古人今人公认为正确的，要继承也要反思，重新分析它还有没有问题，完善不完善，这是“正反”；“反正”则是，凡是被古人今人公认有争议的，不继承它，而是反过来思考琢磨，想想它有没有什么长处和好的地方。黄传贵通过"正反，反正"的思考，减少了盲目性，增加了科学性，将古今中外的医学知识兼容并蓄，融会贯通，使自己的学识不断向纵深扩展，为他研究"黄家医圈"理论打下了坚实基础。

日明月暗，转眼又过了几年。黄传贵经过长期学习研究，终于把"黄家医圈"理论全面融会贯通到中国现代医学之中。这不但是"黄家医圈"一次空前的飞跃，也是黄传贵进入中国医学界后一次质的飞跃。

7

第四军医大学给黄传贵插上了理想的翅膀，却未能给黄传贵的事业铺上红地毯。

黄传贵以优异的成绩毕业，被第四军医大学留在附属第一医院中医科任军医。

学生能留校工作，是一种很高的无名奖赏，是很多学生为之追求和羡慕的事。在毕业各奔东西的离别之际，同学们都来祝贺他：

"传贵同学，你留校工作，这是我们望尘莫及的，我向你表示热烈的祝贺！"

"留在学校这个优越的环境里工作真好，祝你在新的工作岗位上大展宏图！"

"传贵，你留校工作，就有了研究你的'包块方'的好机会，我们盼望着你攻克癌症的喜讯。"

黄传贵非常感谢同学的鼓励。临别之际，他把自己编写的一些祖传单方、验方的小册子赠给大家，留作纪念。同学们如获至宝。

老同学们提起“包块方”，黄传贵却为之一震，心生内疚。他在学校时，研究了“黄家医圈”理论，整理了祖传的单方、验方，取得一定成果。然而对包块的探索却没有什么进展，仅仅只是从理论上认识了“包块”“肉瘤”“肿瘤”“癌症”之间的异同和质的区别。虽然在西安和锦州实习时给人治过肿瘤，但仍是用“包块方”的老办法去治疗，固然取得了不少疗效，得到肿瘤患者的认可和支持，可是“包块方”能治什么“包块”？“包块”是指“肉肿”“脂肪肿”还是“恶性肿瘤”（即癌包块）呢？这些都尚不清楚，他只是做了探索性治疗，没有多少医学医理根据，这是一个严肃的医学工作者所不能允许的。

到了附属第一医院，黄传贵认为自己有了机会有了平台，可以做“包块方”的深入研究，解开“包块”之谜。可谁能料到，热心人遇到冷疙瘩，黄传贵研究“包块方”的打算陷入了困境之中。

黄传贵抱着满腔热情和很大希望，来到第四军医大学附属第一医院中医科。不知为什么，有些领导对他并不欢迎，对此，黄传贵并不在意。他仍然积极地做好自己查房、看病的工作。他对患者和蔼亲切，语言温暖幽默，做事认真负责，得到了患者的好评，很多患者喜欢找他看病。加之他在实习期间给很多人看过病，还用“包块方”治过癌症，收到不错效果，在西安小有名气。有的癌症患者慕名来医院找他看病。

面对癌症对那么多患者造成的生命威胁，黄传贵也加快了研究“包块方”的步伐，向“生命禁区”发起冲击。

为了做好研究前的准备工作，他开始着手整理父亲使用

"包块方"治病的实例、自己探索使用"包块方"的情况和研究"包块方"的可行性方案。"情况""方案"很快就拟成了，而整理"治病实例"则颇费时间。

黄传贵凭借自己惊人的记忆力，反复回忆，反复记录，反复核对，才使父亲使用"包块方"的实例完整清晰起来。

黄传贵童年随父学医，除了每天背药方练童子功外，还常随父为患者看病。他见父亲在给人看包块病时很古怪神秘，先诊脉，再看看、摸摸包块大小、长在哪里，又问问长包块的时间长短、病情轻重、当前症状。诊断之后，确定用"包块方"后，不管病症怎样，父亲总是只给患者一服药，够服用一百天。父亲总是先把药草打成粉剂，用纸包起来。在封包前，他还要龙飞凤舞地画一道符放在药包里。这道符画得很潦草，是什么字很难看得懂。他问了父亲后才明白，原来是"雪凌冰霜"。然后，父亲还要神秘地面对患者念念有词，就和端公跳神那样念道：

一二三四五，金木水火土；
不用神仙法，单用一撮土；
东方庚辛金，北方壬癸水；
既开颜，日出东方，一神下殿收恶疮；
一收刀撩斧砍；二收虎咬蛇伤；
三收走留对答；四收背答奇草；
一不走上，二不走下，单走玉皇殿下；
东门安起火将军，西门安起赵天将；
左收左散，右收右散，
若收不散，一子将军五雷打散。

黄传贵见父亲念完咒语之后，"叭"的一声叩一叩桌子，立即将药封起交给患者，并嘱咐道："望你连续一百天把它吃完。这包药吃完，如果有效，包块一般就会消失，你就不要来找我了。好或不好都不要来找了。如果没好，请另请高明，勿耽误了你的病。还有，你在吃这种药的时候，还可以吃别的药，但要相隔半炷香的时间，同时要忌食豆腐和鹅蛋。你听懂了吗？听懂了，那就请回家吃药吧。"

一百天以后，那个患者又回来了，见到黄昌伦就拱手感谢道："黄大夫，我吃了你的药很有效，感谢你的救命之恩了！"

"不必客气！"父亲冷冷回答。

"黄大夫，现在长的那个疙瘩也不疼了，确确实实由大变小了，由硬变软了，饭也能吃了，觉也睡香了，请求黄大夫再给一服药吧，吃下去就会断根了。"

"不行！"

"黄大夫，我求求您了！"说着跪到地上，叩头不止。

然而，不管患者怎样下跪哀求，父亲仍然不给一点药，并对患者说："你不要跪了，叩头也没用，我是不会再给你药的。我已说过，好坏就是那么一服药。你的病没好，说明我没有本事治好你的病，希望你另请高明吧！你今天就是在这里晒一天太阳，我也不会给。我家祖祖辈辈都是这样，这是家规，不能违反，请快起来回去吧！"

这样的事情还有很多，父亲总是认认真真地遵循家规，决不破例。

黄传贵每次碰到都大惑不解。他想：为什么只能给患者一服药？为什么不能给患者两服药呢？给患者两服药有什么害处呢？

这种善良的想法是美好的，但是他哪知祖传下来铁的家规，有谁敢去碰呢？这其中到底有什么奥秘，一时是难以解答的。

父亲去世后，少年黄传贵也依然严遵父训，不敢破祖传家规。治疗包块还继续用父亲的老办法，丝毫未动。即使患者跪下恳求，黄传贵也不敢给。患者实在不走时他只好说："我爹在世说过，这种药不能吃第二次，吃了出事我负不了责任！"久而久之，这就形成一个难解的"怪谜"。

参军到西藏后，他没有破"怪谜"的条件，只能在牦牛身上做试验，大胆破了威严的家规，给牦牛用了两服药，结果治好了牦牛的大肿瘤。可是它毕竟是牛啊！牛和人不能相提并论，能不能用"包块方"治人身上的肿瘤，仍然是个"谜"。

黄传贵回忆整理了父亲运用"包块方"治病的实例和自己试用"包块方"的情况，同《关于研究"包块方"的可行性方案》一起呈交上级，请求立项研究。但时间一天天过去，《方案》却如泥牛入海无消息。他第一次感到寒心。

黄传贵继续进行着"正反、反正"的思考和研究。他想现在党和国家正在进行"拨乱反正"，百废待举，各位专家学者都在忙着筹备课题立项，领导们应接不暇，哪有时间来关注我的科研项目呢？就听之任之、等待消息吧！

花开自有花落时，世上没有不透风的墙。过了一段时间，黄传贵听到了一些"传闻"——自己的科研项目遭冷遇，看来自己的民间医药研究很难在第四军医大学附属第一医院找到应有的位置。静下心来之后，黄传贵选择了"一边探索治疗癌症，一边在治疗中研究'包块方'"的探索之路，他不声张，埋头干，自己闯出自己的路。他先后选择27名癌症患者为病例，用“包块方”进行探索性治疗。实践证明，多数患者服了“包块方”药后都有一定疗效，减轻了痛苦，改善了全身状况，延长了生存期。

与此同时，黄传贵还对不同的癌症患者及不同的患病时间，进行认真仔细地观察。他经常和患者在花园亭中谈天，暗中观察他们的精神状态，摸索不同症状的特征，为诊断癌症提供依据。

从这些病例的初步试验中，他也有了不小收获。黄传贵明确认识到祖传的“包块方”治疗癌症确有疗效。他也认识到这个“包块方”有不完善的地方，如画符及念咒语是封建迷信；不分情况如何，凡是癌症只给那么一包药，也是不科学的；不给癌症患者吃第二服药，更是不妥的。

他认为自己的先辈用“包块方”治了几百年病，这是先辈的经验。对祖传的遗产不能盲从，不能知其然而不知其所以然。对祖传秘方也必须进行科学鉴别，来一番去粗取精、去伪存真的改造。既不要把现在尚未认知的东西打入迷信的冷宫，也不要把懂得的一点知识玄学化，固步自封。

黄传贵试验“包块方”取得的成绩是有目共睹的，而院领导却不以为然。院里组织了一大批专家去研究治癌药，久久未有进展，小医生黄传贵的草药能治什么癌症？这种依人物权威论科学成败的奇怪逻辑又一次压制了“包块方”的研究，使黄传贵再次陷入困惑之中。

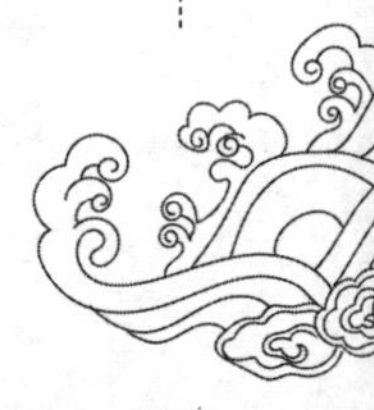

8

黄传贵在挫折中想到了故乡和母亲，他决心离开医院，回到故乡云南，另辟蹊径，重新创业，研究“包块方”。

1981 年秋天，黄传贵向医院领导递交了《申请调动工作的报告》，请求组织将他调到云南工作。

就这样，黄传贵怀着些许遗憾和新的希望回到四季如春的昆明。

黄传贵从西安调到了云南省军区，组织并没有分配他到大医院去，而是将他派到了云南省军区第一干休所任军医，主要任务是负责军队离退休干部的医疗保健工作。这个岗位与黄传贵的想象大相径庭，显然与他期盼的研究工作相去甚远，为此他也感到遗憾。但却泰然处之，依旧应用“正反，反正”的方法进行思考：他认识到，在这个岗位上他面对的很多老同志，都有着非同寻常的经历，或有壮烈光辉的人生，或有崇高伟大的人格。他们南征北战，血肉搏杀，振臂一呼，千军风行，叱咤风云。他们每个人都有一部沉甸甸的光辉历史和厚重的军功簿。如今将军卸甲，颐养天年，远离了炮火硝烟，战阵冲杀变成了静养，思想上会产生一种失落感。这种难以排泄的困惑，必然导致有的人脾气急躁，容易冲动上火；有的人“返老还童”，顽皮任性；有的人怀旧入迷，性情古怪，动辄骂人熊人……但他们是我们的“国宝”，是我们最可爱的人。我没有赶上打江山，今天坐享其成，应更加崇敬他们的无私奉献。能为打江山的老同志的健康服务，不但是我对革命先辈的一种报答，也是我的莫大荣幸……山不转路转，也许在为他们的服务中，能找到征服癌症的新途径。

反思的结果，使他坚定地到干休所里扎了营，把自己的一切医疗技术奉献给功勋卓著的老同志。黄传贵到干休所报了到，趁着尚未上班的时间，赶紧乘车北上，回家探亲，以了却心愿，把母亲接出大药山，接到昆明由自己亲自赡养。

当从报上看到日本浅井一彦博士早就在研究用中草药治疗癌症的消息时，黄传贵被这则消息深深地震撼了，也因此非常自责。面对日本人的挑战，他苦苦思考着该怎么办，自言自语地说："这项研究不应该出自日本，而应该出自中医发源地的中国！"

"包块方"要不要研究下去？没有条件是不是就把它放弃？

"包块方"是我家世代心血结晶，不能放弃，决不能放弃！

干休所虽不是研究之地，但也有有利条件和微妙的机遇，老干部多数爱用中草药，这对于研究民间医药非常有利。

老干部也有人患了癌症，研究"包块方"就有了对象。不怕这里研究条件差，我决心向"生命禁区"冲击！

第 4 章
峭山始祖终生创“圈论”
黄家世代千年得传承

黄传贵发掘整理的“黄家医圈”全面系统，是一部成熟严谨的学术专著。

“黄家医圈”5 卷 30 章，共 30 余万字。由两大部分组成：

第一部分：第一卷至第四卷，既可以称其为医学哲学部分，也可以称其为黄氏宇宙观、生命观，是“黄家医圈”的哲学基础，也是“黄家医圈”对宇宙、天地、万物总的认识、总的判断、总的定义。“黄家医圈”的宇宙观、生命观，不同于古今中外任何哲学家的哲学体系，而是自成体系。黄氏宇宙观、生命观，内容庞大、详尽、具体、实在，是能够物质化的。

第二部分：第五卷，是“黄家医圈”诊疗理论、诊疗原则和诊疗技艺。“黄家医圈”诊疗重理论，把诊疗理论放在第一位，认为只有弄懂、弄通诊疗理论，具体诊疗技术才会水到渠成。“黄家医圈”诊疗理论也与中医诊疗理论多有不同，它紧贴“圈论”的体系，与“圈论”一脉相承，从天人合一的宇宙观、生命观着眼和切入，形成了“观病八圈”“识病八圈”“治病八圈”“五诊合参论治”的诊疗理论和技艺，成为“黄家医圈”的诊疗特色和独门绝技，同时产生“对药物的认识”“对肿瘤的认识及治疗”两个具体分支。

综上所述，“黄家医圈”是一个从宇宙、人类着眼的医学哲学体系，是对整个人类社会的医学理论的总结和概括，对具体诊疗实践具有宏观指导意义。

9

黄传贵深刻分析了峭山始祖所处的时代背景，以及峭山始祖创立“黄家医圈”理论的社会根源、思想理论的成因。

“黄家医圈”的创始人是黄峭山，黄氏后裔尊其为峭山公。据福建省邵武市《黄氏大成宗谱》及相关史料记载，黄峭山生于唐懿宗咸通十三年（872 年）四月十五日戌时，卒于后周太祖广顺三年（953 年）十一月初十日巳时，享年 82 岁。

黄传贵认为：黄峭山所处的年代，正是唐代末期至五代初期，唐文化的余绪还在延续浸染。唐王朝是中国历史上的文化盛世，思想文化空前繁荣，自由开放，一派百花齐放、百家争鸣的景象。长安俨然是世界文化中心，万国来朝，各国文人学者自由自在地在长安设坛讲学，四方八面的不同文明在这里碰撞交融，使中国文化得到大发展、大进步。唐王朝实行儒、释、道“三教并立”的政策，形成多元文化格局，推动了中国思想的大解放，思想界环境宽松，各种学派独自存在且有序发展，思想活跃，理论繁荣。

儒学是中国古代文化的主体。隋朝统一了儒学的南学、北学，使之更加丰富完善，开创了中国儒学的新局面。唐朝继承了隋朝统一儒学的精华，吸收了当时自然科学的成果，接受了部分外来文化的积极因素，创立了新儒学。

佛教，公元前6世纪中叶至公元前5世纪中叶，由释迦牟尼创立于古印度，众弟子传承其教义，为原始佛教时期。从公元前3世纪孔雀王朝阿育王开始，经贵霜王朝迦腻色伽王，佛教向古印度境外不断传播，逐渐发展为世界性宗教。东汉初期，佛教传入中国，经魏、晋、南北朝的发展，至隋唐达到鼎盛，形成天台宗、律宗、净土宗、法相宗、华严宗、禅宗、密宗及三阶教等中国佛教宗派。两宋后，佛教的某些教义为儒教所吸收，佛教逐渐衰微，但在社会生活的各个方面仍有一定影响。

道教，产生于中国本土的宗教。源于古代的巫术和秦汉时的神仙方术。黄老道是早期道教的前身。东汉顺帝时，张陵倡导的五斗米道，奉老子为教主，以《老子五千文》为主要经典，道教逐渐形成。东晋建武元年（317年）葛洪撰《抱朴子》内篇，整理并阐述战国以来的神仙方术理论，丰富了道教的思想内容。道教的基本信仰和教义是“道”，认为“道”是“虚无之系、造化之根、天地之元”“万象以之生，五行以之成”，宇宙、阴阳、万物都是由“道”化生的。

唐朝皇帝对道教推崇备至，唐高宗把皇室宗谱一直追溯到老子，把老子认定为唐天子的始祖，追封为“太上玄元皇帝”，老子的母亲封为“先天太后”，大兴土木，修建老君庙。道教成为唐王朝的主要宗教，其地位远远高于儒教和佛教。唐朝是道教最为辉煌的时代，也是道教的宇宙观及其哲学思想得以全面发展的鼎盛时期。

正是各种学说、各种教派的多元并存、多元互补，成就了兴旺发达的唐王朝。

隋代王通在《中说·周公》里写道，“三教可一”“三教不可废。”他认为，要治理好国家，“三教”都是非常有用的，缺一不可；魏晋南北朝之所以灭亡，就是因为没有推行“三教”。王通同时认为，“三教”各有不足。佛教是圣人的学说，强调个人修身养性、积善存德不造孽，但只讲个人的宗教信仰，不讲治国平天下；只宣扬虚无出世，不注重君君、臣臣、父父、子子的纲常关系；“只欲治心，不欲治世”，这对治理国家不利，对社会发展也不利，必须加以改造。王通对道家向神仙之道、谶纬之学、巫术、符水咒说等迷信歧途的发展趋势大加痛斥，认为这种“仁义不修，孝悌不立”，专讲“长生神仙之道”的思想是厌世的、消极的，发展下去会导致社会没落。在《中说·礼乐》中，他也批评了儒家的排外思想，认为儒家对佛、道二教采取的势不两立的僵化态度是不可取的，他主张“应该三教统一，互通其变”。

在儒家学者中，主张三教合一的，当属南北朝的颜之推与唐朝的韩愈、李翱。颜之推在其《颜氏家训》的《养生》《归心》等篇中，提出了儒、佛、道三教融合的设想，以取代玄学在当时思想界所占的主导地位。韩愈则进行了由“排佛到容佛”的转化，或明或暗地吸收了佛、道哲学的精华。李翱则进一步认为“性善论”与“复性”，在三家是可以互相贯通的。著名道学家王玄览所著《玄珠录》一书则表现出明显的道、佛合流的色彩，道家的观点、佛学的方法是构成王氏学说的两大基石。

历史告诉我们，中国进入隋唐以来，思想上、学术上的大融合是当时时代文化的主流，是大趋势。

北宋初年，统治者总结分析了唐王朝灭亡的教训，认定唐代思想界的混乱对唐王朝的灭亡起到推波助澜的作用，为避免重蹈覆辙，必须“明纲纪，重礼乐”，以儒学为唯一的统治思想。宋王朝虽然不遗余力地“罢黜百家，独尊儒术”，但道、佛二教仍然流行，百姓信佛信道，官吏信佛信道，儒生也信佛信道，罢黜不能，独尊落空。究其原因，主要有以下几个方面。

首先，佛、道二教在中国社会的存在由来已久，已经形成了一种民族文化氛围，加之隋唐几百年多元文化格局形成的思想文化惯性，以及推崇文化大融合，构成了佛中有道、道中有佛的局面，佛道思想根深蒂固，深入人心。

其次，佛、道二教形成的世界观、人生观进入了超现实的高深境界，而人们对茫茫宇宙谁主沉浮充满神秘未知，加上大自然的变化神秘莫测，人们便从主观上形成了对佛、道二教的崇敬和依赖。来世的转世轮回和今生今世的成道成仙、长生不老等信念给人们的心理带来了巨大慰藉、安抚和寄托。相较之下，儒学则通俗易懂，中庸说教更是老生常谈，缺乏引人入胜、高深莫测的思辨性。因此，北宋统治者不得不改弦易辙，重新调整思路，顺势而为，承认儒中需佛、儒中需道，吸取佛、道二教的思想精髓，把佛、道二教的世界观、认识论与儒学的伦理道德思想观念糅合起来，形成了颇为宏大、影响后来整个中国封建社会的新文化即“程朱理学”。

黄传贵研究后认为，“黄家医圈”正是在这样的文化开放的大背景下产生的，是那个时代文化大融合的一个产物。

“黄家医圈”以独到的思辨方式，融汇百家之言，博采众长，吸取了自然科学和社会科学的精华，独创而成一个哲学体系。

黄传贵敏锐地认识到，“圈论”继承了黄老学派开明通达、兼容并蓄的思想风格，吸取了道家道法自然的本体论、朴素的认识论，同时又舍去了道教中的迷信色彩成分，创新成为对宇宙世界更加新颖、更加独特的见解和判断。

通过寻根问祖，黄传贵深为先祖黄峭山历经战乱磨难、仕途坎坷沉浮而养成的钢铁意志所折服，对他弃武从文从医、呕心沥血写成的《圈圈学》顶礼膜拜。

同光元年（923 年），后唐庄宗李存勖灭了后梁。李存勖念及恩师黄峭山昔日对自己的殷殷教诲，对其父晋王李克用的忠诚和立下的大功，遣钦差宣召黄峭山入宫担任要职。黄峭山抚今追昔，深感大唐亡国已经 16 年，从后梁朱温开始，中国进入五代十国的混乱时代。你方唱罢我登台，朝野更迭，权力交替，混乱如麻。自己远离政界十余年，从教从医，为乡为民，脚踏实地，应该坚定地走下去。他让大儿子黄维栋前往洛阳觐贺李存勖的登基大典，黄维栋转达了父亲恳切留乡从教从医的心愿。李存勖表示理解，留下黄维栋在朝任奉宪大夫。3 年后，李存勖驾崩，其弟李嗣源继位，是为后唐明宗。明宗李嗣源同样是黄峭山的学生，师生共同领兵作过战。他深知黄峭山品德的高尚，派钦差赴邵武，加封黄峭山为侍制直学士，让黄峭山不必入朝伴君，却可领到一份优厚俸禄，使恩师无论居家、从教、从医都能宽绰一些。

公元 936 年，后唐亡。后晋开运二年（945 年），黄峭公已八旬高龄，依然身子骨硬朗，心境开阔，十多年来，黄峭公除了看病和偶尔讲课外，全身心投入《圈圈学》的写作。

黄峭公“圈”概念的产生和形成，来自两个方面的启迪。一是他遍读古代典籍，其中《易经》这一古代哲学著作，是黄峭公研读的重点。他从八卦图用八种基本图形及阴阳组成的圆形图案中发现，其内外皆有圆形，八卦图酷似一个大圆圈，其核心是阴阳结合，正像“中”字，“圈”“中”俱在八卦之内。八卦有八八六十四卦、三百八十四爻。其各种“八字”生成数不尽的八八六十四个圈圈。宇宙本身是一个圈圈，圈圈当中隐藏着无比丰富的哲学原理。从《易经》等古代典籍中，黄峭公发人所未发，联系整个宇宙的物质世界，从中捕捉、提炼、集中后得出“圈”的精髓和核心，敷衍开来，形成自己的“圈论”基础，最后形成一个完整的“黄氏圈论”理论体系。

黄峭公整个人完全处于物我两忘的状态，他的生命、精神和灵魂与“圈论”完全融为一体。他就是“圈论”，“圈论”就是他。为此，还闹出责难和驱赶 3 位夫人的反常之举。3 位夫人和儿子非常焦急和担心，害怕黄峭公精神和身体出了什么毛病。这就是一个真正的大学问家、大创造者的一种生活状态、一种精神境界。人们常常用“怪人”“偏执狂”等看待他们。其实，对于一个天才、一个具有天赋才华的特立独行者、一个发明创造家，是不能用常人的心态去看待的。因为，他们与常人完全不在一个层级上，不属于同一个频道。往往需要经过几年、几十年、几百年以后，人们才能真正认识到他们的历史作用、历史价值、历史意义和历史地位。黄峭山和他的《圈圈学》就是一个例证。

第5章
黄传贵立志赓续“圈论”
发掘整理虔诚又艰辛

10

毋庸讳言，黄家始祖黄峭山创建的“黄家医圈”，历经千年，传承已经八代，代代有分支，文字记载难免散失遗佚，又以父子口口相传，难免发生错讹。时间老人走到20世纪，西医药处于垄断地位，中医药明显式微，民间医药更是难以为继。黄传贵对中国乃至世界医药界的现实看得非常清楚。振兴中医药学和民间医药学的使命，落在每一位中医药和民间医药工作者肩上。他自己出身民间医药世家，又是“黄家医圈”第八代传人，对此责无旁贷。

要振兴中医药学和民间医药学，应从哪里入手？

黄传贵从自己几十年的从医实践中得出，必须真正把“黄家医圈”这个医药学宝库发掘整理出来，用“医圈”理论体系充实中国医药学，为中国医药学补充理论依据，完善中国医药学的科学体系，才能为推动中国医药学的振兴贡献自己的一份力量。

黄传贵依托20年的读书经历，在研读道家学说、《易经》等古籍经典，弄清楚“黄家医圈”哲学根基的前提下，首先对“圈论”的完整纲目、3000多条口诀进行哲学和医药学的辨析、归纳、分类，形成一个科学、规范、严谨的体系。

黄传贵发掘整理“黄氏圈论”，经历了3个阶段。

第一阶段：幼年时被动灌输

8岁时，父亲黄昌伦就开始对黄传贵传授“黄家医圈”的知识。黄昌伦有个老观念：老祖宗的传家宝“黄家医圈”的知识，历朝历代都是口传心授，没有什么文本。而口传心授又重在早传早授，七八岁是口传心授的最好时间。一个聪慧的“黄家医圈”传人，幼年时灌输的知识，最能入心入脑。一旦他开始行医，就能自然而然地运用“黄家医圈”的知识。

一天深夜，黄昌伦把黄传贵叫进一间单独的房子。他郑重其事地说道：“从今晚开始，我就要把“黄家医圈”全部教给你这个八代传人。老祖宗传下来的这门医术学说叫作‘黄家医圈’，又称‘圈圈医学’。‘黄家医圈’开创于老祖宗黄峭公，历经千余年的医疗实践，丰富发展了这个学说。可以说‘黄家医圈’是黄氏祖祖辈辈和疾病斗争的经验总结，它包括医学、药学和医学哲学，是我们的传家宝。”

8岁的黄传贵听不太懂这些理论名词，反问道：“阿爹，老祖公传的家医为什么要叫‘黄家医圈’呢？”

“毛毛，这是因为，‘医圈’中有天地八字，天地八字中第一个字就是圈。而圈就是假定的范围，是可大可小的。如果把巧家县作为一个圈，把山保村也作为一个圈的话，那么，巧家县是个大圈，山保村就是个小圈。同时圈也是物质最大的结构形式和物质最小的结构单位。”

黄传贵听了这些话，如坠十里云雾，更加懵懵懂懂。

黄昌伦见儿子发呆，一副不甚了了的样子，说道：“毛毛，我讲的你一时弄不懂，没有什么关系，只要你能记下，将来长大了就会懂的。”

“好吧。”黄传贵呆呆地说，“我听着，一定牢牢记住。爹，你只管讲。”

“毛毛，‘黄家医圈’包容多多，最重要的是‘天地八字’和‘生命八字’。”

“噢，什么是‘天地八字’和‘生命八字’呢？”黄传贵问。

黄昌伦沉痛地说道：“唉，说来话长啊。你曾祖父黄通云一次到外地巡医，不料被鲁南山中恶医所扣。恶医早知‘黄家医圈’有‘天地八字’和‘生命八字’及很多秘方，就逼曾祖父交出‘天地八字’‘生命八字’及秘方，你曾祖父坚决不交。恶医令徒弟搜他身上，结果搜出一本‘黄家医圈’的小册子。小册子中有‘天地八字’‘生命八字’及秘方的文字记载，你曾祖父怕家传医术落入外人之手，奋力夺过小册子，塞入嘴中，嚼碎咽进腹中。恶医恼羞成怒，令徒弟拳打脚踢，逼你曾祖父说出小册子的内容，你曾祖父死也不说。恶医师徒把他打得口吐鲜血，昏死过去。无奈，恶医把他赶出村外。你曾祖父身受重伤，挣扎着回到家中，已奄奄一息。他虽已把秘方传给了儿子黄光文，但‘天地八字’‘生命八字’尚未传。在伤重吐血、生命垂危之际，能否把‘天地八字’‘生命八字’传给儿子，成了一个大问题。你曾祖父为‘黄家医圈’留下了一个悲壮的故事：黄通云刚吐了血，漱漱口后对儿子说：光文儿啊，爹受恶医致命毒手，可能将不久于人世，要是早把那本老小册子交给你就好了，不想经此变故，小册子被我吞了，我只能凭记忆口述传授于你，你要把它牢牢记在心上，千万不能大意。”说着又吐血了。

“儿啊，先说‘天地八字’吧……它只有八个字……一是圈、二是网、三是族、四是形、五是数、六是向、七是力、八是时……”

“哦……八个字。”黄光文答应着，赶紧手脑并用，边听边记。

“咳咳……”黄通云又咯了一口血，“圈表示一定范围。比如，太阳、月亮、地球、星辰各是一个圈；人的心、肝、肾、胃、耳、眼、鼻、舌、背各是一个圈，这样就形成了大圈包小圈，小圈组大圈。物物可成圈，圈圈有关联。如果看病，只要知道是哪个圈中的疾病，就可因圈施治了。”

“爹，我懂了，我也粗粗记录下来了。”黄光文说。

“光文儿，网是一种联系。比如，天空是个大网，日月星辰都被它网住了，太阳、月亮、北斗星、牛郎星、织女星等都被网固定在一定的位置上，永远不变。再如，人的整体是一个大网，心肝肾肺都被网固定在一定区域，这就形成了大网比天大，小网似芒针，事事皆有网，物物在网中，网络紧相联，万物都相通。看病时，如果以网为联系考虑有病区与无病区的关联及影响，就能辨证施治了。”

“爹啊，你歇口气再讲吧！”

“不……不用……了。族，世间万事万物，一旦存在，都不是孤立的，一定是一群一党，一个族类。如江中的鱼就有鲤鱼群、鲫鱼群、乌鱼群、白鱼群等。这就是万物有族，族以类聚。咳咳……”黄通云说着说着，又吐血了。

“儿啊！形，形是事物的形状，可区别不同事物的标志和特征。比如狗、羊、猫、猪、牛、马，一眼就能分清楚，就是因为它们的形状不同，便于辨认。伤有跌伤、烧伤、砍伤、扎伤，它们形态不同，治疗的方法亦不相同，所以大形小形内外形，各物形体皆不同。万物有形形分辨，无物不在形体中。”黄通云说到此处，气喘吁吁，几乎昏厥，黄光文赶忙给予诊治，为父亲调整气脉，让他恢复一些力气。

“儿啊，数，是说事物数量的多少。世间之物都有一定的数，没有无数之事物。比如，人就有一头、二目、四肢、五脏、六腑、七窍、十手指。这些都是人的数据、数量，集中反映了物的数，万物有数，数在物中，数有多少，内外异同……”

“爹，你喘得厉害，歇息一下吧！”

“唉！”黄光文叹气说，“儿啊，爹的时间不多了，得赶紧说啊！”

“向，是指事物运动的方位。四面八方，东西南北中，上下左右前后都是向。万事万物都遵循一定的方向运行……咳……咳咳……咳咳……”黄通云又是一阵猛咳，但他仍然在说，“比如，人往高处走，水往低处流；日出东方，落于西方；人的生老病死；文章的起承转合；时钟的右行，树木根往下扎，枝头向上，这些事物都有向。所以物中有向，物于向中，四面八方方向明，万物有向向方圆。”讲到此处，黄通云汗流满面，闭目不语。黄光文急得为父亲灌药汤。休息片刻，黄通云才睁开眼。

“儿呀……力，就是指事物变化的原因。比如，马为什么会驮东西？牛为什么能拉犁？人为什么能挑担？猴子为什么能爬树？兔子为什么跑得快？最终原因就是事物有力，世间事物都在变，力为万变之根源，万物有力力变因，力于物中似杠杆……”

“噢，力是物的撬杠。”黄光文说。

“儿呀，时，是指事物运动的时间观念。比如，耕地要用时间，收割要用时间，跑路要用时间，读书要用时间，生长要用时间，治病要用时间。如果没有时间，什么事也做不成。所以，世间事物都有时，兴衰成败有时限，事物在四时长短有序，万物有时时长短……天地八字可归纳为：

万物有圈圈为界；

万物有网网相联；

万物有族族类聚；

万物有形形区辨；

万物有数数大小；

万物有向向方圆；

万物有力力变因；

万物有时时长短。”

黄通云想尽力一气说完，不料又昏了过去，黄光文急得满头大汗，立刻用针刺父亲的人中，并喂父亲服了汤药。过了一会儿，黄通云才慢慢苏醒过来。他眼一睁开便说：“儿啊，‘天地八字’说了，接着说‘生命八字’……‘生命八字’就是物、神、性、气、血、道、光、温。这八个字主要讲生命与八字之间的关系，或者说这八字影响生命的产生—发展—延续—灭亡的全过程……”喝了口水后，他又讲：

“物是指存在于世间的一切物质；

神是指精神意识，思想情感；

性是指繁衍和分离；

气是指整个大自然及整个生命的外环境；

血是指血液及整个生命的内环境；

道是指血管及血液的流动；

光……”黄通云喘气不止，口中流血，中断了讲话。

黄光文再次为父诊治。黄通云摇手制止，喘息片刻后又竭力说：“光，是指一切光对生命的支持或对生命的危害，咳……咳……”黄通云大口吐血了，生命危在旦夕。眼见瓦盆里的血越来越多，黄光文急得眼泪汪汪，还得咬紧牙关，不能哭出声来。

黄通云自知命将休矣，拼命挣扎着，嘴角淌着血说出了最后一句：

“温，是指……好坏环境的温度……对生命的……整……体……影……响……”黄通云刚刚艰难地说完最后一个字，便口吐鲜血而亡。他用生命保护了“黄家医圈”，他用生命和鲜血传下了“黄家医圈”，铮铮硬汉，堂堂大医，可敬可佩！

黄传贵听爹把“黄家医圈”的故事讲到此处，“哇”的一声大哭起来。

黄昌伦说道：“娃娃，莫哭了，那都是过去的事了。你要知道‘黄家医圈’传到今天，是何等的艰险啊！你要珍惜‘黄家医圈’，爱护‘黄家医圈’，学好‘黄家医圈’理论，为解救百姓的疾苦献出自己的一切。”

“好，我一定听爹的话。”

“爹再教你‘黄家医圈’的‘生命外八圈’‘生命内八圈’。‘生命外八圈’：第一是天时圈，第二是空时圈，第三是地时圈，第四是人时圈，第五是命时圈，第六是理时圈，第七是家时圈，第八是医时圈。

‘生命内八圈’：第一是八位圈，第二是肾水圈，第三是运化圈，第四是命源圈，第五是气血圈，第六是经络圈，第七是异九圈，第八是生死圈。这都是‘黄家医圈’的精华。现在时候不早了，我就不一一细讲了，留到明后天再说，你去睡吧，明天还要上学呢。”

黄传贵回到房中躺下，心里还在默默念着：圈网族形，数向力时；物神性气，血道光温。久久不能入睡。

幼年的黄传贵虽然对复杂深奥的“黄家医圈”是懵懂的，但他通过曾祖父黄通云用生命保护传承“黄家医圈”的壮举，懂得“黄家医圈”是传家宝，自己作为第八代传人，应该将它接下来、传下去。加上他记忆力超群，从 8 岁起反复默诵，凡是父亲传授的，都一字不漏地记牢了。识字后，他边默诵边用笔记下来，尽管记得毛糙，但终归是“好记性不如烂笔头”，总算是有备可查了。

11

第二阶段：青年时理性认识

进入第四军医大学读书，开启了黄传贵对“黄家医圈”进行理性认识的大门。他首先想到的是已故先辈们付出辛勤劳动，创造了“黄家医圈”，自己作为“黄家医圈”第八代传人，理应接受和传承它，责无旁贷。全家为了培养他这个八代传人，不但父辈付出了巨大的辛劳和心血，兄弟姐妹们也做出了很大的牺牲和奉献。他深深地感谢父母和兄弟姐妹们，决心刻苦学习现代医学，好好深造，认真研究“黄家医圈”理论，去伪存真，去粗取精，使之成为科学的医学理论，为人民造福，为世界做贡献。从进校的第一天起，他就专心致志钻研医学，一心一意向医学理论高峰攀登。

课堂上，他聚精会神地听讲，把教授们教授的每一个知识点都铭记到脑子里。

课堂外，他到老师家里虚心求教，认真聆听老师的教诲，不放过对任何知识点的理解。

12

第三阶段：潜心发掘整理

离开第四军医大学附属第一医院，黄传贵回到云南省军区第一干休所卫生室工作。几年下来，工作打开了局面，他运用黄氏“包块方”开展治癌业务，取得明显成效。他开始着手发掘整理“黄家医圈”理论，确定了发掘整理的宗旨、原则和目的，即忠实黄峭公著作，全面发掘黄峭公遗作的深层理论内涵，以古代哲学著作《易经》为指导，从哲学高度加强和廓清“黄家医圈”本身蕴含的哲学思想，剔除“黄家医圈”传承过程中添加的封建迷信和保守落后的成分，使其具备严密的科学性和理论性，使之成为中国医药学中一个独具特色、独立存在的理论体系；最后，将之公诸于世，让其进入中国医药学宝库，为全中国人民的健康事业服务。

黄传贵深知这是一项浩大的医药文化工程，必须抱着敬畏之心，必须先把记忆的东西变成文字；必须先弄懂黄峭公原著，做到心中有数。通过记录和反复通读，他敏锐地认识到："黄家医圈"的内容，75% 是对世界进行认识的哲学思想，25% 是黄家医术。因此，他把主要精力投入到"黄家医圈"哲学理论的发掘整理中。他认为"黄家医圈"与《易经》有某种相通和暗合，黄峭公精通《易经》，应该是从《易经》中得到某种启迪，从而构建了"圈圈学"体系。那么，自己就应该真正读一读《易经》，从而找到发掘整理"黄家医圈"的一把钥匙。

当黄传贵捧起《易经》时，他的头嗡的一声，这部古代哲学著作绝不是粑柿子，而是一块难啃的硬骨头。深奥的古语，生涩难懂，深邃幽远，一阴一阳的符号组合，让人如坠五里云雾。怎么办？黄传贵站起身来，平视前方，稳住心神。不难啃，它还叫"群经之首、大道之源"？始祖黄峭公不但啃下来了，还用它指导自己经年皓首创立了自成一体的"黄家医圈"理论。自己身为"黄家医圈"第八代传人，难道连发掘整理始祖传下来的理论的勇气和本领都没有？发掘整理"黄家医圈"，首先就要继承发扬始祖黄峭公的创造精神，百折不挠，攻坚克难，永不言败，不达目的，誓不罢休。

晚九点半，黄传贵处理完一天的事，回到自己的私人图书室，关紧大门，不让其他人擅自入内。黄传贵找出 3 个版本的《易经》摆在书桌上，一本一本地比较，最后，他选定一本最古的版本作为读本。

读书就得一字一句、老老实实地读。黄传贵从"乾卦第一"开始，先从"本经"的"乾元亨利贞。初九潜龙勿用。九二见龙在田，利见大人。九三君子终日乾乾，夕惕若厉，无咎。九四或跃在渊，无咎。九五飞龙在天，利见大人。上九亢龙，有悔。用九见群龙无首，吉”读起，一字一句连读三遍，似懂非懂，严格地说是非懂。他直觉地认为，卦的表面意思是占筮。那么，占筮与“黄家医圈”有什么关联？两者简直风马牛不相及。怎么办？他冒出一个念头：读通，读完读懂再说，只有读通读完读懂，才能找到《易经》一书的核心价值所在，才能找到《易经》与“黄家医圈”的内在联系，才能打开自己发掘整理“黄家医圈”的途径。他从读懂弄清乾卦本经的67个字的字义、句义、经义入手，下笨功夫，查《新华字典》《现代汉语词典》《古汉语词典》，边查边记，一步步弄清楚卦词的含意，并试着翻译成现代汉语。当他查完这67个字，一看手表，已深夜一点半了，他似有所得所悟，拖着疲惫的身子离开了图书室。

“乾元亨利贞。初九潜龙勿用。九二见龙在田，利见大人。九三君子终日乾乾，夕惕若厉，无咎。九四或跃在渊，无咎……上九亢龙，有悔。用九见群龙无首，吉。”不对，没有读全。他再次翻书，书上的字怎么变得模糊不清？他一惊，翻身爬起。哦，原来是在做梦。借着夜光表一看，自己睡下去才一个多钟头。他静了静，思忖得睡够五六个小时，明早八点还要看病号脉，一两百个患者在等着自己呢。

黄传贵白天看病、开会，处理各种事务，晚上九点半左右钻进图书室，硬着头皮读、记、琢磨《易经》的每个卦辞。有的卦辞得反复两三个夜晚才能粗通，有时事务冗杂，又得中断一两个夜晚。到国内外出差，黄传贵都会带上《易经》，瞅准空子就读、记一个卦辞。他认为不能间断，必须保持读、记、琢磨的连贯性，以便整体把握、理解《易经》。当读、记到“既济卦第六十三”“未济卦第六十四”时，黄传贵长长地吁了一口气。屈指算来，自己研读《易经》已经190多天了。合上这本群经之首、大道之源的千古奇书，他也似乎天马行空，置身浩瀚的宇宙之中，萌生了一连串的奇思异想，心中豁然开朗。黄传贵初步认为应该拂去《易经》表面那层占筮外衣，紧紧抓住它是中华五千年智慧和文化结晶这个纲，用这个纲去研究、剖析和运用易经的64卦的本质含义。《易经》的深邃就在于它是由一阴一阳的排列组合来包罗宇宙万象，阐释天地人的真理，研读它是历代帝王、政治家、军事家、商贾大家的必修功课。天人合一的宇宙思维、一阴一阳的总体哲学观、生生不息的根本精神、亘古至今的变通法则等，贯穿《易经》全书。《易经》对宇宙的时间、空间、形态的阐释，竟然与“黄家医圈”惊人得一致，尤其是天是圆的、地是圆的、人在天与地的中间，圆与中也是“黄家医圈”的根基。“黄家医圈”只是在中国传统医药学中全面继承、丰富发展创新了《易经》的精髓，从而形成了自己的独立体系。

13

打开了中国古代伟大哲学的一扇大门，黄传贵神清气爽，思想注入了新的理论武器，全身充满了勇气和力量，满怀信心地投入到发掘整理“黄家医圈”之中。

黄传贵发掘整理“黄家医圈”，分三步走。

第一步：回忆，记录。黄传贵把父亲口传心授的“医圈”知识点点滴滴加以回忆，努力打开记忆的闸门，在记忆中把关于“黄家医圈”的储存尽可能地全部释放出来。人的记忆有一个奇异现象，当你来到某地，触动了大脑的某根神经，有关的人和事就会瞬间涌上脑际，清晰而明确。比如，一个20世纪60年代学过俄语的访问者，20世纪90年代末来到莫斯科，尽管30多年过去了，面对举目可见的俄文标识，他的脑际便立刻蹦出一个又一个俄语单词或短句，可以独自漫步街头，不用向导。黄传贵则更胜一筹，他记忆力超群，有过目不忘的天资。这是其一。其二，父亲黄昌伦当年讲授时，有血有泪，他又正值少年，听讲时，痛彻心扉，便铭记于心。其三，他在雪域高原当助理军医时，已经开始回忆“医圈”的有关知识。尤其是在第四军医大学期间，他开始有意识地回忆和运用“医圈”理论来捕捉“医圈”的事实根据。现在正式开始回忆和整理“医圈”遗存，黄传贵自然加强了计划性和程序性。

每天从早上七点至晚上九点半，无论在昆明还是在外地，黄传贵都忙得喘不过气来，尤其是在外地巡诊，他一般都要诊疗到深夜十点以后。因此，白天是不可能抽出时间进行回忆整理工作的，只有利用晚上十点至十二点的两个小时，关上门，开动脑筋，挥动笔杆工作。深夜的两个多小时，紧赶慢赶，最多能写1500字。有时候，回忆着，他感到不对头，似乎记忆出现了偏差，只得停下来，重新理清思路，倒回去找到出现偏差的关键，把回忆的线索或纠正或接通。碰到这种情况，黄传贵只能突破两个小时，一直到把这段回忆回忆清楚、记录下来为止。但时间老人不会停下脚步等他黄传贵一个人，照样走到凌晨两点。黄传贵满足了，站起来，深深地吸口气，恋恋不舍地拉开房门。助手站在门口，怜惜地说道：“院长……”黄传贵不好意思地说道：“真不好意思，又把时间忘记了……”“赶紧去睡吧，离早上七点，只有四个多小时了……”

在回忆整理过程中，黄传贵还碰到一些意想不到的问题。一天深夜十一点四十五分时，记录到“中生万物”，他停住了笔，开始思考。峭山公为何提出这个命题？始祖提出这个命题的依据是什么？还把这个命题放在“圈论”的头等位置，这又是怎么思考的？他记录不下去了，陷入了思考的深渊。峭山公的传承中把“中”看作世间万事万物产生的源头，源头二字重过千万斤，必须追溯到这一命题的内涵及外延，弄透这一命题在“圈论”中产生的影响和作用。黄传贵又捧起《易经》，希望从中找到沿袭和印证。一个晚上又一个晚上，连续 3 个晚上，他都沉浸在“中生万物”这个命题里，在记录本上写下自己一点又一点心得体会。在基本有了比较准确合理的答案后，他再继续回忆、记录。

回忆、记录，整整花费了 5 年多的时间。黄传贵翻阅着 29 万多字的记录稿，肩头似乎轻松了一大截。峭山公千年前的心血结晶，终于在我手中变成了文字，使今后世代传承有了规范载体。黄传贵不仅仅继承了峭山公的“圈论”大作，更继承了其精神和品格。不管有多么辛苦和艰难，都是值得的、应该的。

第二步：整理，勘误，逐字逐句订正。毋庸讳言，历经千年，时代更迭，战乱频仍，黄峭山子孙迁徙于大江南北，峭山公的真本已经不见踪迹，这是无可奈何的历史遗憾。黄传贵这一支是幸运的，他的祖上忠于黄峭山和“黄家医圈”，千辛万苦，比较完整地把“黄家医圈”传承到了黄传贵手上。记录完毕，黄传贵又从头到尾细读一遍，发现错字、白字、字义词义句义不准确的现象相当多，必须逐字逐句加以改正。比如，“和存、相称、离杀、转归”这一宇宙运动方式、模式、规律，传下来就产生严重错字，“和存”错成“和成”，“相称”错成“想秤”，“离杀”错成“利下”，“转归”错成“转贵”。这一错，真应了“差之毫厘，失之千里”的俗话。开始时黄传贵也丈二和尚摸不着头脑。他知道，错了的8个字，字错了绝不是改回来那么容易简单。相称的称错了，同音的字那么多，每个字的意思相去甚远，它们组成的词义更是相差十万八千里。不弄清、弄准确诸如此类的字，整个发掘整理工作就是失败的，就毫无价值和意义。但是，如何改正这8个字？黄传贵一时没有了办法和头绪，不由得急出一头汗。他定了定神，迅速冷静下来。并告诫自己，错字、别字何止这些，决不能被错字、别字挡住脚步，不要说8个，就是80个800个，我也要把它们攻下来。发掘整理峭山公的“圈论”，是落在我黄传贵肩头的历史责任，哪怕穷尽一生也要圆满地完成。改正错字、别字，不能仅仅着眼于具体的错字、别字，而要从“圈论”的全文去寻找字、词、句、节、篇、章的内在联系和内在逻辑，方能找到关键。除此以外，还是要重读《易经》《尚书》《道德经》等古籍大典，从中寻觅相近相同相通处，从而找到峭山公“圈论”的核心意义，找到围绕“圈论”核心展开的各内容构成的意义，以理解和把握“圈论”的全貌。凡事想通了，心中的阻碍也就消散了，办法途径就会出现在眼前。就这样，黄传贵把记录稿中的近千个错字别字及几百个错句，放在全书中进行比较校勘，不仅改正了错字、别字、错句，而且一步步逼近峭山公撰写“圈论”的宗旨和目的。他的心一点点充实起来，他的信心一天天在增加。仅仅改正错字、别字、错句一项工作，就耗费了他 7 年多时光。

第三步：运用中国古今哲学思想和医药学理论，对“医圈”进行全面整理，形成一个完整、科学、实用的规范文本，这是黄传贵下决心要完成的。在近 40 年的读书和医疗实践中，他脑海中的一个认识在逐渐清晰，最后沉淀为一个信念：中国传统医药学博大精深，华夏自古就有《黄帝内经》《难经》《伤寒论》《金匮要略》《中藏经》《千金要方》《千金翼方》《神农本草经》《本草纲目》等医药学经典，云南古代和近代也出过《滇南本草》《冰壶馆集》《训蒙医略》《伤寒衣钵》《生命宇宙篇》《医验——汤录》《小儿夜哭原因》《巽园医话》《曲焕章本草篇》等医药学著作。遗憾的是古代的《药经》被焚烧而失传，无从得知其内容。纵观中国古代和近代医药学典籍，大都是具体的诊疗和药草著作，缺少一部从宇宙视角、宇宙哲学范畴论述医药学的著作。而峭山公的“黄家医圈”正是从宇宙视角、宇宙哲学范畴论述医药学的著作，只是因为种种原因，这部著作像一颗璀璨明珠被历史的尘埃尘封得太深太久。其中一个重要原因，就是黄家后裔缺少一个可以发掘整理并把它推向社会的人，未能使之成为中国医药学宝库中的宝贵典籍。现在，第一步和第二步工作已经完成，第三步规范文本的工作，势在必行、必成。“我黄传贵决不做功亏一篑的傻事，一定要为把“黄家医圈”推到华夏大地而奋斗终生。”

黄传贵在脑子里时时牢记“全面精准整理，完整科学实用”的原则，着手整理工作。

他的整理程序是：先一条一条读，再在读的过程中思考问题和发现问题，读完之后，把自己思考和发现的问题全部集中起来，从一个个问题中找到它们之间的相同处和差异处、矛盾和联系，再从中找到某种偶然和必然联系，一点点打开“圈论”的奥妙，一点点接近“圈论”的真相。比如，对“天地八字”和“生命八字”之间的区别和联系，黄传贵进行了七八次对比，对比的结果，他认为两者虽各有自己的表述，但哲学观念是一致的，天地是一个大宇宙，人是一个小宇宙；天地大宇宙是由一个又一个圈圈组成的，人这个小宇宙也是由一个又一个圈圈组成的。天地之间有一个中，人的身体也有一个中。经过不断的琢磨，黄传贵得出与峭山公或接近或相同的哲学思考。他抑制住内心的喜悦和激动，沿着成熟的思路稳步地走下去。又经过 5 年的艰苦努力，黄传贵整理出《中生万物》《天地八字》《生命八字》《命环命理图》《黄家医圈》书稿 5 卷，共 292 600 余字。

为了能经得起社会和医药学界的检验，在书稿沉淀半年后，黄传贵同时摊开已定稿的《黄家医圈》和《易经》等经典著作，反复对照比较，用从鸡蛋里面挑骨头的苛刻劲头挑剔自己定稿的《黄家医圈》。越比较越挑剔，尽管也挑剔出一两块所谓可以放过的骨头，但是，黄传贵的信心更足了，胆量也更大了。他轻轻地合上书稿，像捧着一块无价之宝一样，把书稿恭恭敬敬地供在书房最好的位置，后退三步，虔诚地敬了一个军礼，庄严地说道：“尊敬的始祖峭山公，尊敬的列祖列宗，你们的嫡孙、第八代传人黄传贵，遵照你们的遗训，历时 17 年，终于把峭山公创造的、列祖列宗传承下来的‘黄家医圈’真实、完整地整理出来了。你们的嫡孙、第八代传人黄传贵向你们禀报，你们的在天之灵可以放心了。”

第6章
历经坎坷宣传推广“黄氏圈论”冲击癌症难题谋求取得突破

成功发掘整理完成“黄氏圈论”学术专著，并不是黄传贵的最终目标，他的最终也是最高目标，是把祖传医籍“黄氏圈论”推入中国医药学的最高殿堂，使它被中国医药界所承认，成为中国医药文献宝库中的一员，并且要让“黄氏圈论”的哲学思想成为中国乃至世界哲学的重要组成部分。

黄传贵深深知道，宣传推广“黄氏圈论”绝非易事，甚至比发掘整理还要艰难。这个艰难，就是黄传贵要以匹夫之力，面对整个世俗社会的偏见，以及学术偏见者、学术保守者、思想狭隘者、私心忒重者必然的质疑、否定、反对、攻击，“黄氏圈论”可能被硬生生地阻挡在中国学术大门之外。他告诫自己，就算前面的困难大如山，自己要像愚公那样，用毕生精力一点一点把挡在前面的大山搬走。

该从哪里入手？又该如何破局呢？黄传贵冥思苦想，终于理清了思路，找到了办法：不能从单纯宣传推广“黄氏圈论”理论入手，自己现在还是一名小军医，别说在全国，就是在云南省也只是一个无名小卒，还没有取得像模像样的业绩，名声还只在百米之内，远远没有响遍云岭大地，更没有名闻神州大地。真的是人微言轻，连起码的话语权都没有。所以，只能先打基础，让自己成长壮大起来，流几身汗，瘦几斤肉，使自己从中国医药界的最边缘一步步走到最中心。要先对肿瘤这个难题发起冲击，用“医圈”理论和药方获得治疗肿瘤的成功，用事实证明“黄氏圈论”的理论和实践的正确性和实用性。

治疗癌症，为众多癌症患者减轻痛苦、延长生命，甚至治愈他们，是黄传贵早就有的想法。儿时，背处方，记“圈论”，其中就有祖上传下来的“包块方”，只是没有实际使用的机会。

在西藏当助理军医时，黄传贵碰到了一位癌症患者的求助。

那天，一位患者痛苦地拄着拐棍，吃力地走进来。

“黄医生，我患了癌症，求求您救救我吧！”患者自称得了癌症。

“哦，癌症……”黄传贵虽然在部队听说过这种极其危险的疾病，可“黄家医圈”中却没有这个概念，只有“包块”一词。面对患者的哀求，黄传贵毫无办法，束手无策。这使他内疚不已。

黄传贵只得善意地把患者送走：“你的这种病，我们这里药物少，难治好，为了不耽误你的治病时间，请你快到大医院治吧！”

患者长长地叹了口气，无奈地摇摇头，拄着拐棍走了。

这个让人无奈的情景，多少年来都在咬噬着黄传贵的心，一个人民医生竟把患者推出医院，这是多么失责、多么大的耻辱。

黄传贵远眺尼洋河南去的流水，想起为白马达瓦的牦牛治疗“包块”的事。一天，白马达瓦请他在院子歇歇，喝杯酥油茶。黄传贵端起杯子喝着香郁美味的酥油茶，白马达瓦指着院角的牦牛说：“它很不幸，肩上生了一个大肿瘤，行动困难，很快就会废了。”

“哦，这么大的牦牛废了多可惜啊！”黄传贵说。

“如果可以的话，请小黄医生给它治治吧！”

黄传贵没有答话，来到牦牛身边看了看，果然，牦牛肩脖右侧生了个馒头大的包块。他用手轻轻摸了摸，感到包块很硬，必须治疗。他想起阿爹教给自己的祖传“包块方”是治人身上的包块的，牛身上的包块是不是也能治呢？

黄传贵向白马达瓦介绍了“包块方”，并答应为牦牛试治。为此，他专程到雪山采药材，并了解到牛的用药量是人的 3 ～ 5 倍。一切准备就绪，给牦牛服了第一服药后，牦牛的包块缩小了 1/3；服了第二服药后，牦牛的包块又有明显缩小；第三服药还未服完，牦牛的包块就全部消失了。

初次试验获得了出乎预料的成功，使黄传贵大喜过望。首先，他弄清楚了祖传“包块方”确实能治包块；其次，知道了“包块方”是可以连续服用的，不但可以连服两服三服，还可以加大剂量服用。他想：既然牦牛的包块能治愈，人的包块无疑也是可以治好的。

自此以后，黄传贵一心想着用人体试验“包块方”。他利用各种机会，琢磨着“包块方”试验计划。

进入中国人民解放军第四军医大学后，黄传贵利用所学医药知识，开始研究“黄家医圈”理论，整理祖传的单方、验方，取得了不少成果。然而对“包块”的探索却没有什么进展，仅仅是从理论上认识了“包块”“肉瘤”“肿瘤”“癌症”之间的异同和质的区别。虽然在西安和锦州实习时治过肿瘤，但仍是用“包块方”的老办法，虽然取得了不少疗效，得到了患者的认可和支持，可是对“包块方”能治什么“包块”，“包块”是指“肉肿”“脂肪肿”还是“恶性肿瘤”（即癌包块），尚不清楚，只是做了探索性治疗，没有多少医学理论的支撑，这是一个严谨的医学工作者所不能允许的。

1978 年金秋时节，黄传贵抱着满腔热情和远大的理想，来到第四军医大学附属第一医院中医科担任军医。他对患者和蔼亲切，语言温暖幽默，做事认真负责，得到了患者的一致好评，很多患者都喜欢找他看病。加之他在实习期间用“包块方”给很多患者治过癌症，收到了不错的效果，使他在西安小有名气，不少癌症患者慕名来到医院请他看病。

有一个老教授因肝癌晚期住进某大医院，越住病越重，疼痛难忍，只能靠注射杜冷丁止痛。他听说黄传贵会用中医治癌症，特地找到医院来请黄传贵看看。

黄传贵为老教授诊脉，看舌苔，看指甲，正欲说诊断病情，老教授抢先说：“黄医生，我的病情我清楚，我已到晚期了，医生说我只有两周的生存期。我请你看病，并非让你治愈，只想让你帮我减轻点痛苦，能安稳地结束生命，我就感激不尽了。”

“老人家，到另外一个世界去，人人都有份儿。”黄传贵幽默地说，“不过您还不到时候，您需要安心治疗。我给您开个方子吃吃看，也许会缓解您的症状，使您的病情安稳下来，安享夕阳红。”

古人云："十剂之功，败于一言。"老教授听了黄传贵这些安慰的话心情很舒畅，病当即就好了一半，便说："但愿如此，托黄医生的福啰！"

经过黄传贵的细心治疗，老教授的病竟然奇迹般地得到了控制，并稳定下来。发生在老教授身上的奇迹，让黄传贵的名声一下子传开了。

到了附属第一医院，黄传贵满以为有了机会，有了平台，可以做"包块方"的深入研究，解开"包块"之谜了。谁能料到，热心人遭到冷疙瘩，黄传贵研究"包块方"的工作反而陷入了困境。黄传贵回忆、整理了父亲运用"包块方"的病例和试用"包块方"的情况，将它们作为附件与《关于研究"包块方"的可行性方案》一起呈交上级，请求立项研究。但时间一天天过去，立项请求却如泥牛入海，无任何消息。他第一次感到了寒心，心中涌上一股莫名其妙的"气"，自己的科研项目遭冷遇，胸膛上好像压了块大石头，憋得透不过气来。

黄传贵的老师、同乡、挚友施廷荣医生特地前来劝慰他，希望他在目前情势下，不要着急，不要泄气，耐心等待机遇。

静下心来之后，黄传贵选择了一边治疗癌症，一边在治疗中研究"包块方"的探索之路，不声张，埋头干，自己闯出自己的路。他先后选择了 27 名癌症患者，用"包块方"进行探索性试验治疗。实践证明，多数患者服了"包块方"后都有一定疗效，减轻了痛苦，改善了全身状况，延长了生存期。

与此同时，黄传贵还对不同癌症患者在不同患病时间，进行认真仔细的观察。他经常和患者在花园中谈天，暗中观察他们的精神状态、表情，摸索不同症状的表情特征，为癌症收集诊断依据，这为他以后诊治癌症及进行肿瘤研究奠定了坚实的基础。

从这些病例的初步试验探索中，黄传贵取得了不小的收获。黄传贵明确认识到祖传的“包块方”治疗癌症确有疗效，但也发现“包块方”（祖传秘方）有不完善的地方。如画符及念咒语是迷信的；不分情况，凡是癌症只给一服药，也是不科学的；不给癌症患者吃第二服药，更是不妥的。

他认为：先辈用“包块方”给人治了几百年病，尽管取得了效果，但这只是先辈的经验，对祖上的遗产不能盲从，更不能知其然而不知其所以然。对祖传秘方也必须进行科学鉴别，来一番去粗取精、去伪存真的深入研究。既不能把现在尚未认识的东西打入迷信的冷宫，也不能把懂得的一点知识玄学化，故步自封。

黄传贵试验“包块方”取得的成绩是有目共睹的，可有的领导却不以为然，总是用固有的思维模式去衡量黄传贵。认为医院组织一批大专家去研究的治癌药都久久未有进展，小医生黄传贵的草药能治什么癌症？这种依人物职位高低论科学成败的奇怪逻辑，又一次压制了“包块方”的研究，使黄传贵再次陷入困惑之中。

黄传贵从西安调到云南省军区后，并没有分配到大医院去工作，而是被派到了云南省军区第一干休所任军医，主要负责军队离休干部的医疗保健工作。这个岗位与黄传贵的想象大相径庭，显然与研究工作相距甚远。他思想冲突，进退维谷，却冷静泰然，应用“正反，反正”的方法进行思考：他认识到，在这个岗位上他将面对的很多老干部，都有着非同寻常的经历、壮烈光辉的人生、崇高伟大的人格。他们曾南征北战，血肉搏杀，叱咤风云，振臂一呼，千军风行，日月变色。他们每个人都有一部沉甸甸的光辉历史和厚重的功勋。如今将军卸甲，颐养天年，远离了炮火硝烟，战阵冲杀变成了静楼休养，难免产生一种失落感。这种难以排泄的困惑，必然导致有的人脾气急躁，容易冲动上火；有的人“返老还童”，顽皮任性；有的人怀旧入迷，性情刁钻……但他们是我们的“国宝”，是我们最可爱的人。自己没有赶上打江山，今天坐享其成，应更加崇敬他们的无私奉献。能为打江山的老一辈的健康服务，不但是自己对革命先辈的一种报答，也是自己的莫大荣幸……山不转路转，也许在为他们的服务中，能找到攻克癌症的新途径。

反思的结果，使黄传贵坚定地到干休所里扎了营，把自己的一切医疗技术奉献给功勋卓著的老干部。黄传贵到干休所报了到，趁着尚未上班的时间，紧急乘车北上，回家探亲，以了却思母之情，并把母亲接到昆明来亲自赡养。

当黄传贵看到日本浅井一彦博士早就在研究用中草药治疗癌症的消息时，大为震惊，自言自语地说：“这项研究不应该出自日本，而应该出自号称中医王国的中国！”

黄传贵被这则消息深深地触动了，震撼了，也感到非常内疚。面对日本人的挑战，他苦苦思考着该怎么办。

“包块方”要不要研究下去？

没有条件难道就放弃？

“包块方”是黄家世世代代心血的结晶，不能放弃，决不能放弃！

干休所虽不是理想的研究之地，但也有有利条件和微妙的机遇，老干部多数爱用中草药，这对于研究民间医药非常有利；老干部也有人患了癌症，研究“包块方”就有了根基，不怕这里研究条件差，黄传贵决心向“生命禁区”发起冲击！

经过反复思考，黄传贵满怀信心地向上级提交了《研究“包块方”的请示报告》。

一周过了又一周，没有得到一点回应，黄传贵又写了一个报告，又过了一个月，仍然没有回音。

黄传贵接着又写了一份报告，但依然石沉大海。他没有灰心泄气，接连不断打了 30 多份报告，并专门提出申请 120 元科研经费。

后来终于有了回音，处长找到黄传贵说：“传贵同志，你提出研究治癌药是好的，愿望是善良的，精神也是可嘉的，但是，干休所不是科研机关，它需要的是为老干部热心服务的医生。如果你一定要搞科研，那只好回到四医大去搞。”

“啊！”黄传贵大吃一惊，气得说不出话来。

黄传贵是个性格刚毅、永不认输、不愿低三下四的人。凡是他认定要做的事，就会不顾一切，拼命也要一干到底，不达目的，绝不罢休！

他搞科研遇到的第一个问题就是经费困难。他和妻子就筹款问题做了商谈，可是谈来谈去，还是困难重重。

这时，汪忠秀推门进来，支持儿子说：“你俩说的我都听到了，七儿搞‘包块方’研究，经费困难无法解决，我们倾家荡产也要支持！你回老家把家产变卖了，用收来的钱作研究经费吧！”

黄传贵听了，感动得眼泪直流，对母亲倾家荡产竭尽全力的支持，一再感谢。

“一家人还感谢什么？七儿，快去办吧！”汪忠秀催促儿子。

黄传贵立即回到老家变卖了家产，除了还债外，把剩余的2700元全部投入科研之中。

黄传贵紧锣密鼓地投入到研究“包块方”的筹备工作中。正在忙得不可开交的时候，他的老师和挚友施廷荣医生来到了他的身边。

“哎呀，施老师，您怎么来啦？”黄传贵握着施的手问。

“我怎么不能来看看呀？”施廷荣说，“你不要叫我老师，我不过辅导一下而已，以后叫我老施、施医生均可。”

“施老师，不必谦虚了，您是回乡探亲吧？”

“不，我已经调回昆明工作了，特来拜访老战友。听说你搞研究很忙，是吗？”

“是啊，忙得连放屁的工夫都没有……”

“哈哈哈哈，你说话真幽默。说真的，我的工作很清闲，可抽时间来助你一臂之力，可以吗？”

“是吗？连请都请不到的人，自己来啦，我是磕头碰到了天啰！咱俩一言为定，您明天就来！”

此后施廷荣医生成了黄传贵的忠实参谋、得力助手。他与黄传贵亲密合作，做了不少工作，为研制“抗癌粉”做出了积极贡献。

黄传贵经过周密筹划，首先在自己住房周围的空地上修建了一个简陋而洁净的动物试验场。接着购置了大大小小、长长短短的笼子，做鸡笼、鸭笼、鼠笼、兔子笼、鸽子笼等。放入动物之后，“吱吱喳喳”“咯咯嘎嘎”，热闹极了。母亲也来帮忙饲养，孩子也帮助搞卫生，一家人都动起来了。

一切都准备完毕，就在开始试验前夕，黄传贵的脑海忽然波动起来，躺在床上久久不能入睡，忽东忽西，想起一些人和事……

——诺贝尔在实验室研究烈性炸药，突然爆炸，“轰”的一声巨响，房倒屋塌，烟尘飞溅，诺贝尔从容地爬出瓦砾，满脸灰尘，没有丝毫后悔。

——陶广义坐在四周扎满火箭的椅子上，毅然下令“点火！”火箭椅子腾空而起冲向天空，他用生命在世界上第一次探索了太空的奥秘。

——毛泽东振臂高呼：“宜将剩勇追穷寇，不可沽名学霸王。”

“对！”黄传贵自言自语地说，“如果不敢攀登不能创造，就看不到无限风光。人生的价值何在？”

你提出了什么？你实践了什么？你创造了什么？你享受了什么？你奉献了什么？价值是什么？价值就是创造。奉献是精神，是品质，而不是创造；创造才是价值。我要攀登险峰，创造人生价值……”

黄传贵想通了，决心下定了，冒着风险投入到“包块方”试验中。

动物试验工作准备就绪，黄传贵就利用星期日到昆明西山采药去了。他背着背篓，扛着锄头，穿过荆棘，爬上人迹罕至的悬崖绝壁，四处搜寻草药。他左挖一棵，右挖一棵，挖挖走走，走走挖挖，累得大汗淋漓，半天工夫，挖了一大堆各种药草，装了满满一背篓。

背着药草回到家，准备加工炮制之时，他忽然想到：那么多药草怎样弄成粉呢？干休所没有碾槽，也没有钢磨，怎么办啊？

这道坎儿不算高，却阻碍了大事。黄传贵反复琢磨打听，终于找到了用小绞肉机磨草药的办法。他骑单车到厨具店，花十几块钱买了一台绞肉机。回家装在案桌上一试，特别好用。烘干的药草一磨，粉剂很细。磨呀磨，一直磨了一个通宵。天色已亮，旭日东升，他伸展双臂，扩胸舒气，取下帽子，拍拍身上的粉尘，洗洗脸上的灰，连早点都顾不上吃，就奔“动物试验场”去了。

限于条件，虽然只是近乎原始的探索实践，但也需经过4个难关。黄传贵将“包块方”的8个方子分类配出8种治癌的药物，统称“抗癌粉”。先用小白鼠做试验。调配好药物饲料，便和施廷荣医生一起来到试验场。

“施医生，”黄传贵交代说，“今日开始的头一个项目是用小白鼠做试验，观察抗癌粉对小白鼠的生存期有什么影响。”

施医生拿起试验登记表，来到小白鼠笼边。

黄传贵把药物饲料按剂量装在一个塑料杯里，放进小白鼠笼里，旁边又放了一小碗清水，让机灵的6只小鼠服用。

施医生把情况一一记在登记表上……

从第二天起，除了上班，黄传贵把所有的空余时间都投入到观察小白鼠的动态之中。每天下班回来，房门未进，他就先到“试验场”，蹲在小白鼠笼前，全神贯注，眼睛直勾勾地盯住小白鼠，目不转睛地观察每一只小白鼠的状况。

看到笼子里的小白鼠不吃东西，他急得发慌。到第三天，小白鼠吃食了，而且吃得很多。

没过多久，小白鼠们都长胖了，长大了，生小白鼠了。活泼可爱的第二代小白鼠也吃起了药物饲料。

黄传贵认为，试验成功证明抗癌粉无毒副作用，对小白鼠的生存期及生长、发育没有什么影响。首战告捷，第一道难关被攻下了。

第二道难关是测试抗癌粉对鸽子的神经系统有什么影响。黄传贵首先选了6只能从一百多公里外的武定县飞回昆明的信鸽，将其中2只头顶穴位处的毛拔去2根，将一枝蒿和草乌两种毒酒，分别擦于鸽子头顶的穴位处，再将其带到几公里外的昆明火车站旁放飞。刚放时鸽子飞得很快，可最终没有飞回来。试验证明，毒酒破坏了鸽子的神经系统。之后，他将剩下的4只鸽子放入笼中，用药物饲料喂养。5天后，他将其中2只鸽子带到距昆明100公里的阳宗海岸畔山上放飞，将另2只鸽子带到距昆明60多公里的杨林放飞。结果4只鸽子先后飞回了昆明。这项试验的成功证明了抗癌粉对鸽子的神经系统、导航系统均无影响。第二关又过了。

第三道难关是用雄鸡试验抗癌粉对性功能的影响。黄传贵饲养了一只黑公鸡。此鸡野性大，非常好斗，还会追啄人畜。黄传贵拿它做试验，端来药物饲料喂它。喂养3天之后，他发现黑公鸡依然天天清晨鸣叫，雄风不改。打开笼门，黑公鸡“唰”地一下冲出笼去，如饥似渴地飞奔到母鸡群中交配。

这次试验的成功，证明抗癌粉对公鸡的性功能没有什么影响，宣告突破了第三关。

第四道难关是试验鸭子对抗癌粉的毒性反应。虽然前三次试验都证明了抗癌粉无毒副作用，但是用药量不太大。这次用药量是公鸡用药量的30倍，即在大剂量用药的情况下，观察鸭子的毒性反应。黄传贵用1只大母鸭进行药物饲料喂养。每天喂3次，连续喂了5天。他天天蹲在鸭笼旁仔细观察鸭子的细微变化。试验期到了，母鸭依旧“呱呱”直叫，没有一点中毒反应。可是用秤一称，母鸭体重却减了200克，这200克引起了黄传贵的极大关注。他想，既然抗癌粉无毒副作用，为什么鸭子体重会减轻呢？问题出在哪里呢？

经过分析后，黄传贵找到了鸭子体重减轻的原因，光喂鸭子抗癌粉，营养不够。他把鸭子放到水塘中饲养，不到3天，鸭子就恢复了体重。第四关也宣告过了。

4次不同的试验，都取得了可喜的成绩。黄传贵心想，应该可以用于临床给患者施治了。但转念一想，用药还是应当慎之又慎，毕竟动物试验仅限于动物，还不能代替人体试验。过去虽然用“包块方”治过癌症，但没有经过科学试验，没有十足把握，治疗仍是保守的，用药量很小。今后要为众多患者治病，要对患者绝对负责，非进行人体试验不可。人体试验以我为始。

黄传贵以身冒险试验抗癌粉毒性反应的行为，是大义凛然、献身医业、奉献社会、造福人民、服务人类的一大壮举。可敬、可佩！但也十分令人担忧！

黄传贵要以身试药的消息传出后，引起了亲朋好友的极大忧虑，他们纷纷前来劝阻。

施医生也劝他，不要操之过急，要慎重办事，要三思而后行。黄传贵虽然性情温和，但却有大山一样的坚韧性格，凡是他决心要做的事情，九头牛也拉不回来。他不顾亲人、好友、同志的劝说，仍然坚持试验。

他说：“谢谢大家的好意，请你们谅解我，理解我。人体试验一定要做，决不能动摇。我如果不亲身试验，又怎么敢放心大胆地用于患者呢？医生的最高道德，就是为患者献身！古人云：‘德不配佛者，无以为名医。才不配仙者，无以为名医。’我一生就是按这个标准要求自己。”

他又认真研究了一次，决定由自己科研的忠实助手施廷荣医生在试验中用心电图仪等设备对他进行监护。

黄传贵对医学事业执着追求和献身的精神，也得到了干休所同事的尊重和敬佩，他们对试验十分关心，纷纷伸出援助之手。一切准备就绪，在卫生所全体同志的协助下，黄传贵开始了一场惊心动魄、令人心颤的人体试验。

黄传贵是个平凡的人，却有一颗不平凡的心。在平凡的后面，是他心怀经世济民的鸿鹄大志。黄传贵是个古怪的人，他有自己“正反、反正”的独特思维方式，能从正确中找到缺点，又能从错误中找到好的因子。黄传贵是个幽默的人，他的一句话能使患者精神放松，两句话能让患者发笑。黄传贵是个意志坚强的人，有百折不挠的坚强性格。为了研究“包块方”，他碰了不少钉子。但他从不灰心，越碰钉子越增加毅力，以至于舍命也要干下去，不达目的决不罢休！

黄传贵清楚地知道人体试验潜伏着巨大且难以预料的危险。不出事则已，出了事，轻则伤残，重则有生命之忧。但他却坚信一句名言：“伟大的成功都需要冒巨大的风险。”他认为，不冒风险是不可能研究出抗癌粉的，为研究抗癌粉冒风险是值得的，自己应该义无反顾地投入试验。

按计划，试验的步骤是把患者每天服药的剂量加大 50 倍，分 3 次在 1 天之内服下。施医生把抗癌粉调成糊状，让黄传贵吃下去后躺在试验床上休息。药粉进入黄传贵的胃里，通过肝脏吸收、溶解，进入血液……施医生紧张地观察着心电图仪的波动变化，为挚友生命的安危而揪心……

张友惠见丈夫久久不回家，害怕他在试验中出事，心急如焚，带着一双儿女守在试验室外，焦急地等待着，忍不住流下了眼泪。

孩子们从妈妈的眼泪中意识到了问题的严重性，女儿便问："妈妈，爸爸怎么啦？"

张友惠不知道丈夫能否渡过难关，也不好回答，只是把儿女紧紧地搂在怀里，心恐惧得在颤抖……

施医生看着时间"滴答滴答"一分一秒地过去，他的心也跟着秒针一起跳动，担心意外的情况突然发生，但心电图的数值使他宽慰了一些。

从早到晚，好不容易，10多个小时的试验终于熬过去了。施医生满面春风地撤除了心电图监视，高高兴兴地向黄传贵宣告："人体试验已经顺利结束。血压、脉搏、心电图都很正常。试验证明抗癌粉没有任何毒副作用，抗癌粉试验圆满成功！"

"成功啦？"黄传贵激动地问。

"是哇，成功啦！"施医生说。

"成功啦！"黄传贵激动地、缓缓地从试验床上下来，和施医生紧紧握手，互致祝贺。

黄传贵从试验室走出来了，张友惠见丈夫试验成功，安全出来，喜出望外，破涕为笑。两个孩子喊着"爸爸，爸爸"，迎上前去抱住父亲，仿佛爸爸是从另外一个世界回来的。

抗癌粉试验取得圆满成功，黄传贵却失眠了。夜深了，他仍然无法入睡，心潮翻滚，回忆起试验的艰苦历程，倍觉成功的幸福，一幕幕勇猛冲击“生命禁区”的往事回现在眼前。

1985 年 2 月，在干休所同事及老干部的大力支持下，干休所中医门诊部终于开业了。尽管这只是一间 10 多平方米的简陋小屋，很像是干休所的传达室，但却是黄传贵充满希望的一片小天地。

诊室内四壁空空，白色的石灰墙壁已斑驳发黄。门的插销已经损坏，关门只能靠一根顶门杆。室内放着一张陈旧的单桌，墙上挂着一张残破的人体解剖图。如果没有这个医疗标志，恐怕人们都不敢相信这就是黄传贵的诊室。

黄传贵的中医诊室屋子虽小，求医者却趋之若鹜，他常常被患者紧紧包围着。有的患者挤坐在破旧的凳子上，有的患者坐不着凳子只好站着排长队。这些患者大都是早晨五六点钟就来排队的，对于插队者非常不满，互相瞪着眼睛进行监督。

“黄医生！……”一个患者直接插到黄医生面前，后边排队的患者齐声喧叫：“不准插队！”

插队患者引起了排队患者的不满和吼叫，弄得诊室有些乱。那个患者却不理会，向黄传贵递上了一张字条。排队患者见此情况，估计是特约患者，也就不再叫嚷了。

黄传贵接过字条一看，上面写着：“黄医生，您好！今介绍我科患者张正明去您处看病，他患的是左肺中心型癌，开胸探查术后，请您给予中医治疗。四十三医院外三科冯小强。”哦，冯医生的委托信，人家请帮忙，应该不算“走后门”。

他为张正明看了病，开了药。忽然听到“扑通”一声响。

刚以为是哪个患者跌倒了，转身一瞧，原来是个大姑娘跪在他面前，声声哀求，“黄医生，救救我吧！……”

眼泪是无力的，却使人心发颤。一串泪珠由慢变快，顺着鼻颊往下滚。黄传贵伸出双手将她扶起，问询情况，认真诊疗。

黄传贵是个不保守、不排外、不服输的人。他认为，中医要向西医学习，要借鉴现代医学的科学方法，把中医的特点加以整理、研究、提高，将中医的宏观经验提高到微观数据层面，这是中医的发展方向。中医有活血化瘀、软坚散结、扶正祛邪三大法宝；西医有手术、化疗、放疗三大法宝。二者可以结合起来，相辅相成，创新医术，造福人类。他不以邻为壑的医德，赢得了西医界很多朋友的支持，这也是他征服癌症的重要力量支撑。

昆明医学院第一附属医院病理科主任冯毓正副教授是云南省知名的病理学专家，她全力支持黄传贵的治癌事业，多次介绍病理上明确诊断的癌症患者给黄传贵治疗。她诚恳地表示：你可以随时找我，共商治癌的事。

黄传贵还有很多未曾谋面的西医界同行，他们也是相信、支持他的好友。黄传贵感慨地说：“我把事业上支持我的朋友都看作我的老师，他们不但在医术上帮助了我，更重要的是给我精神上的巨大支持，这个力量是不可估量的！”

昆华医院的张新焕院长是昆明地区最先承认黄传贵的抗癌粉治疗癌症有效的权威人士。在张院长的带动下，昆华医院不少医生给黄传贵介绍患者。遇到不能动手术的癌症患者，张院长便向患者介绍说：“快，快，你快到黄土坡找黄传贵看看。”黄传贵对张院长也非常敬重，常说：“张院长十分关心患者，极力支持像我这样的同行晚辈，他是我最尊敬的人。”

昆华医院外科主任李雄，有“云南一把刀”的美名。他为成百上千人动过手术，救人于危难，也是黄传贵没有谋面的好朋友。李主任的表妹患了卵巢癌，哭着来求李主任：“哥，你快救救我呀。”

李主任检查后发现，表妹的卵巢癌已广泛转移，到了晚期，失去了手术条件，便说：“我只有一把刀的本事。你的病现在到晚期了，不宜手术。你去找黄传贵医生看看，看还有没有一线希望。”

黄传贵明知她已病入膏肓，还是认真地为她诊脉开药，宽慰她安心养病，为她延长了生存期。

黄传贵在门诊小屋为患者看病，一天不管来多少人，都是不看完患者不下班。来看病的患者中，医学界人士及朋友也不乏其人。

延安医院王院长的夫人是昆明医学院附属第二医院药房主任，患了胆管癌。

王院长对黄传贵说：“黄医生，她是一个很好的同志，过去生活很苦，少年时代就参加了革命工作，工作兢兢业业。现在她病了，我无能为力，请你救救她吧！”

云南某中医院的副院长确诊患了肺癌，直奔黄土坡的中医门诊小屋请黄传贵治疗，一直坚持服用抗癌粉。

昆明医学院附属第二医院门诊部的沈主任，也很支持黄传贵的工作。她对黄医生说，过去我们对癌症患者很难做说服工作，现在好了，一介绍给你诊治，难题就解决了。有的癌症患者吃了你的药有效，还感谢我呢。

北京三零一医院呼吸科的黄念秋教授，也很支持黄传贵走中西医结合的道路，先后给黄传贵介绍了许多患者。看到患者服了抗癌粉后有效，她殷切地嘱咐黄传贵："从刘义民（肝癌患者）、吴定一（胃癌患者）的病状看，中医确有独到之处。中西医结合，取长补短，你要踏踏实实地搞中西医结合，为攻克肿瘤难关闯出一条新路！"

黄传贵在门诊小屋里，不仅为百姓，也为本所老干部诊治过癌症。

张平珍，1985 年因持续低热住进了医院，经纤微支气管镜检查，取活检后确诊为右上肺鳞状细胞癌，医院决定动手术。可在手术进行中又发现肺内和肺门淋巴结广泛转移，不能再做手术，只能改做放疗。放疗 3 次后，白细胞降低到 $2000/mm^3$ 以下，很危险，不得不停止放疗，张平珍病情迅速恶化。家属为了不刺激他，始终向他瞒着病情。

其实张平珍知道自己得了癌症，回到干休所，他请黄传贵治疗。他对黄传贵说："你们不用骗我，我明白自己害了那个病，我是个穷人出身，要不是共产党，我早死了。我活了 68 岁，还当了师职干部，不错了，死而无憾了。"

黄传贵笑着说："老首长，知足常乐啊。您放心，我一定竭力为您治疗，康复大有希望呀！"

"但愿如此，不过我不怕死，只想多活几年，再过些好日子。小黄医生有治癌症的药粉，可以在我身上大胆试验，怎么试验都行，能为你积累治癌经验，也是我为党继续工作的机会。"张平珍爽快地说。

黄传贵听了非常感动，他被老干部为支持医疗事业而自愿献身的崇高精神所折服，为张平珍做了精心治疗。

张平珍服用抗癌粉 10 天后，疼痛减轻。其妻怕他感冒，让他在家中休息，他却不听，天天外出，爬山越岭，骑单车四处观光。现在他脸色红润，体格健壮，根本看不出是个癌症患者。

干休所老红军朱江师长经医院确诊患了癌症，已经到了晚期，病变部位复杂，失去了手术条件，虽经医院多方治疗，仍胸痛、咳嗽、水肿、口干，吃不下饭，睡不好觉，痰中带血，咳嗽不止。医生对家属说，朱老恐怕过不了春节了，家属只好去找黄传贵治疗。黄传贵针对朱江的病症情况进行了精心治疗，让他服中药及抗癌粉。家属也积极地护理，朱江的病情逐步好转，一年多过去了，仍然病情稳定，状况良好。

不登报又不挂牌，黄传贵的小小中医门诊部却连着五湖四海患者的心，全国各地患者都慕名而来。其中云南的患者最多，省外的除了四川、贵州以外，东北三省的最多。这是因为黄传贵大学期间到锦州做实习医生时，为很多当地癌症患者治过病，名噪一时。患者们听说黄传贵回到了云南，又不远万里追到了昆明求医。来人来信向中医门诊部问病求医的有来自全国 18 个省市的患者。

小小中医门诊部，作用可不小。1985 年 2 月至 1986 年 8 月，这一年半的时间里，黄传贵共诊治 18000 例疑难杂症，其中有 2000 余人是癌症患者，用抗癌粉治疗上千例肿瘤患者，随访观察了 161 例。其中男性 104 例，女性 57 例，存活 143 例（男性 96 例，女性 47 例），死亡 18 例（男性 12 例，女性 6 例）。

161 例患者随访统计显示：大多数患者减轻了疼痛，改善了全身状况，延长了生存期；少数患者确有临床治愈效果。

长期临床使用证明，黄传贵研制的抗癌粉对所有的恶性肿瘤均有疗效，有控制病情发展、改善全身状况的作用，如止痛、止咳、止血、止呕、退热、镇静、安神、增进食欲等。对失去手术机会、西医又无更多治疗手段和手术后复发不宜再次手术的晚期肺癌、肠癌、食道癌、鼻咽癌、乳腺癌、子宫癌、肝癌患者，可以缓解症状，延长生存期。有的患者服药24小时即可初见成效；服药3～7天，效果明显；服药15～30天，病情便有所控制，部分患者瘤体有缩小趋势；持续服药100～300天者，疗效更加显著。

赵贵生，在云南外贸局包装公司工作。1984年下半年感到腰酸，到医院拍片检查，确诊为“腰、颈椎骨质增生”，久治无效。

1985年5月22日体检中，B超检查发现赵贵生右肾大于正常的两倍。他于23日到医院检查，肾造影提示“右肾占位性病变”。CT报告显示“肾癌”。胸片显示“胸肺多个结节”。

6月8日，赵贵生到北京某医院做了右肾切除手术。9月上旬开始3个疗程化疗。因白细胞低于2000/mm^3，导致全身反应较重，停止化疗。复查肺部时，病灶未见明显缩小。11月18日突然跌倒，导致半身不遂。急行CT脑检查，并到某医院会诊，明确诊断为癌症转移到脑中，已经病入膏肓。医院告诉其家属说：“无法治疗了，最多只有2个月的生存期。”

1986年1月5日，赵贵生来到中医门诊部找黄传贵治疗。黄传贵为他切脉后认真分析病情，做了精心治疗。赵贵生开始服用抗癌粉，两天后止疼，右侧肢体略可活动，安全度过“死亡期”。服药到5月14日，自己能站立，能步行上厕所，能散步了。CT 摄片复查报告显示“病灶较原缩小”。赵贵生喜出望外。

黄传贵看病的方式是与众不同的。在进行祖传的“五诊合参”之后，他便向患者讲述诊断情况，问诊则放在之后。现在用这种方式看病的医生不多了，一般都采用问诊为主的方式。黄传贵认为自己的一般诊断还算准确，但也不可估计过高，还是有失误的时候。他不断检讨自己的失误，督促自己不断前进。

1986 年初的一个上午，黄传贵发现卫生所痰盂中有血痰。他和刘医生、曾司药、常护士一起观察分析后，一致认为此痰提示患者肺部有问题。

一石激起千层浪。李和生所长和许凤群主治医生发动全所医生追查血痰的来历。他们把来卫生所的老干部都排查了一遍，未发现咯血者，最后查明是黄传贵治疗的贵州盘县女患者肖素芬。黄传贵意识到了自己的失误，没能看出患者的重病。他内疚又惭愧，立即提笔给患者写信：“肖素芬女士您好：请您仔细看看，您的痰中是否带血？如果有的话，请速来昆明就诊，千万不可耽误了治病时间。我没有看出您的病，甚是不安，今日写信，特向您检讨，表示深深歉意。黄传贵谨上。”

肖素芬女士接信后，在丈夫的陪同下，很快到昆明找到了黄传贵。丈夫说肖素芬咯血痰是从看病那天开始的，她自己也没在意，谢谢您的提醒。

黄传贵当面再次向患者及家属道歉，并认真细致地给肖素芬诊脉，结果发现肖女士有肿瘤脉象，便介绍她到四〇三医院做进一步检查诊断。

肖素芬到医院拍片检查后，诊断为“右肺中心型肺癌”，当即在医院做了放疗，接着服用黄传贵的抗癌粉。半个月后，血痰止住了。8个月后复查，结果显示，病情稳定，较前无新变化。黄传贵这才松了一口气。

金无足赤，人无完人，焉能无过，问题是如何对待失误。黄传贵也和常人一样，并非完人，失误是有的，但他严肃对待失误，知错必改，“亡羊补牢，为时未晚”。

就抗癌粉而言，实践证明它对各种癌症确有疗效，但绝非神药，能包治百病。因为人体各异，发病原因不同，发病时间长短不一，病的类型有别、部位有异，患者心态亦不一，治疗效果必有差异，有的疗效很好，有的正常，有的一般，有的略有疗效，也有极少数没有疗效。

第7章
老将军慧眼识奇才
黄传贵勇闯北京城

陈赓大将帐下有一员骁勇战将，姓陈名康。从豫西牵牛到千里跃进大西南，陈康和他的十三军，战功赫赫。1955年授衔时，上报陈康为少将。军委首长在审批时，大笔一挥，将陈康的少将改为中将，理由是凭陈康的资历和战功，当授中将。陈康将军中等个子，壮实敦厚，红脸庞，亮双眸，机杼在胸，20年的边疆战斗生活，又让他成为丛林战专家。陈康将军有一颗仁慈柔软的心，他爱兵如子的佳话传遍军区。他最见不得部下有实际困难，一旦知道，一定管到底。1974年9月，2000多名干部家属从边疆各地随军回到昆明，安置成了大问题，昆明市叫苦不迭。报告送到陈康副司令桌上。陈康翻阅后，指示省委省政府和市委市政府：不管有多大的困难，务必把这2000多名长期战斗在边疆艰苦地区的干部家属安置好。先把家属的户口落下来，3个月内，务必安排好家属子女工作，上幼儿园、小学、中学的事情。省里市里两位领导找到陈康副司令，说道："陈副司令，2000多名家属的安置，实在困难。"陈康红着脸蹦着说道："实在困难？

共产党就是为人民解决困难的。我们不为人民解决困难，还要我们这些人干什么？执行吧，3 个月后，你们来向我汇报安置结果。”3 个月后，陈康副司令得到 2000 多名干部家属圆满安置的汇报。他说道：“很好，这下我就放心了。不过，你们也不要糊弄我，有不圆满的地方，有一部分家属的工作安排得不够好。这有什么法子，2000 多名干部家属一下子要安置在昆明市内，确实困难，军队干部和家属都很理解。我感谢你们。”那时，昆明军区和云南省委实行合署办公，陈康既是军区第一副司令、常务书记，又是省委常务书记，主持军队、地方的日常工作。

离休后住京城的陈康将军，某日突然飞临昆明，指名道姓要见黄传贵。黄传贵从来没有见过如雷贯耳的原昆明军区第一副司令陈康，立即赶到老将军下榻的宾馆。见面后，他才知道陈康将军的老战友韦杰将军患了癌症，已到晚期。

陈康将军为战友的不幸焦急万分，千方百计要救韦杰将军。他听总后勤部的人说云南省军区黄传贵会治癌，便立即打电话到云南省军区了解，确认黄传贵有治癌的绝活，便和夫人回到昆明，亲自面见黄传贵。

陈康将军见了黄传贵，便说：“小黄同志，我们在北京就听说你很会用中药治癌症，但不知怎么治法？谈谈行吗？”

黄传贵陈述了“黄家医圈”祖传秘方治疗包块的情况，自己自幼学医和在第四军医大学学习情况，用自己身体做试验和制成八种抗癌药的情况，治疗 161 例获连续随访癌症患者的统计分析情况，抗癌粉治疗各种癌症效果情况，等等。

陈康将军真是军中的伯乐，独具慧眼，发现了黄传贵的医学之才。他乐哈哈地说：“听了你的讲解，我如同发现了和氏之璧，你真是我军难得的医学奇才。我想请你进京为我一位老战友治癌症，你看可以吗？”

“谢谢首长信任我，委以重任，我虽不才，但愿前往。”

黄传贵跟着陈康将军火速赶到北京某医院。

恰巧，医院聘请了著名的医学专家正在会诊。黄传贵坐在一边旁听，默不作声。

专家会诊认为，韦将军的癌症已到了危险的时刻，生存时间不过一两周，应通知家属准备后事。黄传贵这个小军医敢揽下这危险的差事吗？

著名专家诊断后，黄传贵却斗胆来到韦将军病床前，为韦将军号起脉来。他认真仔细地诊完脉后，认为从脉象分析将军尚有一线生存的希望，便向医院郑重承诺：“韦将军的病，由我来治。”

院方表示：欢迎您来诊治，既然韦将军由您诊疗，一切将由您负责。为了您治疗方便，我们将撤除尚未进行的医疗方案及设施。

黄传贵点头表示同意。院方立即撤除了吊针、药品和护理人员。

黄传贵再次为韦将军查看了舌苔、眼皮及指甲，用“五诊合参”进行了认真分析。诊断研究病情后，他亲切地对韦将军说：“老首长，您的病情不太严重，只要您安心治病，好转很有希望……”

“嗯，”韦将军灰暗的眼睛为之一亮，“是……吗？”

“我以诚信救人为本，不敢妄言。从脉象上看，您心情忧郁，夜有失眠和阵痛袭扰，心神烦躁，饮食稀少，病情加重在所难免……”

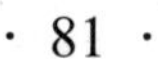

"哎……呀，你你你说……到我心坎里……了。"韦将军精神为之一振。

"首长啊，《沙家浜》中不是唱：心静自然少忧烦，草药一剂保平安嘛！……"黄传贵幽默的一句话，立刻改变了病房死气沉沉的气氛，大家都乐了。黄传贵给韦将军服了第一剂药，让他安心休养。

次日一大早，黄传贵直奔西山，采摘到所需的新鲜草药，返回医院，洗净后熬成药汤，亲自为韦将军喂服。

第二天，奇迹发生了。韦将军说，这是他住院以来，第一次感到身体轻松了不少。

黄传贵待韦将军如同亲人，喂药喂饭，倒屎倒尿，打扫卫生，促膝谈心，侃侃家常，说说笑话，韦将军很开心，病情一天天好转。

一天，陈康将军夫妇来医院看望韦将军。

"哎，老韦啊，我为你请来的小神医怎么样啊？"陈康将军问。

"老陈，你找来的小黄医生，那真是华佗再世呀！要不我哪有精神和你聊天呢？"

"那就算我尽到了战友的责任，你可要好好配合治疗，争取来一个根本好转。"

黄传贵在病房整整守护诊治了半个多月，使几度病危的老将军又活跃起来了，他神态乐观，饮食增加，体重上升，能下床走路了，能离床散步了。不久，韦将军回家休养了。一年多过去了，韦将军生活得很自在，尽享天伦之乐，全家平安幸福。

黄传贵给韦将军治疗癌症效果很好的消息不胫而走，一时传为佳话，名震京城。这是黄传贵人生道路的一个重要转折点，为他进入北京打下了坚实基础。

为解决驻京老首长找黄传贵看病难的问题，全军老干部办公室在北京白石桥路 42 号为黄传贵开设了一个门诊点，黄传贵应邀每月到北京应诊 10 天。一时之间黄传贵成了京城癌症患者追逐的明星医生。

门诊点一开张，前来就诊的患者就不单是老干办所辖的老首长了，北京和全国各地的患者从四面八方涌来，争先恐后地找黄传贵求医治病。

第 8 章

英雄惜英雄志同道合协力攻难关 恩师力荐传贵首登全军科技讲台

周兰，中国人民解放军肿瘤协作组副组长、北京军区总医院主任医师、教授，性格豪爽善良，工作认真负责，脾气平和又有点倔强，对社会上一些江湖骗子冒充医生卖假药坑害老百姓的丑恶行为疾恶如仇。

一天，她坐车路过白石桥，见到很多人在排队，一打听，得知排队的都是癌症患者，是找治癌军医黄传贵看病的。她感到很奇怪，军内的治癌专家自己都清楚，根本没有这号人，这很可能是个骗局。她当即下车，要揭穿治癌骗局。

“你是哪里来的？谁批准你在这里开诊的？我怎么不知道部队里还有你这样一个会治癌症的医生？”周兰教授出言很冲，说话像放排炮，颇有几分盛气凌人。

黄传贵抬头看了对方一眼，感到这位女军官气度不凡，泼辣干练，来头不一般。他们视线相交，各不相让。持续片刻，黄传贵也不示弱，用幽默语言说道：“首长，如果您是代表组织来调查我的情况，请到总政老干办去了解。至于说我会治癌症您不知道，并不为怪，全国人口众多，首长工作忙，恐怕认识不了那么多吧！”

周兰满以为自己一句话就能拿住对方，不料小军医却敢反唇相讥，她把自己的名片递放到诊台上。

黄传贵拿起来一看，名片上印着：周兰，北京军区总医院主任医师，中国人民解放军肿瘤协作组副组长。黄传贵不禁产生了敬仰之情，但自己正看着病，不知该如何接待这位权威专家。

不料周兰径自坐在就诊座位上质问：“你说你会治癌，那你受过高等教育吗？是哪个大学毕业的？是研究生吗？”

“首长，按组织原则，您应该到组织部门去了解。”

周兰似乎感到自己失态失言了，便调整口气说：“你真能治癌症吗？”

“首长，这个问题应由患者和社会去评说。”黄传贵客气地说，“如果首长您不看病的话，就请……”

“我看病。”周兰回答。

黄传贵看着女首长，暗想，她是真有病还是试探我？军区总医院的主任医师还来找我看病？

“不用畏惧，给我看吧！”

“好，首长不嫌弃我这个小军医，我就班门弄斧了。”黄传贵说罢，精心细致地为周兰诊了脉，望了舌苔，查了眼睛，看了指甲，运用“千步脉”“五诊合参”做了诊断。他认真严肃地说：“首长，恕晚辈直言。您的宫颈癌手术做了多久了？现在肺部有转移了。”

“啊！”周兰教授一惊，“想不到他竟如此准确地看出了我的癌症，真神奇！”周兰知道自己莽撞了，二话没说，也不拿药，便转身匆匆而去。周兰在惊叹黄传贵神奇医术的同时，也为自己癌症的迅速转移而震惊。她回到医院立即做了CT检查，证实了黄传贵“肺部有转移”的诊断是完全准确的，自己的生命已进入了倒计时。

回到家中，周兰一再思考分析，认为黄传贵能切脉识癌症，确实是一绝技，他是个埋没在基层的中医奇才，当即决定找他认真谈谈。她给黄传贵打了电话，在电话里直率地表示歉意。

周兰诚挚地说：“小黄，谢谢你，你对我病情的诊断准确无误，我希望你来我家做客，我很想和你谈谈。”

黄传贵听了周兰教授诚挚的话语，心想周教授位高职显，还向我道歉，又约我到她家中谈话，便爽快答应：“一定拜访周教授，请教授当面赐教。”

次日，黄传贵应邀来到周兰家中，周教授认真听黄传贵讲了关于“黄家医圈”理论的形成及历史情况，产生了极大兴趣，又问了“天地八字”和“生命八字”的内容。

当黄传贵谈到祖传秘方“包块方”和其根据“包块方”研制出的八种抗癌粉，治疗癌症患者的临床实践情况后，她非常惊奇，大加赞赏。

最后，周兰高兴地说：“小黄，全军科技大会马上就要召开，你要把这几年用抗癌粉治疗癌症的情况整理出来，我代表解放军肿瘤协作组推荐你出席大会。”

黄传贵闪着激动的泪花说：“多谢周教授栽培，我决不负教授的希望，一定把材料整理好。”

在周兰教授的鼎力支持下，黄传贵参加了在北京召开的全军科技大会。

1987年5月，北京西郊京丰宾馆的会议大厅里，全军科技大会正在隆重举行。全军各方面的科技人才，云集在这里交流切磋，展示各自的高科技成果，盛况空前。

这次大会的中心议题是讨论医学科学技术的发展。军队科学家们都精心准备了自己的汇报材料，都想着一炮打响。大家都知道，一个课题的成败，往往就意味着一个科学家的成败，关乎着一个科学家的科学生命。

黄传贵的课题，是社会急需的大课题，能否被与会专家、同行认可，同样也是一大难题。他忐忑不安，一边认真听取别人的发言，做着重点记录，一边紧张思考如何做好大会发言，就连周兰教授到他的身边坐下，他都不知道。当发言人报告完毕，掌声响起时，他才发现了周教授。

周兰向黄传贵微微点了点头，轻声鼓励说："小黄，发言时要沉住气，不要紧张，该怎么讲就怎么讲，懂吗？"看到黄传贵的眼神中有年轻人特有的刚毅、智者敏锐坚韧的气质，她欣慰了，放心了。

主席台上，主持人宣布："现在请云南省军区第一干休所军医黄传贵同志汇报治疗癌症的经验。"

会场里传出了轻微的嘈杂声："黄传贵？""他是谁呀？""治癌军医黄传贵很有名啊！""算了吧，他会治癌？"

黄传贵站起身来，镇定了一下，迈开军人坚定的步伐，从容不迫地走上讲台。他站在讲台上，恭恭敬敬地向大家敬了军礼，便在麦克风前，用微带云南口音的普通话，清晰流畅地讲开了。他首先简略概述了抗癌粉的由来，接着仔细报告《抗癌粉治疗 161 例中晚期癌症的随访分析》。

黄传贵稍微停顿了一下，心想，像我这样一个名不见经传军医的发言，人微言轻，没有多大的分量，不过，机会难得，必须紧紧抓住，把这个舞台变成自己治疗癌症、宣传“黄氏圈论”的进攻阵地。

黄传贵提高了音量说道：“抗癌粉原是由我家祖传秘方‘包块方’研究配制而成的中草药粗制粉剂。以前治疗的患者存活的很多，在云南民间有很多神奇的传说。因无现代医学诊断依据，故未整理报告。现将我和成都军区昆明军医学院老师施廷荣同志及成都军区昆明医学科学研究所龙沛然同志从1985年1月至1987年5月，用抗癌粉治疗观察的218例中晚期肺癌中获得连续随访的104例的小结，向大家做如下汇报，不当之处，请各位专家批评指正。

一、诊断依据

全组病例治疗前均经纤维支气管镜、手术取材做了病理组织学检查，同时有胸片、断层或分层电子扫描（CT）、脱落细胞检查。104例均属原发性肺癌，病理组织学分型为：鳞癌53例，腺癌25例，小细胞未分化癌13例，大细胞未分化癌4例，腺鳞癌3例，巨细胞癌2例，类癌、肺泡细胞癌、瘢痕癌、腺样囊腺癌各1例。根据1974年国际抗癌联盟（UICC）制定的TNM临床分期法：隐蔽8例，I期26例，II期32例，III期38例。

二、用药与观察方法

抗癌粉共分八组，即：①手术后用的抗癌粉；②手术切除后化疗中用的抗癌粉；③手术切除后放疗中用的抗癌粉；④手术后，放疗、化疗并用中用的抗癌粉；⑤化疗中用的抗癌粉；⑥放疗中用的抗癌粉；⑦放疗、化疗并用中用的抗癌粉；⑧单纯用的抗癌粉。治疗时，再根据患者现状选用。药量一次 3 克，一日 3 次，开水冲服，便秘者兑蜂蜜水冲服，连续 90 天为 1 个疗程。以上患者，不论转归如何，均列为观察对象，继服疗程根据病情变化而定。用药前后均有胸片、血、尿常规、肝、肾功能对照；部分患者还有外周血免疫 T、B 淋巴细胞及免疫球蛋白等检查。

三、随访结果

104 例中，男性 95 例，女性 9 例。单用抗癌粉者 73 例（其中已有转移的 39 例，无转移的 34 例），占随访病例的 70.2%；配合手术者 11 例（其中术后复发、转移的 7 例，无复发、转移的 4 例），放疗、化疗者 20 例（其中有转移的 11 例，无转移的 9 例），占随访病例的 29.8%。现存活 95 例，死亡 9 例。最大的年龄 74 岁，最小的年龄 21 岁，平均年龄 45 岁。在存活的 95 例中，治疗观察时间最长者 27 个月，最短者 6 个月，平均 16.5 个月；在死亡的 9 例中，存活时间最长者 17 个月，最短者 7 个月，平均 12 个月。

四、疗效及毒副反应

随访疗效：总有效率。1 个疗程为 94.0%，2 个疗程为 88%，3 个疗程为 85%。单用抗癌粉治疗的 73 例中，存活 6 个月以上的 24 例（占 32.88%），10 个月以上的 37 例（占 50.78%），18 个月以上的 6 例（占 8.22%），死亡 6 例（占 8.22%）。配合手术、放疗、化疗者 31 例，其中存活 6 个月以上的 16 例（占 51.61%），10 个月以上的 11 例（占 35.48%），18 个月以上的 1 例（占 3.23%），死亡 3 例（占

9.68%)。临床印象，鳞癌生存时间较长，腺癌次之，未分化癌较短，其他类型病例较少，难以比较。

按1971年全国肿瘤工作座谈会制定的疗效评定标准，104例中，现有临床治愈一级者11例（10.58%），临床治愈二级者29例（占27.88%），显效者39例（占37.50%），有效者12例（占11.53%），无效者13例（占12.5%）。所有接受治疗的患者从未发现毒副反应，也未发现对心、脑、肝、肾功能及造血系统的不良影响。

根据以上情况，我们认为：

（一）近期疗效评定

随访分析的结果，说明抗癌粉的近期效果是显著的，单用治疗与配合治疗比较，二者无明显差异。根据国外资料TOHSON报道，100例单一放疗患者的一年生存率为30%～33%，三年生存率为10%；Richard G等报道美国经化疗肺癌缓解率为5%～22%，一年生存率约10%，两年生存率约1%；国内报告因无法手术切除而采用中医中药治疗，带瘤生存5年以上者约18%。我组因治疗观察时间短，目前还难以比较。但就单一服用抗癌粉的73例患者统计，有临床治愈一、二级的病例40例，占随访存活病例的42.1%，可以说明一定问题。

（二）抗癌粉的优点

从目前的临床近期疗效观察，抗癌粉对控制病情发展、改善全身情况、延长生存期的效果是可以肯定的，对失去手术机会或经手术后再次复发，不宜再次手术和不能接受放化疗的中、晚期肺癌，实为一种理想的治疗措施。肺癌后期，常由于压迫、感染、出血和侵犯产生顽固性的症状，造成患者极大的痛苦。服用此药后，一般在24小时内自觉症状即可缓解，3～7天后饮食明显增加，15～30天后病情有所控制，2～3个月后瘤体大多数有所缩小。部分患者血浆中免疫球蛋白含量升高，外周血中免疫T、B淋巴细胞的数量均较治疗前有不同程度的增加。我们认为，这可能是药物有调动机体免疫机能或有直接抑制、杀伤癌细胞的作用。

（三）治疗原则

传统医学认为肿瘤产生的主要原因是气、血、痰、食郁结、积聚于经络脏腑，气血郁结为主，痰食积聚次之。由于病因不同，故病变部位各异。肺癌的发生则由气滞、血瘀、痰浊的热毒蕴结引起。《黄帝内经》中说："肺主气，布津液朝百脉而司呼吸""气行则血行，气滞则血瘀。"由于气血不畅、气血不合、经络痹塞，导致血瘀、食聚、痰凝。因此，治疗应以行气、补气、理气活血为主；佐以清热解毒、扶正祛邪、软坚化痰，以达"疏其气血，令其条达，而致和平"。还要根据患者的年龄（老、中、青），体质（强、中、弱），病情（轻、中、重）以及癌瘤的组织学类型、细胞分化程度，综合手术、放疗、化疗等治疗情况区别对待。常规：早期病情轻，体质强，正气未伤，宜行气活血，攻邪为主；中期正邪相持，宜攻补兼治；晚期正气大伤，宜补气扶正，理气化痰。久病发热，伤阴太盛，阴阳两虚，以阴虚为主者则补以天花粉、葛根汤调理。除服抗癌粉外，鳞癌者佐用牛蒡子、莪术、三棱汤；腺癌者佐用桑寄生、前胡、山慈姑汤；未分化癌者则佐用龙葵、棉花根、白及汤。以上均在试用过程中，剂型还有待各项研究指标核准后再进一步改进。

参考文献：

1. 肿瘤辨证论治——实用肿瘤学 . 第 1 册，1978.6.

2. 对肺癌治疗的点滴体会 . 解放军总医院医学资料选编，1978.5.

3. 吴一纯等 . 科研专辑 . 第四军医大学科技资料，1984.

4. 于尔辛等 . 肿瘤的辨证——中西医结合治疗癌症研究，1988.9.

5. 黄传贵等 . 应用抗癌粉治疗恶性肿瘤——附 161 例随访报告 . 内部资料，1986.9.

说明：

①本资料内生存时间仅从开始服抗癌粉后算起。

②本文经解放军肿瘤协作组副组长周兰教授审阅，在此深表谢意。

典型病例：

例 1：张某，男，52 岁。其父于 1973 年查出“右肺癌”，半年后病故。本人于 1986 年 2 月因不明原因出现慢性咳嗽，未引起重视。同年 7 月咳嗽加重，治疗无效；8 月下旬出现左侧胸部阵发性闷痛，医院拍胸片诊为“大叶性肺炎”，经抗感染治疗，半月未见好转；再拍片复查诊为“左肺癌”，即转昆明治疗。9 月 11 日于昆明医学院附属第一医院做纤维支气管镜，检见左上肺支气管腔内有肿物突出，将上叶支气管腔完全阻塞，镜不能通过。局部活检报告“左肺中分化鳞癌”，继而入成都军区昆明总医院治疗。

入院检查结果：体重 72kg，血沉 93mm/h，再拍胸片、侧位片“见左上肺密度增加，呈毛玻璃样改变，以中野为显实变，CT 值 36 ～ 15Hu，上叶支气管腔阻塞”，诊断为“左肺中心型鳞癌并左上肺不张”。21 日医院给予“顺铂”化疗，出现恶心、呕吐、头昏痛，10 天后白细胞降到 2500/mm^3，停止化疗，出院时拍片显示“病灶未见缩小”。10 月 4 日起服抗癌粉，3 天后症状缓解，5 天后症状消失，饮食增加，1 个月后体重增加 3kg。1987 年 3 月 27 日拍片复查，“除肺门原浓影处留有少量纤维条索影外，整个肺左叶透亮度完全恢复正常，与 1986 年 10 月 1 日的拍片比较，疗效明显”。现感觉良好，体重已由 72kg 增加到 76kg。继续巩固治疗。

例 2：浦某，男，52 岁。1985 年 4 月，因“感冒”后咳嗽、胸痛，经单位职工医院诊为“慢性支气管炎伴肺部感染”。治疗 2 个月，症状时好时坏。9 月于昆明医学院附属第一医院拍片报告“右上肺不张、肺门淋巴结肿大”。疑为肺癌，接收住院治疗。9 月 17 日行纤维支气管镜取活检切片报告“右上肺小细胞未分化癌”。肺内肿块达 6cm×5cm。体质十分虚弱，咳嗽、咯血较重，不能手术。采用放疗、化疗后，出现头发脱落，口腔溃疡，白细胞降到 2000/mm^3。停止放疗、化疗，经“输血及抗感染”等支持疗法后症状缓解，出院休息。1986 年 3 月 6 日起服抗癌粉，2 天后饮食增加，失眠好转，1 周后咯血、痰减少，半个月后咯血停止。连续服药 3 个月，全身状况良好，体重由 57kg 增至 66kg。间断服药 10 月余，1987 年 2 月 26 日及 1987 年 3 月 28 日拍胸片复查，“原病灶明显缩小，除见 1cm×1cm 阴影外，各肺野及肺门结构清晰，与 1985 年 9 月比较，右上肺叶已正常，未见软性病灶”。患者已恢复上班。

例 3：柳某，男，56 岁。1985 年 10 月在州医院体检拍胸片，诊为“左肺下叶前基底段阻塞性肺癌”。经痰脱落细胞学检查 3 次，“查见高分化鳞细胞”，随后行纤维支气管镜取活检报告“左肺鳞癌 II 级”。同月住进云南省第一人民医院诊治 1 个月，做断层片显示“病灶有轻度增大，并发现肺门淋巴结转移”，准备手术切除。因喉管狭窄，气管插管失败，而采用“环磷酰胺”化疗，注射 10 次后，患者头昏、恶心，白细胞降至 2000/mm^3，停止化疗。1985 年 11 月底服用抗癌粉治疗，1 周后症状缓解，饮食增加，原胸闷、心慌、心前区痛等症状消失。服药 16 个月后，患者感觉良好，体重由 60kg 增至 65kg。1986 年 6 月 14 日拍片复查，“原肺内及肺门病灶明显较前缩小，未见到新的转移灶”。1986 年 8 月 16 日和 1987 年 3 月 20 日 2 次复查，“与 1986 年 6 月比较，瘤体缩小 2/3 以上”。患者现已上班。

黄传贵的发言刚一结束，会场响起一阵热烈的掌声，他的发言引起了与会者的极大兴趣，许多教授、专家、学者及同行非常关注医学领域里这一科研新信息、新成果。他们在讨论中，纷纷向黄传贵询问情况，索要资料。黄传贵也和代表们交流经验，切磋技艺，互通信息。大会让黄传贵大开眼界，受益匪浅。

周兰教授建议黄传贵研制的抗癌粉，应命名为“黄氏抗癌粉”，黄传贵欣然接受。这是全国第一家打出牌子的中药抗癌药物。“黄氏抗癌粉”的出现，标志着黄传贵为中药治癌研究点亮了一束希望之光。

黄传贵在全军科技大会的报告，是一次历史性的跨越，是关键性的一步，为黄传贵攀登全军医学科学的高峰创造了条件。如果说陈康将军发现了黄传贵，把他推到了北京，那么周兰教授则把黄传贵及其抗癌粉推到了全军科技界，这是他人生中的一次重大突破。

第9章
部长排众议全军医界证“圈论”
“圈论”跻身中国医药最高殿堂

黄传贵随同省军区领导及梅处长去成都军区参加卫生工作会议。

会议中，黄传贵尽管受到顶头上司梅处长的许多攻讦和刁难，但却迎来了他人生的一个重要机遇。

总后卫生部韩光部长参加了这次会议，他对治癌军医黄传贵非常关心。全军科技大会及报纸的各种新闻报道，引起了他的极大关注。这次会议，他又见到了展览的“黄氏抗癌粉”，便决定要见见黄传贵，直接面对面考察。

黄传贵在梅处长的陪同下来到韩部长住处，部长在客厅接见了他们。

根据韩光部长的指示，黄传贵简要汇报了“黄家医圈”的理论概况，依据祖传秘方“包块方”研究“黄氏抗癌粉”的情况，以及应用抗癌粉临床治疗癌症患者的实例分析等。

韩部长直率地说：“我不懂中医，我有许多不懂的地方，但我觉得，小黄谈的整个问题，谈得很客观，很诚恳，逻辑性很强。我认为‘黄家医圈’理论必定有它的道理。不要把自己不懂的东西，就轻易地否定掉啊！我也不懂嘛！但小黄谈的很有思想，很有理论，很有实践，他所做的一切也都是服务于人民嘛！我准备在适当的时候安排一次专家论证会，让小黄和专家们讲讲，由他们来讨论评定。”

黄传贵听了，惊喜不已，连忙说道：“感谢首长的信任、关心、培养，我决不辜负首长的希望！”

成都会议后，总后勤部卫生部下达通知，让黄传贵抓紧做好“黄家医圈”理论的整理工作，准备3月份到北京论证。

为了完成这次论证，黄传贵思考后决定：先写一个言简意赅的“黄家医圈”的理论提纲，发言时再做补充说明。但这个“理论提纲”是否能通过论证呢？否定的后果无疑是存在的。

黄传贵9天9夜连轴转，伏案撰写材料，成了只会运转的机器人。黄传贵这边写好一部分，小秀才杨正才那边就帮他整理抄写一部分，再准备打印，忙得不亦乐乎。

他们到达北京后的次日，总后勤部卫生部召开的“黄家医圈”理论研讨会暨论证会在北京军区总医院大礼堂开幕，韩光部长主持会议。

黄传贵心情紧张，忐忑不安，但他控制住情绪，下决心闯一闯论证会的“火海”。韩部长讲了会议的中心任务与重要意义，介绍了出席会议的有关领导和专家学者，然后说：“请云南省军区第一干休所军医黄传贵向大家介绍‘黄家医圈’理论。”

黄传贵的汇报主旨是：“黄家医圈”医术医论的由来和形成、主要内容及临床实践的基本状况。

专家教授们以认真负责的精神，相继提出了一些问题，黄传贵一一作了答辩，会场气氛紧张而热烈。

韩光部长问："黄传贵的'五诊合参'，据说对诊断病情的准确率较高，不知他在第一军医大学的诊断情况如何？"

陈保田教授说："他在第一军医大学看了一些患者，看得不错，与现代医学诊断的符合率是很高的。"

有专家提出：耳听为虚，眼见是实，应该找些患者来让黄传贵当场诊断。

"对对对，找几个患者来……"有人附和。

那些来京找黄传贵看病的人，闻听他在这里开会，早就等在外边了。听说找人进去看病，都迫不及待地排起了队。

第一个是吉林省省长王忠义，他说妻子有病，但人在通县，请黄医生抽空去瞧瞧。

有人说："那么，先给省长看看。"

黄传贵为王省长诊了脉，看了舌苔，说了他的气管、腰椎、胃和左脚上的病情。

王省长惊奇不已："哎呀，黄医生真神了，真了不得！他把我的病全说得准确无误！"

"既然你说他真神，我也让他看看。"韩光部长说着向黄传贵伸出手，"看看我有什么病。"

黄传贵心里清楚，这是部长有意要试试自己的医术，便仔细为他诊了脉。黄传贵正要说症状，却被韩部长示意制止。韩部长又请几位专家为他看了病，才叫黄传贵讲病情，结果黄传贵讲的和几位专家的诊断完全一致。

接着，会议组织者又找了 7 家医院确诊的癌症患者，要黄传贵诊断。他一一诊脉、看舌苔、看指甲、看眼皮，说出了各个患者患了什么癌，病灶在何处。专家们对照医院诊断一看，竟然惊人得一致，不禁也惊奇起来，暗自敬佩。

经过讨论、答辩、论证和诊病技艺现场测试，专家们一致认为："黄家医圈"理论流传于民间，来源于实践，以"内外合一""五诊合参""分圈施治"为三大支柱，与中医理论基本相似，其在脏腑、经络的基础上划分生命内外八圈，提示了人体生理、病理不同层次的情况，尤其是"五诊合参""分圈施治"扩大了传统中医诊治的内涵与外延，自成体系，独具特色，直观质朴，简便易行，诊断准确率较高，是传统医学中有研究价值的瑰宝，予以通过论证。

黄传贵听到"医圈"理论已论证通过的声音，不敢相信这是真的。

随后，业界接连不断地传出令人振奋的信息，为"黄家医圈"撑腰打气：

1988 年 3 月 23 日晚的中央电视台新闻联播播放了"黄传贵'黄家医圈'理论在北京通过论证的消息"。

3 月 24 日，《解放军报》头版刊登了一条新闻：黄传贵为祖国医学宝库添明珠。

"黄家医圈"理论别具一格

本报北京 3 月 21 日讯　何少华报道：今天结束的黄传贵"黄家医圈"论证会，对云南省军区中医门诊部、中草药肿瘤研究所主治医师黄传贵总结整理的"黄家医圈"理论给予了肯定，祖国医学宝库又增一颗璀璨的明珠。

"黄家医圈"理论是总后卫生部提交会议论证的。

这个理论将个体生命看成与宇宙间万事万物有着相互联系的统一体，并把生命的内外环境分为内外八圈。外八圈是从个体生命的表面到无限空间；内八圈是从个体生命的体

表到生命的中枢。与会的专家、教授认真听取了黄传贵关于“黄家医圈”理论的详细介绍，饶有兴趣地观看了黄传贵对患者的现场诊断演示，称“黄家医圈”理论是别具一格、自成体系的民间医学。

3 月 28 日晚上，军委副秘书长洪学智接见了黄传贵。

3 月 29 日，总后卫生部印发了会议纪要，下发到有关单位。

第 10 章
“黄家医圈”进入全球医药界 获民族医药学会论证通过

医药事业是跨地区、跨国界的。香港新恒基集团、香港国际投资总会、香港中华文化总会，美国 YRP 金融有限公司、FLI 国际股份公司、纽约国际新闻出版公司、美国世界华人杂志社等单位，先后来考察、洽谈，希望与“黄家医圈”合作。美国天然营养制剂公司与“黄家医圈”签订了共同投资 1050 万美元的意向书。“黄家医圈”与泰国黄婵卿博士联合在泰国开办泰国黄家医圈有限公司。

国内和国外媒体对“黄家医圈”的宣传，连续而密集，10 多年来，宣传“黄家医圈”的新闻媒体多达 106 家，发表新闻稿件 300 余篇。中央人民广播电台 3 次播送了长篇纪实文学《黄传贵——“黄家医圈”第八代传人》，全国 20 家电台进行了连播。中央电视台第八频道播放了 20 集电视连续剧《黄家医圈》，形成了宣传高潮。它们不仅宣传了黄传贵的高超医术、高尚医德，同时以大篇幅宣传了深奥、奇妙的“黄氏圈论”，在国内掀起了一股“黄家医圈”和黄传贵热。

中国民族医药学会非常关注“黄家医圈”和黄传贵的动

态。为了发掘、发展民族医药事业，学会经过认真调研和组织，于2003年11月30日在北京中国中医研究院五楼会议室召开了“黄氏圈论”研讨会，从民族医药学的角度对“黄氏圈论”做论证，准备从医学药学的高度予以认定。

参加研讨会的有中医基础理论研究者、中医临床研究者、医学史和中医各家学说研究者、中国古典哲学和民族医学、民族文化研究者。

中国民族医药学会集中了中国中医药界的顶级专家学者，组织了高层次、各方面的专家学者，以权威论证会的形式对“黄氏圈论”进行研讨，这在学术界是罕见的。

会议由中国民族医药学会会长、主任医师诸国本主持，他指出这次研讨会的任务、宗旨及其重要意义，提议请“黄氏圈论”传承人及整理成文者黄传贵主任医师宣讲介绍“黄氏圈论”。

黄传贵从“黄氏圈论”的源起、传承、发掘、运用过程、20年诊疗的结果等方面，对“黄氏圈论”的五大内容构成、八十五大思维模式做了全面深入细致的论述。

在诸国本会长的主持下，与会的各位专家学者从不同学科互相参照印证，进行了认真、热烈的讨论，最后得出六点结论，一致同意“黄氏圈论”论证通过。

附件 1

中国民族医药学会“黄氏圈论”研讨会纪要

（2003 年 11 月 30 日）

由中国民族医药学会主持召开的“黄氏圈论”研讨会于 2003 年 11 月 30 日在北京中国中医研究院五楼会议室举行。参加研讨会的有中医基础理论研究者、中医临床研究者、医学史和中医各家学说研究者、中国古典哲学和民族医学、民族文化研究者陆广莘等十二人。研讨会由中国民族医药学会会长、主任医师诸国本主持。

“黄氏圈论”是一部由云南省军区陆军预备役步兵师医院院长、主任医师黄传贵传承并整理成文的民间哲学和医学著作。它源于唐末五代时期的福建邵武黄氏家族，后辗转流传至江西、云南等地。根据黄氏“八代为一轮传，一脉单传，传男不传女，传内不传外”的祖训，至今传至云南省昭通市巧家县大药山的石包上黄家。其传人黄传贵是一位运用“黄氏圈论”开展临床实践的主任医师。1988 年 3 月，“黄氏圈论”的医学部分“黄家医圈（概论）”（提纲）曾由中国人民解放军总后勤部卫生部组织专家论证会论证通过，并以“黄家医圈”公之于世。

论证会首先由黄传贵介绍“黄家医圈”理论的由来和整理过程。

专家们经过认真讨论，从不同学科互相参照印证，一致认为：

一、“黄氏圈论”以“中生万物”为核心，以“圈、网、族、形、数、向、力、时”为内容的“天地八字”，从哲学的角度阐明了宇宙间万事万物“和存、相称、离杀、转归”的过程，不仅反映了事物的客观存在和内部联系，而且揭示了古典的、灵变的时空观。其“图环命理图”与《周易》相通，应是中国古代数理论的一种。

二、“黄氏圈论”以“万物有命”为核心，以“物、神、性、气、血、道、光、温”为内容的“生命八字”，从生理角度探索人体生命科学的内涵，与中医的经络、脏腑、阴阳、气血、寒热有一定相似之处。但从整体而言，乃是阐明天、地、人及其相互关系的有别于传统中医学理论的另一种认知和另一种表述，应该是传统医学中具有原创性的另一种学术体系。

三、专家们对“黄氏圈论”来源的可靠性、口承传统医学的真实性做了探究，给予了充分肯定。认为民间口承医学和口承文学一样，是客观存在的和可信的。其家族式秘传的规律性、艰苦性值得重视。这一点可作为发掘、整理其他民族医学、民间医学的借鉴。

四、专家们认为，“黄氏圈论”具有较高的哲学价值和医学价值。整理者诠释的某些部分虽失之于浅，但总体上是忠实的、正确的，并在临床医学上有所发挥。纵观“黄氏圈论”作儒、作道、作释的理论思辨，又不乏儒、道、释学术侧影，这正是“黄氏圈论”具有原创性和独立性的重要特征。

五、专家们认为，目前公开的“黄氏圈论”只是其全貌的选编部分。其“医圈”部分，重在理法的表述，而缺少方药的运用。“黄氏圈论”的原文条文应和整理者的诠释区分开来。

六、从“黄氏圈论”本身的哲学价值和医学价值考虑，建议整理者略做修改后及早公开出版，以供各方借鉴研究。

会议认为，中国民族医药学会支持“黄氏圈论”的整理并组织专家论证，对发掘、整理民族医学、民间医学必将起到一定的推动作用，也将为传承中华民族优秀传统文化，发展21世纪人类生命科学提供必要的经验。

参加“黄氏圈论”研讨会的专家名单：

陆广莘　中国中医研究院首席专家、研究员

诸国本　中国民族医药学会会长、主任医师

鲁兆麟　北京中医药大学教授

李炳文　解放军全军中医药学会会长、主任医师

潘桂娟　中国中医研究院基础理论研究所所长、研究员

胡孚琛　中国社会科学院哲学研究所研究员

樊正伦　中国中医药出版社编审

闫　纲　《中国文化报》原总编、中国新文学学会副会长、文艺批评家

艾克拜尔·米吉提（哈萨克族）　中国作家协会《民族文学》总编、作家

郭君正　新华社内参部主任

景　宜（白族）　中国社会科学院民族研究所客座研究员、中国民族报社社长助理、作家

黄传贵　中国人民解放军云南陆军预备役步兵师医院院长、云南省医学哲学研究会会长、主任医师、“黄氏圈论”传承人、整理者

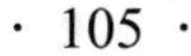

附件 2

中国人民解放军总后勤部卫生部（通知）

〔88〕卫中字第 072 号

印发《“黄家医圈”研讨会会议纪要》的通知

成都军区、沈阳军区、海军后勤部卫生部、第一军医大学、军事医学科学院：

现将我部召开的《“黄家医圈”研讨会会议纪要》印发给你们。这次会议，是贯彻落实中央军委洪学智副秘书长和总后首长关于加强我军中医工作的指示精神，动员全军有关力量，组织协作，系统地对民间传统中医药进行重点发掘、整理、提高的良好开端。望各有关单位根据《纪要》精神，加强领导，精心组织，通力协作，采取有力措施，狠抓落实，尽快取得成果。

“黄家医圈”研讨会会议纪要

（1988 年 3 月 19 日至 25 日）

总后卫生部召开了“黄家医圈”整理发掘与临床研讨会。会议由韩光部长主持。参加会议的有全军中医学会会长赵冠英，副会长陈保田，常务理事黄世林、孙咸茂，理事李炳文，总后卫生部科训、医疗、中医负责同志也参加了会议。与会专家以浓厚的兴趣听取了云南省军区第一干休所主治军医黄传贵同志关于“黄家医圈”的理论与临床实践的汇报，并以认真负责的态度进行了热烈讨论和咨询。

会议期间，中央军委洪学智副秘书长、总后勤部赵南起部长分别亲切地接见了黄传贵同志与云南省军区后勤部卫生处处长周茂武同志。对进一步做好“黄家医圈”的发掘、整理工作，使之向理论化、科学化发展做了重要指示，给予黄传贵同志很大鼓舞。

专家们认为：“黄家医圈”理论流传于民间、来源于实践，以内外合一、五诊合参、分圈施治为三大支柱，与中医理论基本相似，其在脏腑、经络的基础上划分了生命内外八圈，提示了人体生理、病理不同层次的情况。尤其是五诊合参、分圈论治扩大了传统中医诊治的内涵与外延、自成体系、独具特色。“黄家医圈”理论虽受八卦五行道家学派的影响，但直观质朴、简便易行，诊断准确率高。“黄家医圈”是祖国医学中有研究价值的瑰宝，有必要应用科学方法与现代化手段，加紧进行系统整理，扩大验证、深入研究、提炼精华、去其糟粕，使其真正成为我军中医事业中的一颗明珠。与会专家和各级领导，对黄传贵发掘、整理、继承民间医术和为数千名癌症患者热情施治的工作实绩表示赞赏。

韩光部长在会上指出，进一步做好“黄家医圈”理论研究与应用开发：一是要加强领导，认真组织协作。总后卫生部和军区有关部门要积极扶植与支持这项工作，切实组织好力量，搞好协调，在各方面给予必要的指导与帮助，为其创造良好的条件。具体研究工作要在充分调研的基础上，做好开题论证，搞好科研设计。制订详尽的协作方案，将责任落实到单位和个人。二是要本着“有限目标、重点突破”的原则，选好突破口。当前研究的重点是五诊合参和抗癌粉的临床验证与药理研究，要统一标准，统一观察指标。组织有权威的医院进行临床验证，齐心协力，尽快拿出可靠数据。三要抓住特色，把研究工作不断引向深入。理论研究要把核心部分整理出来，五诊合参的研究也要抓住有别于传统中医的部分。秘方也要整理好，逐步出台，使其他单位能加以重复利用和临床验证。四是讲求效益，增强自我发展能力。要解放思想，把发掘祖国医学遗产和扩大社会效益、经济效益结合起来，逐步建立医疗、科研、生产、销售体系。

专家们认为：这次会议为发掘、整理祖国医学遗产和促进独特诊疗技术的发展，树立了良好的范例。对振兴我军中医事业必将起到推动作用。

总后勤部卫生部

一九八八年三月二十九日

第二编

潜心探究中国传统医药学

进入21世纪，党中央、国务院对中医药工作非常重视，把中医药事业提高到国家战略层面，从法律高度立法，以保证和提高中医药的社会地位。

2015年12月22日，习近平总书记在致中国中医科学院成立60周年的贺信中指出："中医药学是中国古代科学的瑰宝，也是打开中华文明宝库的钥匙。当前，中医药振兴发展迎来天时、地利、人和的大好时机，希望广大中医药工作者增强民族自信，勇攀医学高峰，深入发掘中医药宝库中的精华，充分发挥中医药的独特优势，推进中医药现代化，推动中医药走向世界，切实把中医药这一祖先留给我们的宝贵财富继承好、发展好、利用好，在建设健康中国、实现中国梦的伟大征程中谱写新的篇章。"

2016年12月25日，第十二届全国人民代表大会常务委员会第二十五次会议表决通过《中华人民共和国中医药法》，自2017年7月1日起施行。

2019年10月25日，习近平总书记对中医药工作作出重要指示指出，中医药学包含着中华民族几千年的健康养生理念及其实践经验，是中华文明的一个瑰宝，凝聚着中国人民和中华民族的博大智慧。新中国成立以来，我国中医药事业取得显著成就，为增进人民健康作出了重要贡献。

习近平强调，要遵循中医药发展规律，传承精华，守正创新，加快推进中医药现代化、产业化，坚持中西医并重，推动中医药和西医药相互补充、协调发展，推动中医药事业和产业高质量发展，推动中医药走向世界，充分发挥中医药防病治病的独特优势和作用，为建设健康中国、实现中华民族伟大复兴的中国梦贡献力量。

2016 年 8 月 19 日，习近平出席全国卫生与健康大会时指出："要着力推动中医药振兴发展，坚持中西医并重，推动中医药和西医药相互补充、协调发展，努力实现中医药健康养生文化的创造性转化、创新性发展。"

习近平指出："我们要把老祖宗留给我们的中医药宝库保护好、传承好、发展好，坚持古为今用，努力实现中医药健康养生文化的创造性转化、创造性发展，使之与现代健康理念相融相通，服务于人民健康。"

2020 年 6 月 2 日，习近平主持召开专家学者座谈会时强调"中西医结合、中西药并用，是这次疫情防控的一大特点，也是中医药传承精华、守正创新的生动实践"。

习近平指出，"要加强古典医籍精华的梳理和挖掘，建设一批科研支撑平台，改革完善中药审评审批机制，促进中药新药研发和产业发展。要加强中医药服务体系建设，提高中医院应急和救治能力。要强化中医药特色人才建设，打造一支高水平的国家中医疫病防治队伍。要深入研究中医药管理体制机制问题，加强对中医药工作的组织领导，推动中西医药相互补充、协调发展。"

2019 年 12 月 25 日，国务院总理李克强作出批示指出，"中医药学是中华民族的伟大创造。在推进建设健康中国的进程中，要坚持以习近平新时代中国特色社会主义思想为指导，深入贯彻党中央、国务院决策部署，大力推动中医药人才培养、科技创新和药品研发，充分发挥中医药在疾病预防、治疗、康复中的独特优势，坚持中西医并重，推动中医药在传承创新中高质量发展，让这一中华文明瑰宝焕发新的光彩，为增进人民健康福祉作出新贡献！"

2019 年 12 月 25 日，全国中医药大会在北京召开。国务院副总理孙春兰出席会议并讲话。她表示，“要深入贯彻习近平总书记关于中医药的重要指示，认真落实李克强总理批示要求，遵循中医药发展规律，坚定文化自信，深化改革创新，扎实推动《关于促进中医药传承创新发展的意见》落地见效，走符合中医药特点的发展路子。完善服务体系，鼓励社会力量办中医诊所等医疗机构，改革院校和师承教育，提升临床诊疗水平。挖掘民间方药，建设道地药材基地，强化质量监管。深化医保、价格、审批等改革，促进科技创新和开放交流，推动中医药高质量发展。”

2016 年 2 月，国务院印发《中医药发展战略规划纲要（2016—2030 年）》。

2016 年 12 月，国家中医药管理局印发《关于加快中医药科技创新体系建设的若干意见》。

毋庸置疑，法律法规条例的制定实施，习近平总书记的关怀，为中医药事业的发展指明了方向，拓宽了中医药事业前进的道路，为中医药工作从法律、政策、财力、人力诸方面提供了强有力的支持，中医药事业的发展步入快车道，中医药事业的辉煌指日可待。黄传贵作为一名中医药、民间民族医药工作者，在长期的医药实践中，对中医药发展进程中的方方面面，有着切身的体会。特别是在研读、发掘、整理“黄氏圈论”的过程中，他对中医药的历史和现状有了更全面深入的思考，提出了一系列见解、建议和设想，囿于个人的局限，难免有片面甚至偏颇之处。但是，作为一名从医 60 余年的专家、学者，黄传贵的思考、见解、建议和设想，无疑是值得中医药学界同仁借鉴参考的，至少具有抛砖引玉的价值和作用。

第 11 章
廓清中医药学文化观 把握中医药核心本质

中医是一种集大成的文化。中医要有海量，要能容纳各学派及民族医学、民间医学，要能扬长避短。

中医既要强调渊源，继承传统，又要与时俱进。

中医有古老而完整的体系，但并不是唯一先进的体系，中医必须吸收东西方先进的科学成果，用新知识来发展和丰富自己，才有前途和出路。

中医是中国各民族医学的融合和结晶，是多民族医学的统称，不是汉族独有和特有的；中医是一门心理附加值极高的实证性医学，中医的稳定性、实践性、大众性和安全性是西医无法比拟的。

中国医药学的构架

中国医药学包括中国传统医药学（清末以前）和中国现代医药学（清末以后，以 1840 年为界）。无论哪个学派、哪个民族的医药学，都统一在中国医药学的大旗下。中国传统医药学包括中医药学、民族医药学、民间医药学三个部分。

其中，中医药学产生于民间、来源于实践，从经验上升为理论，记载于书中，是被医学界公认并一直应用、探讨和发展着的传统医学。中医是中国医疗卫生事业的重要组成部分，也是传统医学的主流部分，有浩如烟海的典籍。

民族医药学、民间医药学，有的有典籍、有理论、有医生，有的没有文字，只有医生，有的只有口传理论和医生，没有典籍。中国现代医药学是接纳了西医后的中国传统医药学，进入中国的西医仅是中国现代医药学的一个重要组成部分。

中医记录了中国历史的一部分，似一个灵魂伴随着中华民族的盛衰，伴随着中国的发展，伴随着炎黄子孙生生不息；中医见证了中华民族的沉浮和中华大地上的变革。国兴中医兴，国衰中医弱。

中医是哲学，中医的整体观是其哲学基础，辨证论治是其方法论，天人合一是中医哲学的皇冠。中医是哲学，却未能进入中国哲学的理论体系，也未能登入中国哲学的大雅之堂。在社会科学领域中，至今没有研究中医哲学的专门机构。

中医是生命科学，可中医并没有进入中国生命科学的研究主体。

中医是文化，却未进入中国的主流文化体系，也未得以普及和进行大众化教育。14 亿中国人中，有多少人真正知道中医，知道中医是什么？知道中医为什么能治病？

中医曾是中国主流医学，为何退出了主流医学的位置？

中医发展的主要障碍是未能把对中医的认识提高到文化层面上，使中华民族这一古老的文化缺乏运用和发展的土壤。

中国的主流指导思想到底应是中国传统文化中的先进部分，还是来自西方的理论？日本、韩国及一些东南亚国家都把东方、把自己祖先的先进文化和理论作为主流文化和必须传承的主要文化部分，而我们在发展过程中，却把最好、最深刻的中国传统文化丢失了很多。

中医的现代化

中医必须借助现代医疗设备、技术及自然科学的最新成果，才能不断发展。要用新的设备和新的研究方法，对古方和中药进行深度研究、开发，以拓展中药治病的范围，才能不断取得像美登木素的提取、秋水仙碱新疗效等科研成果。

鸦片战争以前，中药基本上用的是天然植物、矿物、动物药，西方列强侵入后带来了化学合成药和化学工业，推动了中国医药的发展。但化学合成药的临床验证，没有中药应用的时间长久，针对疗效稳定的中药配方，用现代科技手段进行剂型改革和工艺研究，才是中医药现代化的发展方向。

中医与西医的结合是文化融合的一个主要元素，中医是文化，西医也是文化，东西方医学的结合既是不同医药理论的融合互补，也是不同文化的融合。正如东方与西方，东方文化与西方文化一样。

无论是哪里产生的文化，一旦传播开就是人类共同的文化。在全球一体化的今天，原本边际清晰的东西方地域文化已在不断碰撞、融合之中。

文化的渗透和传播，决定了国家的地位，也决定了传统文化的生存与发展。

如何走出困境

中医如何实现现代化？现在所讲的中医现代化，主要指的是中药现代化。把中药从组方中分离出来，进行单味研究的方法推翻了几千年来的中医理论和实践，靠细胞学、分子生物学来研究组方中的单味中药，不是遵循中医整体观的做法。中医药最根本的研究方法应该是研究组方，而不是单味药。

中医治病强调整体观，就像人生活不可能脱离社会和他人而存在一样。人生存需要空气、水、食物、服装、住和行，人还有七情六欲。在中医研究中，不能片面地、孤立地研究某药治某病，应该考虑到中医辨证和中药的相生相克、相互依存关系。

中医包罗万象，对中医的发掘整理是中华民族文化宝库发掘工作的深化，是全面提升中国文化的一个重要方面。

中医应该走向文化的殿堂。中医文化是中华文明的重要组成部分，服饰文化、饮食文化、民俗文化、建筑文化、语言文化、地理文化、政治文化中都有中医的思想和观点。中医理论来自于民间和民族理论，而这些理论又来自于各民族的实践。

一切科学都是生命科学，一切生命科学都是人文科学，一切文化都是人的文化，作为中国文化精髓的中医文化，虽有人对其有诸多质疑，但有更多的人相信中医，依赖中医。

全世界近 2000 个民族都有自己的传统医药学，他们在自己的生活实践中创造、总结了一套自我保健法和治病方法。世界卫生组织非常明确地提出了人类健康需要传统医学。中医应该包括中国所有民族的医药学，应该尊重各民族的医药特色，应该有极大的包容性。

民间医药产生于民间，来源于实践，又运用于民间，散载于书中，有较强的实用性和可操作性，是一种价廉效佳的治病方法，是被中国普通大众接受、喜爱并不断传承的实用性医学，也是中医的源泉。

民族和民间医药对治疗一些流行性、传染性强的疾病有明显效果。

当前中医存在的三大问题

一、中医理论未能与时俱进，未能与时代同步发展并取得突破。要解决理论突破，就要寻找突破口，必须立足国内放眼全球，用世界通用的语言来解释中医，让全世界的人都能接受中医，不能仅局限于国人。

二、中医缺少量化标准。由于没有量化数据的准确性，中医被进入中国仅仅 180 多年的西医所排斥和看不起。接受过西方教育的人对中医有偏见，不相信中医，甚至还压制中医。

三、中医保守。中医不容易接受新东西，而西医则善于借鉴各学科的知识和成果。中医和其他古代文化一样，文化底蕴越深，越保守，越难发展。任何民族若不吸取新文化，不接受外来文化的冲击，是很难发展进步的。

1949 年，中医的从业人数是 27.8 万人，西医的从业人数是 8.7 万人。2004 年，中医的从业人数仅 33 万人，而西医的从业人数已达 137 万人。住院病床中 99.8％是西医病床，仅有 0.2％是中医病床。2003 年的医疗卫生总投入，对医院的投入 98％给了西医，仅 2％给了中医。在国际医药市场上，中医药只占 5％～7％份额，且一半以上被日本、韩国占领。中医院校的学生被要求有较高的外语水平，所学的课程一半是西医，而西医院校的学生却无中医课程设置。中医院校学生临床上原汁原味的传、帮、带的实习方法也被淡化了。进入 21 世纪的中医该如何发展？如何走向世界？值得国人深思。

西医以解剖为基础，用量化完成理论。而中医是以整体观和心理调节来建立理论的，最典型的是以人为本。中医非常重视人的生存空间和生活环境，重视人的七情六欲，关心人的心理健康。中医的科学性在于辨证论治，在于从实践中来到实践中去。西医投资大，回报小，回收慢，价格贵，不完全适合中国的国情。中国的实际情况是，许多人承担不起高昂的西医器械检查费和药费，而中医的治疗费和药费较低，普通百姓都承担得起。

中医还能像古代那样立起是柱、横着是梁吗？还能在世界医学群英荟萃之际称雄吗？中医现代化之路该走向何方？中医国际化之路该如何走？中医的两个效益该如何体现？这些只靠有识之士的呼吁是不行的，需要形成共识，同心奋斗，中医才有前景，才能走出低谷。2005 年 12 月，国家中医药管理局在北京召开了“保持发挥中医药特色优势工作经验交流会”，给中医药发展带来了曙光。中医药的希望和前途就在于保持和发挥中医药的特色优势。

第12章
明确中医药的地位现状
找准中医药的发展途径

中医的内涵

中医学是中国人的生命科学，伴随着中华民族不断发展壮大，与炎黄子孙荣辱与共。中医是中华民族文化的伟大宝库之一，它记录着中华大地的变迁，记录着中华民族五千年的历史及发展。中医理论是中国生命哲学的代表，其“辨证论治”是生命哲学的基础，“天人合一”是生命哲学的皇冠。中医理论产生于民间，来源于实践，是中华民族智慧的结晶，是中华民族与大自然共存的经验总结，是中华民族独特的自我医疗保健术。

中医是中国独有自主知识产权的医学，其理论与实践都独具中国特色。中医是中国传统医学的主流，为中华民族的繁衍昌盛立下了不朽的功勋，写下了灿烂的篇章。

中华民族利用纯天然的植物药、动物药和矿物药进行医疗、保健和养生，至今已有几千年的历史，西医进入中国不过180多年的时间。

中医的现状

中医是中国医药学的重要组成部分。在西医十分普及的今天，中医仍然是不可替代的医学，是中国普通民众主要的医疗手段。

21世纪，人类要回归大自然，要返璞归真，中医将服务于全人类。目前，中医理论及中药材已引起全世界科学家的关注，中医热一浪高过一浪。中国人应当重视中医，学习中医，应用中医，发展中医，应以中医为荣，以发展中医为己任。

20世纪70年代，我国曾以占世界1%的卫生费用，解决了占世界22%人口的医疗卫生保健，公共卫生体系人口覆盖率高达85%，创造了发展中国家的奇迹，受到了世界卫生组织的高度赞扬。一个基本原因就是中医药价格低廉，符合当时中国社会经济条件下的医疗卫生条件；另一个原因就是以中医药为主、中西医并举的农村合作医疗体制发挥了重要作用。

在西医取代中医的主流医学地位以后，受惠群体也发生了变化，我国与世界医疗卫生服务的差距日益扩大。究其原因，一是西医投资大，价格高，不符合中国当时社会经济条件下的医疗卫生保健；二是以中医为主、中西医并举的农村合作医疗体制被“解体”，赤脚医生“下岗”了。

随着生物医学模式向生物—社会—心理医学模式的转变，人们应该认识到中医是传统医学，是现代医学的重要组成部分，也将是未来医学发展的主流。只有建立以中医药为主、中西医并重的医疗卫生保障体系，才符合我国的国情和医药发展目标。值得注意的是：

一、中医教育模式严重西化。中医药院校的中医专业近一半是西医课程，而西医院校的中医课程所占课时很少。中医药院校招生时，对学生的外语成绩要求不低，中文成绩要求不高；在校期间，古汉语教学不严格，医古文无严格要求，中医“四大经典”只列为选修课，不考核；在实习中，西医的各种仪器试验不少，中医的“四诊八纲”训练不够，致使毕业生缺乏中医的全面思维，很难适应临床需要。

中医药院校的硕士、博士，不是在中医药领域内深造，也不是在中医药理论与临床技能上进行研究和提高，而是按西医培养模式重仪器，重试验，重微观。这样的教育模式能培养出真正的中医师吗？答案是否定的。

二、中医医院是按西医院的模式建设和管理的。在中医医院，检查靠仪器与化验，诊断靠仪器和化验提供的数据，治疗靠西医思维与理论制订方案。开药时，中药、西药并用，疗效使用西医评价系统，不承认中医的“实践标准”，真正意义上的中医师和在中医药理论指导下的诊断与治疗过程在中医医院已很少看到。

三、中医是否后继有人令人担忧。冒充中医者大有人在，这些人在国外损坏中医的国际形象，在国内则以“中西医结合”的面目出现，而真正的中医却要经过西医的考试方法才能获取行医资格，致使真正的中医越来越少。

四、中医科研机构、中医药科研队伍、中医药投资主体、中医药评价体系和中医药市场准入等规范化体系仍有待完善。中医药按西医西药的研究模式进行有效成分的筛选、分离和提取，甚至对中药进行“基因”“蛋白”等研究的方法背离了中医药的理论与规律。

中医发展的建议

第一，确立中医的国医地位。中医是传统医学，也是未来医学。为了让国人再一次认识中医，并使中医得到普及，让中医真正走向世界，服务于全人类，应从拥有中医自主知识产权和中医发展战略的高度，向世人宣布中医是中国的国医。

第二，用法律保护中国传统医药（中医药、民族医药、民间医药）的传承，确保中医医理与药理的教学、科研、临床、生产、服务的可持续发展。

第三，建构以传统医药学为主、传统医学与现代医学并举的医疗体制。

第四，建立中医、西医、民族医、民间医联网的医疗卫生保障体系。

第五，建立药厂对医院和医疗站的直销体系，减少销售中间环节，以保障人人享有医疗卫生保健服务。

我们深信，中医药在21世纪的防病、治病中一定会显示出强大的优势。

明确“中医”的国医地位刻不容缓

中国为什么应该明确“国医”？这是由中国特殊的国情和历史决定的。

中国要实现世界卫生组织提出的“21世纪人人享有卫生保健”，必须首先解决医疗经费、卫生机构设置与人口分布的倒挂现象。中国有限的医疗卫生经费如果想按人口平均分配，做到少花钱、多办事，就必须按“国医”概念确定投资顺序和分配比例。

国医是什么？黄传贵认为，“国医”是指中国医药学。

中国医药学，简称“中医”。理清“中医”概念有利于确立“中医”的“国医”地位。

为了用最少的钱为最大多数人服务，国家应高度重视中医，扶持民族医、民间医。

中医是世界四大传统医学中唯一顶住了西医的冲击而生存下来的“瑰宝”。在中华民族几千年的繁衍生息中，绝大多数人是依靠中国的传统医学，特别是靠中国的民间医药来防病、治病、保健和维系生命的。即使在今天，广大农村和边远地区的绝大多数人，也是在依靠中国的传统中医药、民族医药，特别是民间医药繁衍生息、防病治病的。

国内传统中医、特别是民间医、民族医的发掘、整理和研究一直处于自生自灭、自荣自枯的境况。如不及时研究整理，民族医药、民间医药知识很有可能在今后 10 ～ 20 年内出现断档。而几百年、几千年传承下来的众多民族医药、民间医药理论一旦断档，将是中医文化的巨大损失。

将“国医”是“中医”作为中国卫生保健的“纲领”。“纲举”才能“目张”，“抓纲”才能“治医”，才能使中华民族早日有“东方雄狮”般的体魄。

黄传贵认为，世界卫生组织提出的“21 世纪人人享有卫生保健”，在中国更有条件实现。这个条件就是大力发展我国的传统医药，开发民族医药、民间医药，形成自己的队伍和巨大的组织网络，整理和完善民间医药的理论。同时，国家要制定切实可行的政策法规，确立中医的“国医”地位。

第13章
长篇宏论谈中医改革发展 战略思考显拳拳赤子情怀

人的生命最宝贵，也最脆弱。2009年，一场严重威胁人类生命健康的传染性疾病——甲型H1N1病毒在全球肆虐，作为长年服务于医疗卫生战线的中医战士，应该怎样进行反思？又准备如何有所作为？

固然，甲型H1N1病毒的传播是突发事件，但也绝非偶然，人们自然会联想到2003年“非典”的爆发。面对突如其来的大灾大难及将来出现的新病毒，中国医学，特别是中医，应当怎样作为？怎样选择？在中国医疗卫生体制改革步履维艰之际，在未来的医学发展中，中医应该扮演什么样的角色？怎样定位？

人们渴望得到答案。

2009年3月25日，云南南疆医院黄传贵院长和中国当代文学研究会顾问、《中国文化报》原副总编辑阎纲老师就中医的复兴与中国医学的未来等有关话题，进行了坦诚的对话。阎纲老师提的问题很实际，黄传贵院长回答得很坦诚，信息量大，涉及中国医药界的各个方面，既有战略思考，又有战术建议，表现出黄传贵的拳拳赤子情怀。

第一个主题：中医到了必须正本清源的时候

阎纲：黄院长，你是医学界的名人，兼有传统医学与现代医学之长，你怎样认识中医？

黄传贵：中医是中国人的生命科学，是中国人的文化，是中国人的哲学，是中国传统医学的主流医学，是中国医药卫生资源的重要组成部分，同时也应该是全人类的健康科学。中医是不是科学？这是毋庸置疑的。几千年的中医理论与实践的协调发展已经证实了它的科学性，随着中医的改革与发展，我相信在不久的将来，人们将会就中医是一门非常了不起的科学达成共识。

阎纲：中医的现状不容乐观。一位关爱中医的学者曾这样描述中医的现状："一种古老的文明，容忍了太多的谬误、荒诞，而又顽强地拒绝吐故纳新，这就大大降低了文明的力度，西风夕照下，中医殿堂一派凄凉！"

黄传贵：关爱中医的学者有这样的描述？中医容忍太多谬误和荒诞的说法，是匪夷所思的。这位学者有这样的认识，我估计他根本就不是从事中医专业和研究的，对中医的理论不了解或基本不了解，他只看到或道听途说了一些中医不真实的表象。不懂中医而评论中医，甚至于批评和指责中医，这位学者本身就不具备科学的态度，这不应该是学者和专家所为。当然，这也从另一方面说明了目前中医的问题的确十分严重。

阎纲：我热爱中国传统文化，同时也是传统中医的推崇者，对中医问题思考了很久，同时，对现实中出现的问题也有很多无奈。

黄传贵：这应该是大多数人的心理状态。无奈没有必要，改革势在必行，而且，中医改革的时机已经来临，中医将迎来自己的春天。

阎纲：无论从传统文化的延续与传承、民族主义的情结，还是人民身体健康的需要，我都衷心盼望中医能够发扬光大，造福于人类的健康事业。问题是怎样才能让它生存、继承与发展？

黄传贵：中医需要改革，需要理论的继承与发展，需要技术的现代化，更需要划时代的现代中医理论体系。问题在于中医现代化的指导思想是什么。是用西医理论指导中医药现代化，还是用中医理论指导中医药现代化？不同的指导思想、不同的角度、不同的方法就会产生不同的结果。

阎纲：那你认为应该怎么办？

黄传贵：中医存在的基础是诊断方法的实用性和辨证治疗的有效性，这是中医的核心价值。千百年来，中医的“望闻问切”，简单、实用、有效，可操作性强，已被实践所证实，对于经济条件相对落后的广大农村，中医的诊断方式、治疗方法具有重要的意义，符合中国当下的医疗卫生实际。

阎纲：这么好的健康保健方法，利国利民，经济实惠，为什么现阶段中医还会出现生存危机？

黄传贵：现在能靠“望闻问切”来诊断、靠中药针灸辨证治疗的中医大夫太少；只靠中药、民族药治病，并能治疗有效的中医大夫太少。为什么？怕误诊，怕治不好！这不是中医体系本身的问题，而是学艺者艺不精的问题。

阎纲：的确如此。人们盼望真正的神医扁鹊、张仲景、华佗、李时珍再世。

黄传贵：其实，很多人没有注意到，在现代科技条件下，中医的优势十分显著，甚至可以这样说，某些地方比西医更先进和合理。同样一种病症，西医通过仪器、试剂检测可以确诊，中医通过“望闻问切”同样可以诊断。不仅如此，中医还可以推断疾病的起因、变化、发展与结果，在患者器质性病变之前，通过以末求本的方法，防患于未然，治病于萌芽状态，“不治已病治未病”，这是中医的优势。

同样的病症，导致疾病产生的原因多种多样，但中医注重人，西医关注病；中医因人而异，辨证施治，西医只能共性用药，所以说“中医治人，西医治病”；中医辨证用药，一病一人一法，西医开颅、剖腹、截肢。

在治疗用药上，西医直接针对病，而中医关注整体，更注重生病原因，并能充分把握人体智慧机体的特性，配合“自我调节功能和自我修复功能”，调理性地加以治疗，以求从根本上消除患者病痛。

这就是中医的先进性和合理性！

阎纲：如此看来，中医的问题，很大程度上在于医者，看医者是上医、中医还是庸医。

黄传贵：中医是东方传统科学的一个分支。今天的中医，许多精华失传了，好的中医太少了，打着中医旗号的虚假宣传又太多——这些都是致使许多人不太相信中医的重要原因。其他原因就更为复杂了，一言难尽。

阎纲：现在为什么有人提出要取消中医？就是因为一个人去看病，他请十个中医看，就会有十种说法，这让人怎么相信呢？

黄传贵：庸医的泛滥，严重影响了中医的形象，那些没有真才实学的人，打着中医的牌子，用西医的理论改造着中医，美其名为“中医现代化”。真正懂得传统中医精髓的人可以说是凤毛麟角。

阎纲：这样看来，不是中医不好，而是医生没有学好，没有学到中医的精华。总体来看，中西医夹杂者居多，能治好病的中医太少；滥竽充数者居多，真才实学者太少；冒牌中医居多，纯中医太少。

黄传贵：正是庸医导致中医诊断与治疗效果不佳。长此以往，恶性循环，使得越来越多的人片面地认为，在临床上已反复运用了两千多年的许多中医疗法，除了一点安慰效应外，并无实质性的治疗作用。始作俑者，庸医也！他们既损害了人民的利益，也败坏了中医的名声。

阎纲：可见，要杜绝庸医的产生，就要从制度、法律、宣传等根本问题上加以解决。

黄传贵：是啊！人命关天，医者责任重大。

阎纲：在我看来，中医要想走出困境，重获新生，必须正名，严格规范。

黄传贵：“物必自腐而后虫生，人必自侮而后人侮”。自我修复、自我完善、自我壮大非常重要，内因起决定性的作用，不重视内因，其他一切努力都于事无补。

阎纲：你认为外因是什么？

黄传贵：中医除了自身问题之外，一段时间以来，国家对中医药的政策倾斜力度不够，过度发展西医，几乎忽视了现阶段中国国情下传统中医的价值及其在人民健康保健中所起的重要作用。

现在中医人才人心浮动，信心不足，表现在以下几个方面：

①中医的学术体系退化了，在学术领域失去了主动权、话语权，中医的学术成果常由西医评定。

②中医的培育体系被弱化了，以师带徒的传承继承方式被取消了，在学院制中，中医教学课程西化了，中医理论和技术淡化了。

③中医的临床被西化了，真正的中医师少了，真正的辨病诊断辨证少了，诊断靠西医，治疗不辨证，美其名曰“中西医结合”。

④真正的中医师难以获取资格证、上岗证，因为考试题西医化了。

⑤纯中医被改造了，西医的理论指导了中医的一切，医药分家，“望闻问切”的诊断资料失去了法律效力。

⑥中医的价值得不到有效体现，知识产权也得不到有效保护。体现为中医的诊疗过于廉价，超出了能让中医健康发展的“度”。

⑦中医是我国 56 个民族共同创造的财富，以汉族为主，但不是汉族一个民族的专利。中医一直从民间医、民族医中汲取营养，不断丰富和发展。但近百年来，中医看不起民族医，更看不起民间医，中医的发展离开了源头，没有新鲜血液补充。

以上种种，都是不争的事实。民族医药、民间医药知识如不及时加以研究整理，很有可能在今后 10 ～ 20 年内永远消失。而几百年、几千年繁衍下来的众多弱小民族的民间医药理论消失了，就相当于一种文化消失了。因此，中医人才的培养已经成为中医生死存亡的关键。

阎纲：这的确非常严重，人是第一要素，人才的存续和断档，考验着中医的传承发展，我们面临的是千百年来从未有过的断代危机。

黄传贵：另一方面，“看病难，看病贵”成为当今老百姓关注的热点，成为关乎国计民生的大问题。

阎纲：这样看来，中国要实现世界卫生组织提出的“21世纪人人享有卫生保健”的口号，成功地进行医疗体制改革，必须重视中国传统医药的继承和创新。

黄传贵：物极必反，危机与机遇并存。国家有必要应用政策这一杠杆，挺起中医的脊梁。要高度重视中医，抢救和扶持民族医、民间医，用最少的钱为最大多数人服务，解决医疗经费、卫生机构设置与人口分布的倒挂现象，把医疗卫生工作的重点放到农村去。

为此，我认为，现阶段首先需要思考和解决的问题是中医在中国究竟处于一个什么样的地位，我国医疗体制改革的“纲”是什么，“纲举”才能“目张”。这是一个很值得人们深思的问题。

第二个主题：中医的改革与发展

阎纲：中医已经走到了历史的重要关头，进行一场深刻的改革是大势所趋。中医该向何处去？

黄传贵：“认识决定方法，方法决定成败。”一切事物的成败，归根到底是认识和方法问题。要复兴中医药，发展中医药，关键在于把握时机，选准突破口，因势利导，科学开发，合理利用，逐步发展，正本清源。

阎纲：选准突破口，控制好关键环节十分重要。你在2008年提交的全国政协提案“制定中华人民共和国中医药法”中已经提到，大一统医药法十分重要，对中医的地位及其发展会起到决定性的作用，国家理应加快这一立法进程。

黄传贵：首先，国家要在法律、法规、政策上对中医药进行认定与规范，中医药立法势在必行。

其次，是中医自身的生存问题。重新规范、强化和完善中医的准入制度，制定一系列的政策、法律和法规，清除中医队伍中的假冒伪劣者、滥竽充数者，重新认识与反思中西医结合，打造一支热爱中医、具有真才实学的纯中医队伍是当务之急。

另外，就是中医进行自身改革的问题。这中间包括理论方面、行医规范方面、教育培训方面、资格认定方面、药品制度方面等诸多环节，最重要的是要建立和完善真正的现代中医药理论体系。

还有，关于中医的发展问题。中医与西医都是当今重要的医疗保健体系，相互独立又相互配合。但中医与现代西医相比，在降低医疗成本、节约卫生资源方面，其巨大的潜力和优势不可低估。中医既是治疗型医学，也是防病于未然的健康保健型医学。在这一方面，中医代表着人类未来医学的发展方向。

再有，关于中医现代化问题。中医发展与中医现代化密不可分，但必须指出，中医现代化并不是中医西化，也不是中医异化，而是中医科技化。前提是在中医理论的指导下，使科技手段和现代化的表达方式服务于中医，促进中医的发展，而不是用科技的手段、现代化的方式替代中医的理论。

现代科技在中药的加工与炮制、“望闻问切”的辅助设备、古典中医典籍的白话与电子化等方面，对中医的发展都可以起到重要的作用。

最后，中医的普及化问题。还医于民，让中医简单易学的保健知识和保健方法，通过宣传广而告之，成为全民健康保健的保证。

阎纲：的确如此。传统中医源远流长，如何“正本清源”，改革与发展传统中医，使其成为现代中医，服务于今天，服务于未来，值得重点关注和思考。

黄传贵：我认为，为了尽快解决全国老百姓，特别是广大农民和城镇低收入人口的卫生保健问题，必须鲜明地提出振兴中医！现阶段可分三步走：继承传统中医，规范现代中医，发展未来医学。

阎纲：如何继承传统中医？中医理论的现代化发展模式是什么？

黄传贵：首先要明白什么是传统中医，什么是现代中医。所谓传统中医就是几千年来一直存在于中华大地上的原创性医学，其中包括了民族医与民间医。传统中医药学始终伴随着中华民族的繁衍与昌盛，兴衰与荣辱，它一直支撑着这个人口众多的文明古国几千年的医疗和保健，为中华民族的繁衍做出了巨大贡献。传统中医是中华传统优秀文化的重要组成部分，不仅为中华文明的发展做出了重要贡献，也对世界文明的进步与发展产生了重大影响。正因为如此，传统中医的语言、思维、逻辑都与中国传统文化和传统哲学密不可分。发展中医，首先就是要继承传统中医，学习传统中医，应用传统中医。传统的并不都是落后的，任何事物、任何理论都需要丰富，都需要与时俱进，需要发展。比如，在传统中医理论的文字表述上；在错误或过时的技术，包括处方的纠正、补充上；在临床病案的整理和有效方剂的统计上；在制药手段与生产工艺的改进上；在“望闻问切”辅助性工具的使用上等，都需要改进和发展。

现阶段，我国急需一整套划时代的完整的中医理论体系，这就需要在继承传统中医的基础之上，严格遵循中医理论，利用现代科技，对传统中医进行规范和整理，让其发展成为现代中医，逐步建立和完善划时代的现代中医理论。

建立和完善现代中医理论，关键是对传统中医理论的现代化。过去，让所有的中医从业人员都去读中医古籍（比如初、中级中医专业技术人员），我认为这没有必要。对晦涩难懂的古文，每个人的阅读水平不同，理解的结果不同，既费时又容易出错。让少数中医专业高级研究人员对中医古籍进行整理研究，使之现代化、规范化、普及化，适用于中医理论的普及教育，这样做更为科学和合理。

阎纲：很多概念和术语怎么样用现代语言表述？会不会因为表述的错误而使其面目全非？据我所知，中医理论中有些概念和术语是现代科学无法实证的，如阴阳、经络、穴位、气等。

黄传贵：事实上，大多数能实证的理论主要集中于无生命的学科，有生命的动植物，尤其是人的意识、思维等方面，很多难以实证，这是学科特点，如西方心理学就难以实证。实证主义并不是认识的唯一途径。传统的文化概念，有些部分的确难以被现代社会非专业人员普遍理解和接受，主要是教育问题、宣传问题、普及问题。当然，对中医科学性的认知需要一个漫长的普及和教育过程，毕竟中医低迷的时间太长了。

阎纲：那么，中医的实用性、有效性、可操作性就更显得重要。中医只有实现理论易懂、实践简便、临床疗效显著，才能取信于民，才能产生良好的社会效益和经济效益来支撑自身的生存与发展。

黄传贵：传统中医理论的现代化研究，需要集所有中医名家之力，方能实现与完成。国家有关部门应对中医理论进行重新整理和规范，使之成为承前启后、划时代的现代中医理论。对于传统中医理论中部分难以用现代术语解释的概念，可在保留原貌的情况下，通过点评、讨论、临床病案、参考性假设等办法补充解决。现代中医理论的建立与完善，标志着中医改革的历史性成就。

阎纲：建立和完善划时代的中医理论体系，的确是时代的需要，中医发展的必然。

黄传贵：现代中医理论体系的建立，对中医理论的继承与发展，对中医人才的培养，对中医经方与验方的研究，将起到决定性的作用。各级中医院校，可根据专业实际，建立符合中医理论体系的高等中医学府，培养纯中医的学士、硕士、博士。

阎纲：据我所知，你是东方民族民间医药学院和云南省中医药中等专业学校的校长，经验丰富，你对中医人才的培养有什么更为具体的建议？

黄传贵：中医人才的培养，过去是师承、家传和自学，现在是院校培养。传统方式培养的人才，实践强于理论，院校生则理论强于实践。我认为，二者都是不错的方式，但需要互补。高水平的中医，临床和理论兼而有之，这可以用中医师等级来界定。

阎纲：据初步了解，现在中医院校的毕业生对中医信心不足，大部分学员不会切脉，不会开方，根本无法治病，这是什么原因？

黄传贵：这是教育本身的问题。现阶段，中高级中医专业院校实施的教学计划中，几乎是三三制，中医课时占1/3，西医课时占1/3，其他课时占1/3。还有，作为中医教育的主体——教师，严重西化，准确理解中医经典著作精神的教师少之又少。

阎纲：中医专业中医课时却如此少，是有问题；而“师者，传道受业解惑也”，师资更是一个大问题。

黄传贵：中医是一门理论和实践相结合的学科，它具有自然科学的属性，同时也覆盖了所有社会科学的范畴。它视人体为智慧机体，为一小宇宙。既要研究人体本身的问题，也要研究自然空间、人类社会对人体的影响。中医集天文、地理、社会、心理、情感、医理、药理于一身。所以我认为，医学是人学，是生命学。这就决定从事这一专业的人必须具备较高的素质。

阎纲：在古代，十个才子九个医，故有“不为良相，则为良医”之说。良医者，饱学之士、大智慧者！

黄传贵：我认为，培养能胜任中医教育的教师至关重要，名师出高徒。盲人瞎马怎么能将学生引进中医的殿堂？此外，中医院校应该把80%的教学课时用在中医专业上，西医部分占10%，其他部分占10%，外语等可作为选修课程，取消将外语水平达标作为授予中医学位的硬性规定。

很多中医院校不注重经典中医著作的学习，反而让学生把大量时间用在了外语的学习上。我们都知道，在没有特定语言环境的情况下，学习外语是十分困难的，在很多时候，费时费力地学，用处却不多。现在很多中医专业的学生，连国语都没有学好，古书不会读，繁体字不会写，却本末倒置地学习外语，国家教育部门实在有必要对中医专业的外语学习制度加以研究，以实事求是的态度制订中医教育改革方案。

阎纲：中医教育的改革，也是中医改革与发展的重要环节，人才的培养，关系着中医的未来。但好的人才，也需要有好的环境。所谓“将无权难建功，士无机难称雄”。怎样让中医“人尽其才”，发挥其特长和优势，为当前的经济建设和医疗卫生体制改革服务？你有什么好的思路？

黄传贵：打造中医形象工程，建立名院、塑造名医、扶持名药。努力发掘民族医药、民间医药，为中医发展重振的源头。总的原则和方针是：弘扬中医优势、保持中医特色、遵循中医规律，为中医正名。

全国各大中小城市，要规范建立名副其实的中医医院，对医院现有人员重新按照中医标准进行审核，对不符合中医医师标准的医生，让他们重新进行学习或另外安排工作；对诊断方式、病历格式、治疗及用药标准等，严格遵循中医理论及标准进行规范；原属于西医类的划为西医管理。

对全国范围内硕果仅存的少数名中医，国家应给予重视，在荣誉方面、物质奖励方面、政策方面应给予大力支持，允许他们设立门诊、医院，允许他们授徒，甚至于开办民办中医学校等。

阎纲：谈到名医，我想知道，你认为什么样的医生能称得上名副其实的名医？

黄传贵：名医绝非拥有一两套绝技或几个治病秘方那么简单。真正的名医一要见多识广博览群书，二要辨证论治并准确得当，三要对症下药治病救人，四要大慈大悲医德高尚，五要著书立说并传于后人，有籍可查。但凡名垂千古的良医，他们都是在求相不成的情况下毅然投身医学的，以治病救人为神圣职责，以行仁爱为最高宗旨，终生不渝。不为虚荣，只为悬壶济世，心系天下，情系百姓，大爱无边。比如汉代的华佗、唐代的孙思邈、宋代的陈直，都是在人生的十字路口果断地发出誓言："不为良相，便为良医！"又比如孙中山先生，曾一腔抱负要做救人的神医，后来成了救民救天下的国父。

阎纲：据我所知，你的想法好像与现有《执业医师法》《药品法》有冲突？

黄传贵：法律是人制定的，可以定就可以改，只要符合国家的利益，人民的利益，就可以改。客观上讲，中西医是分属不同原理、不同方法论的科学体系，自然不能用同一套法律、法规来规范，我认为国家应该重新制定《中医药法》《中医执业医师法》《中医药品法》《民间医生执业资格认定的管理办法》和《中医医疗事故鉴定管理办法》，以支持和规范中医的改革与发展。这些法律要符合中医的科学规律和原理，而不是用西医规范中医。

阎纲：你刚才提出制定《民间医生执业资格认定的管理办法》，这将对解决农村缺医少药有重大的价值和意义。你长期以来从事民族医药、民间医药的研究、开发与应用，特别是"黄家医圈"当之无愧地成为民族民间医药的一面旗帜，你对民间医药是怎样认识和理解的？

黄传贵：我国的民族医药、民间医药是一笔巨大的卫生资源和财富，它散落在全国 56 个民族和 13 亿人民之中，特别是在缺医少药的边远地区和广大农村，当地的民间医生靠一根针、一把草、一味药、一套功夫、一种手法，为广大人民服务，它是民间的自救医学。路边的草木虫石，房前屋后的瓜藤籽果，无不是天然的药库。那里的人们信赖的土医生，诊断简便，治病疗效良好，患者省钱省事。事实证明，民间的土医生大都有一技之长，身怀绝技的又何止万千？但是，这样一些民间医药工作者，长期以来不受关注，自荣自枯、自生自灭，不少民间世家的医理药理精粹和绝招妙技，或因传人离世而带走，或因辗转流传而失真，想来让人痛心。

阎纲：民间医药和中医药是什么关系？

黄传贵：民间医药产生于民间，来源于实践，再流传于民间。典籍未能录载，而散见于民间各民族自我医疗保健的经验和方法，是传统中医药学的重要组成部分，也是中医和民族中医理论的发源地，是中国灿烂医学文化中的瑰宝，是中国伟大医药宝库中急待保护、开发和发展的部分。它不但具有鲜明的地区性、民族性、家传性、保守性、单传性、口传性、散在性、古朴性、非系统性、非理论性，而且具有简便性、经济性、适用性、普及性、有效性，是民间医学的具体体现。它不能代表国家医学，也不能代表某一民族医学，但它是客观存在的，是有实用价值的一个重要的医学范畴。

在继承上，民间医药学心传、口授、一脉单传，习而验之，集医药一体，重于实践，医生自诊，自己采药、制药、配药和用药。中医药学和民族医药学以典籍为纲，以承为目，教而学之，偏于理论，医药分开，它们各有科学之处，各司其职。

在诊断上，民间医药学注重“心、脉、肺、气、神、肝胆、脾、胃、肠、肾、血、腑、脏、骨、髓、源、津”的生理网关系，在用药上强调专病专治、专病专方，强调族的配方，以经验中的单方、验方、功法、手法内治、外治、分合施治。中医药学和民族医药学侧重于审证求因，辨证施治，在用药上强调古方为鉴、谨遵君臣佐使的配伍方式。

总而言之，民间医药已自成体系，独具特色，直观、质朴，简便易行，诊断的准确性高，扩大了中医诊治的内涵与外延。民间医药在我国少数民族聚居的地区更加流行和普遍。因此，有必要加紧进行系统整理，扩大验证，深入研究，取其精华，弃其糟粕，这样才能为中医药学的发展奠定坚实的理论基础、人才基础和市场基础。

阎纲：怎样给民间医、民族医、中医三者合理定位？

黄传贵：民间医散布于民间，是民族医与中医的源泉。在不同地域、不同民族中，民间医经过提炼与升华，形成自己的理论体系和学术体系，就形成了区域性医学，在不同民族中就形成了民族医。不同民族的民族医，再经过融合、提炼与升华，形成更为完整的理论体系和学术体系，就上升为国医，也就是中医。

阎纲：由此看来，中医药学的源头在民间，潜力在民间。抢救、发掘、整理民间医药是一项艰难而又充满希望和光明的事业。

黄传贵：的确如此。我从“黄家医圈”的整个发展历程中深有所感。几年来，作为民间医药学代表的“黄家医圈”

虽得到迅速的发展，并产生了一定的国内、国际影响，但它只是民间医药学的沧海之一粟。在我国民间，不知还有多少类似“黄家医圈”的流传散存的诊治体系或“医理”“药理”“哲理”，尚未得到发掘。因此，发掘整理民间医药宝藏的工作，最重要的是要面向民间，要广泛地团结同道，联系群众，持之以恒。

阎纲：你有没有具体的运作思路？

黄传贵：世界卫生组织提出的“21 世纪人人享有卫生保健”的口号，在中国非常有条件实现。条件就是大力发展传统医药，并使之转型为现代中医。立足于中医，辐射民族医和民间医，把数量众多的民间医有效组织和利用起来，形成中医网络，一方面便于整理和完善中医药的理论体系，另一方面则为解决全民医疗卫生保健这一重大问题贡献力量。

据此，国家应在《民间医生执业资格认定的管理办法》中做出规定，凡具有一技之长的民间医生都可以在乡村一级开设私人诊所，但必须接受相应卫生行政主管部门和各级“民族民间医药学会”的管理、监督和指导，要对他们的行医范围进行登记和备案。行政主管由各级卫生行政主管部门负责，业务主管可由各级“民族民间医药学会”担任。凡需要开设诊所的民间医生，首先要向各级“民族民间医药学会”提出申请，经各级“民族民间医药学会”考核并推荐，然后经由各级卫生行政主管部门核准，方可行医。行医期间要严格遵守经过核准的行医范围规定、病历标准、用药规范、收费标准。违规者视情况由卫生行政主管部门做出相应的行政处罚，中医医疗事故应交由相应的中医医疗事故鉴定委员会鉴定。

建立民间医生等级制，相应等级与行医范围、治疗方式、治疗范围相适应，超越规定范围行医造成医疗事故，将追究当事人的法律责任。

民间医个体诊所可纳入农村合作医疗体制的范畴，符合规定的行医范围和病种，纳入医保报销系列。

对民间医特有的“理、法、方、药”，各级卫生行政主管部门和“民族民间医药学会”应给予关心支持和保护，出台民间医相关扶持政策，符合申请知识产权和专利条件的，应鼓励申报。

此外，对辖区内所有的民间执业医生，各级卫生行政主管部门和“民族民间医药学会”应不定期进行检查，定期组织学习。民间医生大多没有系统的中医理论知识，需要对他们进行培训，帮助他们提高，并组织和制定相应的等级培训考试晋升制度。

阎纲：重视民间医药，民间医生经过学习，逐级考核，上升为中医，扩大了中医的队伍，不失为输送和培养中医人才的又一有效途径。

黄传贵：这一做法，与院校毕业生形成互补，既符合中医发展的规律，又不排斥师承、家传、自学的方式，可为中医发展壮大奠定坚实的人才基础和创造优越的市场环境。

阎纲：在中医的改革中，除了上述问题，你认为还有哪些问题需要重点关注？

黄传贵：中医需要改革的问题很多，千头万绪，但不外乎为“形象、特色、规范”六字。

树立好的中医形象至关重要，其中涉及中医的正本清源、中医的普及与宣传。国家有关部门应有针对性地制定一系列

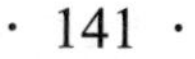

方针政策，维护中医药的声誉，传播中医药科学观，形成全社会的中医健康保健意识。如在中央人民广播电台、中央电视台设立健康保健频道。

突出中医药科学特色，打造中医的名医、名院，建立少年中医学校，让中医教育从娃娃抓起。

创建中医药科学评价管理体系，制定一套独立的中医药评价管理标准，否则，中医药的医疗、教育、科研都不可能真正突出中医药特色。为此，我建议重新制定如《中医执业医师法》等一系列法律法规，重点应关注以下几个方面：

①机构、人员、技术准入，执业中医药师考试、中医临床诊疗规范、处方权限。

②医疗、预防、保健和康复。

③教育及师资培养，中医医疗机构管理及考核、中医药科研鉴定、中医药人员职称考评。

④中药的研制、生产、流通、使用和管理，中药不良反应鉴定、中药新药申报审批办法及中药产品质量认证。

⑤中医药资源保护与知识产权保护。

⑥民营中医医疗机构的认证和管理。

⑦中医药保护和发展的保障政策。

⑧中医药监督管理工作及中医医疗事故处理。

第三个主题：中医的优势与特点

阎纲：黄院长，在西医风头正旺的今天，相比之下，你认为中医的优势是什么？

黄传贵：现阶段，我国的医疗改革遇到了很多困难，看病贵、看病难成了急需解决的国计民生问题。与此同时，西医的不足和缺陷，不断变异的病毒，治疗与药物应用上的困惑等问题逐步显现。相比之下，中医的优势却显露出来了！这是回归，是中医几千年来特有魅力的再现，是人类尚未发现的中医的科学性之所在。

阎纲：中医的优势何在？

黄传贵：中医是中国文化最具有代表性的学科，它处处承载着中国发展史，折射着中国哲学的光芒，是中国哲学在实践中最成功的体现。

中国哲学强调物极必反，引申来讲，就是把复杂的事物简单化，简单的事情复杂化，化繁为简，化简为繁，大巧若拙，大智若愚，大道至简。在医学领域，中医只通过“望闻问切”这样简单易行的方法就能实现对人体疾病的诊断。而今天，我们通过现代科技、现代西方医学认识到，人体疾病的检测与确定如此复杂，需要如此多的高科技手段才能实现，这在古代是无法想象的，不得不惊叹中华民族祖先的聪明才智。

“望闻问切”是中医存在的基础，中医丢失了“望闻问切”，就意味着丢失了中医的根本。我们提倡中医正本清源，调整中医队伍，重新规范中医医师准入制度，重要的考核标准与必须过关的项目就是“望闻问切”这一诊断技术的准确率。这一关不合格，无论其他如何，都不能成为真正的中医医师。

阎纲：许多民间医生，掌握了许多单方、验方、手法、绝技，恰好过不了这一关，怎么办？

黄传贵：民间医有民间医的规范，他们属于最基层的医疗卫生网络，其准入项目和行医范围应有严格的规定与限制，单项优势只能做针对性的、与技术相适应的医疗服务，要扩大服务范围，就必须参加相应的理论培训、技术培训，重新进行与医疗服务范围相适应的准入等级考核。

若能实现这一目标，就能组成覆盖全国中小城镇及广大农村的中医、民族医、民间医的庞大的医疗网络，廉价的“望闻问切”诊疗手段，将为我国全民的医疗保健做出不可估量的贡献。

其次，中药属于纯天然药物，毒副作用小，迄今没有发现抗药性与耐药性的相关记载。

阎纲：有人总结说西药是“三长二短”，即研究时间长、生产环节长、资金周转期长；治疗时间短，失效时间也短。

黄传贵：每一种西药从研究、产生到临床应用，都需要几年、十几年，人力、物力、财力耗费庞大。

如西药中最有价值和意义的划时代药物抗生素，一开始青霉素用 5 万单位，后来用 10 万单位、几十万单位，现在一次就用上百万单位。最新研究的抗生素——万古霉素已经问世并应用于临床，遗憾的是，英国已经发现，出现了专吃万古霉素的细菌。故此，西药是否也应该反思？

阎纲：中药价格低廉也是一种优势。

黄传贵：是啊！中药价廉物美，适合于中国国情，更受缺医少药的广大农村群众欢迎，能为全民医保的实现建立新功。

阎纲：针灸疗法是不是也属中医的一种优势？

黄传贵：我一直认为，中医的内涵包括三个部分：中医理论、中医中药和经络针灸。对一名成熟合格的中医医师来讲，应该熟练掌握以下四个方面：

①熟练掌握中医的哲学思想体系及整体的思维观和方法论。

②具备形象思维与逻辑思维的能力。

③能够应用“望闻问切”与辨证论治治疗疾病。

④熟练掌握中药方剂学和针灸技能等有效的治疗方法。针灸是中医非药物疗法的典型代表，同样是中医治疗的重要手段之一，在临床上，起着十分重要的作用。

以针灸为代表的非药物疗法包括针、灸、拔罐、刮痧、按摩、熏蒸、水疗、泥疗等，非药物疗法的科学性在于用物理的手段，刺激人体的经络穴位，充分激发和调动智慧人体的自我调节功能和自我修复功能，达到防病治病的目的。大量的临床实践证明，各种非物质疗法，不但可以对部分疾病进行有效的治疗，还能养生与保健。尤为可贵的是，中医非药物疗法技术简便易学，而且种类繁多，内容丰富，广大人民群众在医生的指导下，通过学习，可以对自身进行治疗和保健，适合广泛推广，其优势显而易见。

阎纲：形成全民健康意识，用行之有效又简便易行的保健手法和养生手法防病治病，意义非常重大。

黄传贵：养生的意义大于预防，预防的意义大于治疗，这正是中医最基本的指导思想。中医提倡：“上医医未病之病，中医医欲病之病，下医医已病之病。”防病于未然历来是中医的优势。

中医能通过“望闻问切”把握人体五脏六腑的内外环境，提前预防和化解影响机体健康的不利环境和因素，调整身体内的不平衡，治疗于疾病萌芽阶段、“亚健康”状态。

阎纲：“亚健康”已经成为现代社会普遍存在的问题，

都市越大，问题越多；知识越高，问题越重；成就越大，问题越深。

黄传贵：据了解，都市人或多或少都存在“亚健康”问题，这与生活环境、生存压力、心理状态的影响密不可分，属于典型的社会学疾病。据不完全统计，心理、情绪也就是中医认为的七情六欲等原因引发的疾病占大多数，我把它们都归结为“都市病”。对于“都市病”，非药物疗法可以大放异彩，养生保健占主导地位，中医防病于未然的优势尽显。

阎纲：黄院长，中医除了上述优势外，还有没有其他优势？

黄传贵：起码还有两种我认为最重要的优势，一是理论优势，二是对瘟疫、疑难杂症、慢性病的治疗优势。

中医理论的原理与构想，本身就是一种了不起的优势。众所周知，中医是“天人合一”学说，是把人放在宇宙空间、自然世界中，研究人与自然的关系，人的生命与其他生命之间的关系，天文、地理、气候、温度、生物、植物、生理、心理等与人的健康和疾病的关系。中医理论体系的本质，是以研究人的生命为对象，生命本身健康了，人就不会产生疾病，而影响生命本身最为重要的因素就是人的生存环境。生存环境的好坏，直接影响人的健康与长寿，因此需要研究人在不同环境中如何实施保健，如何养命与保命，如何才能不得病。得病以后，治人而不治病。人的本质是生命，支撑生命的基础是人体最原创性的“自我调节功能和自我修复功能”，所以中医经常说“治得了你的病，而治不了你的命”，其道理就在于此。由此可见，中医“上究天纪，下及地理，远取诸物，近取诸身”，可谓是全息的大生态医学理论。这一理论体系，与现代西方医学是完全不同的，它们在立场、观点、思想方法、思维意识等方面都不相同，从某种意义上讲，正是由于中医的理论与实践，使我们发现了生命的真谛。中医的理念，引领了世界未来生命科学的发展方向。

事实上，中医是我国传统文化中最具有重要意义的，也最有特色的医学科学。中医的存在，不但最有效地保存了中华文化，而且支撑了中华民族几千年来的医疗保健，为中华民族的繁衍做出了巨大贡献，至今仍在发挥着作用。现阶段，西医的困惑，为中医的复兴和发展带来了历史性的机遇，在中医系统观和整体观理论的指导下，今天的中医，面对瘟疫、癌症、艾滋病、疑难杂症、慢性病的治疗和康复，能发挥令人难以置信的作用。

最值得关注的是，治疗这些现代顽症，中医的优势不全是寻找现代高科技产生的有效药物，而主要是用治疗理念的先进性、智慧人体的优越性去扶正祛邪，预防与治疗。无论病毒怎么变，中医始终以不变应万变，所谓“正气存内邪不可干”，自身强才是防病治病的硬道理，应把主要注意力放在增强身体的抵抗力和预防力上。中医针对“邪气”，抑制；增强“正气”，固本。

事实上，中医的治疗思想是针对人体本身，正常情况下，“有正必有邪，没有邪气，何谓正气？”因此，“邪气”不存在反而不正常，不符合道理。生病只不过是正邪相争，治疗就是扶正祛邪。

在黄氏理论中有一个“相称”的概念，它非常重要。“黄氏圈论”认为“一分为三，三是事物最小的组成之数”。所谓“三”，泛指“阴、阳、中”，三是万物存在的时空条件，三是万物存在的自然条件，三是万物存在的共同因素。具体来说，事物之所以为事物，需要正反两个方面的“和存”与“相称”，而导致它们“和存”与“相称”的能量就是组成事物的第三个方面“中”，“中”是事物最原始的驱动力。这是自然界的任何事物，包括人类、动植物类都存在并且共有的三因素。

可以看出，“和存”是必然的，“和就存，就生，不和就不存，就不生。”事物的发展阶段就是“相称”。用“相称”而不用“对称”，这也是“黄氏圈论”的科学和深奥之处。“相称”也就是相对对称，而不是绝对对称。在“黄氏圈论”中有这样一个定义，说绝对对称等于毁灭，等于转归。其实，这个道理显而易见。事物在发展上升阶段肯定是有利因素大于不利因素，用阴阳理论来说就是阳大于阴。反过来也一样。阴中有阳，阳中有阴，没有理由非得一样，需要的是平衡。很多人又误认为平衡就是相等，像天平一样，那也是错误的，这种平衡也是相对的，准确地说应该像杠杆一样，看看支点在哪里，也许阳很大，阴很小，事物就能平衡。所以，“黄氏圈论”强调“中是万物存在的动态平衡点”，“动态平衡点”就是杠杆的支点。

事物的存在、发展、衰退肯定是一种因素大于另外一种因素，但又必须平衡。怎么办？只能让它们存在于“中”这一动态平衡点。例如，一大一小两个因素，假如大的是生长因素，是生长力，小的是衰退因素，是破坏力，怎么样才能平衡，才能相称？就要运用杠杆原理。如果没有这个“中”，行不行？

在医学上也是这样，中医强调的是互相转换，人体内有病菌是正常的，不正常的是病菌大大超过了它应有的量，超过了，其外在表现就是“亚健康”状态，就是疾病。

中医的这一理念是现代西方医学所没有的，无疑是中医的优势。从东汉张仲景首创《伤寒杂病论》开始，千百年来中医的临床经验证明，这一理念和治疗方式对慢性病、老年病、疑难杂症非常有效，特别是对瘟疫等流行病有着积极的预防和治疗作用。

阎纲：从你分析的优势来看，中医的理论和实践如果能为大多数人所理解和接受，必将引发一场现代医学革命！黄院长，你认为中医的主要特点是什么？

黄传贵：中医有三大主要特点：一为理论，二为实践，三为药物。中医理论的特点是以“天人合一”为整体观，以“阴阳五行”为理论架构，以“中庸思想”为方法论，以“辨证论治”为学术体系。这一特点在中医的纲领性文献——《黄帝内经》中有最为系统和完整的阐述。《黄帝内经》是一部划时代的经典，它既是医学著作，也是哲学著作；它既是人文学，也是生命学，它集自然科学与社会科学之大成。《黄帝内经》的诞生，奠定了中医理论的基础，撑起了中医理论的脊梁，标志着中医学理论体系的最终形成。所以，中医能够历经几千年而不衰，并且越来越为当今世界所重视，其主要原因不仅仅是它具有丰富的临床经验和治疗的有效性，更重要的还在于它的理论体系的科学性。中医学认识自然、社会、人体、生命、心理、病理、疾病、健康的综合关系及其规律的理念，正是现代医学所缺少的，是需要我们关注和重视的部分。

中医的另一个突出特点就是它的辨证论治。辨证论治是中医理论与临床实践相结合而总结出来的学术体系，在中医诊疗过程中起着决定性的作用。辨证论治是中医的难点，非智慧者难以得其道。从某种意义上讲，学中医就是学哲学，学辩证思维。同病异治，异病同治，中医辨证论治的特点决定了中医的人性化与个性化。固守一病一方而不知变化，不能因病、因时、因地、因环境、因病机施治，既治不好疾病，更成不了良医。中医对待疾病总是在辨证的前提下对症下药，既要辨证，又要辨药，做到药证相合。

比如，同为感冒，是风寒感冒还是风热感冒，用药是不同的，必须判断清楚，判断失误不但治不好病，反而会加重病情。

又比如，在治疗方法上不但需要辨证，还需要有谋略和尺度，如汗法，汗到什么程度为佳，很有讲究；和法用到何处？什么病可和，什么病不可和，差之毫厘，失之千里；下法即攻下法，怎么攻为妙，医者须知不伤正为度；温法，必须是寒则温之，当然还有大、小、轻、重之分，夹杂使用之机理，十分微妙；还有清法、补法；等等。寒热虚实，条条是纲纪；阴阳表里，招招有谋略。在实际应用过程中要非常灵活地应用，同时还要全盘统筹考虑，只知其一，不知其二，那绝不是良医所为。

医圣张仲景首开中医辨证论治之先河，把中医理论《黄帝内经》与临床实践完美结合，改变了中医理论与实践脱节的状况，使中医学由经验医学真正上升为临床理论医学，奠定了中医学术沿辨证论治方向发展的基础。张仲景指出，医道虽繁，一言以蔽之，阴阳而已。阴阳二者为易道之变化，实为医道之纲领，故有“医易一体”之说。临床以明辨阴阳为纲，治病以调理阴阳为要。同为阴证，阴之程度有别；同为阳证，阳之轻重有殊。轻者为凉为温，重者为寒为热。凉为寒之渐，寒为凉之极；温为热之渐，热为温之极，寒之极者无如少阴寒化证，热之极者无如阳明经腑证。寒之极则现假热，热之极反见假寒。

阎纲：多么高深、多么智慧啊！

黄传贵：中医的再一个重要特点就是中药。中药以植物、动物、矿物为主。中药最重要的特点是在中医辨证论治的前提下指导用药，注重综合药性。从神农尝百草到一代名医李时珍，他们所创造的药物学成就，是不折不扣的人类历史上的丰碑，也是今天医药学研究和临床实践必不可少的理论指导。中医就是取其药性（即四性五味、升降沉浮和归经特性），用于君臣佐使，进而辨证论治。

中药所强调的药性，具有其先进性和科学性。需要指出和值得一提的是，在药性中，有毒物质也是一种药性，只要利用得好，同样是一种好的治疗药物。

比如人参，按现代西医的检测方法应该是无毒的，但有病案证明，3 例新生儿 20 小时内服人参，几小时均出现异常兴奋现象，1 例死亡。所以在中医中，反而慎用这类补药。与此相反，有些有毒物质，在中医中均可入药，如芒硝、硫黄、巴豆等，只要用得恰当，临床效果显著。“药之害在医不在药”，这就是中医中药的用药理念。

中医的药绝大多数是复方，复方的配合，只有一个目的，就是调节阴阳平衡，扶持正气！

中医十分讲究道地性：东西南北之差，春夏秋冬之差，等等。

阎纲：你对目前的中药现代化怎样认识?

黄传贵：中医现代化，确切地讲应该是中医药科技化，而不是违反中医原理和中药配伍原理的科技化。

现阶段，中药的生产研制一是在依据古方生产的中成药中加入西药成分，如在治疗感冒的中成药中加入西药制剂，如阿司匹林、扑热息痛等，这很可能适得其反，不但无疗效，还可能造成直接的毒副作用；二是应用西医原理对药物的有效成分进行提纯。如从青蒿中提取“青蒿素”、从三七中提取“三七皂苷”、从黄连中提取“黄连素”等，这样走分离、提取有效成分的植物化学的研究道路，违背了中医中药配伍的原则，已经不是中医中药，而是西医中药。

中药研究与中药现代化，不能走西化的道路。中医、西医是两个各不相同的体系，所谓“道不同不相为谋”，中药成分分离化的结果将使中药彻底改变，这不是中药现代化。

中药现代化的方向应该是在中医原理的指导下：

①对生产工艺的科技化，对检测检验的现代化；

②对药物疗效临床实验统计分析的科学化；

③对新药开发研究的科学化；

④对中药生产的科学化；

⑤对中药剂型的简便化；

⑥建立中药饮片的品种、质量、采集、加工等技术标准、技术规范和检测标准；

⑦建立中成药的生产工艺、质量控制标准；

⑧确定中药疗效和安全性评价的标准。

第四个主题：中医的复兴与中国医学的未来

阎纲：黄院长，你有没有发现这样一个残酷的事实：今天的人类，面临着一个又一个可怕的绝症，一个又一个梦魇般的怪病，一个又一个莫名其妙的病毒……挥之不去，去之不除，越来越多，越生越怪，越来越可怕，而我们又不得不承认和面对。令人忧心的是现代医学对此束手无策，芸芸众生为疾病所困却一筹莫展。昨天“非典”，今天甲型H1N1流感，明天、后天又将会是什么？我们不得而知，但可以肯定的是，不明疾病将会接踵而来，人类的健康已无安全可言，人类的健康已经得不到任何保证。

黄传贵：对健康的威胁越来越严重。20世纪以来，现代西方医学发展突飞猛进，表面上看精彩纷呈，但仔细分析却问题多多。尽管治疗的药物让人眼花缭乱，目不暇接，越来越多，但依然赶不上疾病产生的步伐。如艾滋病、癌症、糖尿病、心血管病、痛风、非典、瘟疫等各类急慢性病，近期肆虐全球的甲型H1N1流感疫情等，就是这样。在人们的记忆中，自从20世纪60年代以来，现代医学除了利用疫苗根治了天花、小儿麻痹症之后，就再也没有对危害人类最为严重的疾病做出过有效的根治。

人类到底怎么了？

人类现在面对什么样的情况？应该怎么走？这些都是萦绕在人们心头不解的疑惑。

是人类落后了？进化了？还是变异了？

是疾病变得更加厉害了，人类对它只能控制、不能彻底根治了？

面对这些问题，现代医学在个体上下功夫，在基因上找原因，在药物上想办法，几十年过去了，仍然没有从本质上使问题得到解决。更加令人失望的是，至今整个研究方案还茫茫然，让人看不到希望。

为此，人们不得不再一次进行反思！

攻克威胁人类健康的疾病，远远不是单纯去寻找新药这样简单，也许是现代医学的基本理念错了，又或者是研究方向和方法从一开始就错了！

这么多年来，我感觉到现代医学似乎出了问题。医学的范畴、定义、目的、手段甚至于方向，似乎都有必要进行商榷。比如说，医学就只属于自然科学范畴吗？医学的目的只是为了研究疾病、寻找药物吗？我觉得医学界很有必要重新认识和定义人类医学，对现代医学，特别是西医要重新进行总结与反思。

医学是人类最早的科学之一，它伴随着人类的诞生而诞生，伴随着人类的延续而发展。我认为，医学就是研究人体健康与疾病和药物相互转化过程这一规律的学问，也是以保护和增进人类健康、预防和治疗疾病为主要内容的科学。从某种意义上讲，医学就是人文学，医学就是生命学。

阎纲：让人非常疑惑的是，在属性划分上，现代科学竟然把医学划分到自然科学的范畴，这是否就是现代人类认识医学前提和角度上的错误？

黄传贵：现代科学认为，人具有自然属性，更具有社会属性。

事实上，这一观念最初来源于人们对进化论的认识和理解。所谓人具有自然属性，更具有社会属性，是相对于人是从动物进化而来这一观念产生的。这是从主观和客观上把人和动物放在同一个层次上来加以研究和对待，只不过认为人与一般动物稍有不同而已，而不是从本质上加以区别。但是，这样的出发点，从根本上背离了人类的特殊性这一本质。

人就是人，人是宇宙的智慧部分，人是宇宙的特殊群体，人是社会与自然的复合体，不可以把人同一般事物或动物等同。而为人类服务的医学自然不应只属于自然科学范畴，而应该是自然科学与社会科学完美融合的体现。人拥有思维，又能创造思维；人有情感，又能应用情感；既能劳动，又能创造劳动；能享受生活，更能美化生活。人类社会是一个复杂的、充满情感的、创造并拥有各种规则的世界。人既是独立个体，人与人之间又形成复杂的群体，人与自然又形成宏观整体，那么，作为这一事件的关键性主体——人，他的健康与疾病的产生和治疗就不应该仅仅像对待单纯的生物或动物那样简单。

人类医学既要研究人体本身，更要研究人与自然、人与社会环境的辩证关系。

阎纲：事实上，很多学者包括西方学者早就对此提出异议。

黄传贵：首先要做正确的定位。人体是一个充满智慧的机体，绝非是单纯由物质细胞组成的单体。人具有两套完整的生命系统：物质生命系统与精神生命系统，如果不能对人的生命本质进行科学、准确的定位，一切研究都将是徒劳的。

阎纲：你是不是认为医学的对象不仅仅是研究疾病和药物？

黄传贵：是的，这是医学哲学的基本命题。

“人是智慧的机体！”人体自身的“自我调节功能、自我修复功能”是现代科技无法逾越和替代的！我们要充分尊重人体这一“原创性功能”，把健康保健、疾病治疗置于这个大原则之下，从主观和客观上充分调动人体的这一原创性功能，运用方法、能量或药物补充、帮助这一功能，服务于人体本身，这才是医学科学研究应有的崇高原则和出发点。所以，医学的方向应是研究和掌握人体的“自我调节功能、自我修复功能”并为之服务。掌握了这一环节，人类医学就会发生质的飞跃，医学为人类的健康服务才能得以真正实现。

阎纲：你的意思是说医学的目的是发现人体内的自我健康能力并为之服务？这不正是中国传统医学的重要思想吗？

黄传贵：正是这样。中医学的最高原则，是强调在这个世界上，没有完全不同的两个人（共性），也没有完全相同的两个人（个性），强调共性就是整体观念，强调个性就是辨证论治，同时又有主次之分。

阎纲：什么是主，什么是次呢？

黄传贵：服从人体自身的“自我调节功能、自我修复功能”的领导是主，此外为次。刚才说过，人体是一个充满智慧的机体，人体内的“自我调节功能、自我修复功能”是现代科技无法超越的完美系统，人们必须顺从这一系统，对之加以必要的协助，进行能量的补充，这些能量就是我们的医学方法与药物，医药治疗本身处于从属和辅助的地位。

阎纲：这就是中医中药治疗的奥秘所在吧？

黄传贵：再好的药物，再好的治疗手段，其作用都是有限的，因为它们始终处于从属的地位，一切破坏人体自我修复功能的治疗方法与药物都是错误的、有问题的，真正能战胜疾病的，只能是内因——人的自身。

人有病时，人体有自我修复的能力，当自我修复能力不够时，可以通过药物、非药物等手段帮助治疗；人健康时，人体有自我维护健康的能力，能力不够时，同样可以通过锻炼、饮食等方法提高自我维护的能力。

阎纲：那么，医学的本质就可以概括为："发现人的自我修复能力，发展人的自我保健能力，服务人的自我调节能力。"

如果医学是为人类服务，那么医学的本质就应该与人类的本质特性相适应。你认为人的本质特性又是什么？

黄传贵：对于人类，黄氏理论有明确的看法。"黄氏圈论"认为："万物有族，善辨族明。夷人虽蛮乃人也，猫狗虽顺乃畜也。"自然界有动物类、植物类，但是，人就是人，人类就是人类！人是宇宙的特殊部分，不能将人等同于其他动物。事实上，从动物到人，不能简单地理解为进化，而是不同族类的跨越。所以所谓进化，应该是同一本质、不同层次的发展，比如，人类的聪明与笨拙，进步与发展，只是思维层次上的不同，不是本质上、机体结构上的差异。

阎纲："人类就是人类！"说得好。在中国传统文化中，人与动物是有严格界线的，其中骂人最恶毒的一句话就是："禽兽不如！"

黄传贵：人类的存在本身就是一个谜！千百年来，人们一直在问同一个问题："人类从何处来，要到何处去？"直至今日，人们依然不能做出科学的回答，最终变成了一个猜想、一个哲学命题，也是科学命题。

阎纲："劳动创造了人！"劳动真能创造人吗？

黄传贵：科学地讲，劳动并不能创造人类，劳动只能是发展了人类，让人类变聪明了，完善了人类。这是人类进步与发展层次上的不同，是现代人类与原始人类在物质文明和精神文明层次上的不同，并不是人的本质属性上的不同。

人类自诞生到现在，人体器官并没有发生根本性变化，古代人类与现代人类的心、肝、脾、肺、肾、胆、胃、小肠、大肠、膀胱、目、舌、口、鼻、耳、筋、脉、肉、皮、骨、气、血、毛、发、甲等，并没有出现本质上的差异，也就是说人体的物质基础并没有改变，改变和进化的是精神和文化。人类的精神与文化通过物质载体的遗传与传承，逐步积累与完善，促进人类从低层次向高层次历史性地发展。

这就告诉我们，在没有了解和把握事物本质的时候，人类不要妄下结论，自己误导自己，甚至于禁锢自己。正确的选择应该是留下问题，留下猜想，让人们去追求、去寻找、去验证。

就像计算机一样，你可以不懂它的设计与制造，你可以不懂它的软件与硬件原理，但你可以应用，你可以在应用中逐步地学习，逐步地体验，逐步地认识。

既然我们不能肯定人从哪里来，要往何处去，那我们就只好把它作为一个命题，留待未来去认识、去解答、去验证。但这并不妨碍我们对人类自身的研究。

阎纲：你认为对人类自身进行研究的最佳切入点在哪里？

黄传贵：重要的途径就是从生命开始，从医学开始，从人类存在的社会活动开始。

阎纲：既然人的本质特性与动物的大相径庭，那么，医学的方向与目的，特别是西方医学的一些思路与方法就值得商榷了。

黄传贵：对人类生命体自身的研究，现代西方医学做了大量的卓有成效的基础工作，清晰地解剖了人体的物质世界，演示了人体的有形部分。但越来越多的事实表明，人体是一个充满智慧的大宝库，藏有无限的奥秘，人类现有的已知仍然微不足道，因为它远不是人体的全部。

有西方学者认为，人类生命本质特性是由物质细胞构成的，我不完全赞同这种观点。人类生命的本质特性是肉体吗？显然不是！肉体只是人类生命的本质特性的物质基础，是人类生命的载体。

当一个人突然遇到特殊的事故而死亡，比如冰冻、瞬间窒息等，他的有形部分并没有改变，如果进一步解剖，会发现他的组织、器官乃至细胞结构依然完好，但他失去了生命。这足以说明，人类生命的本质特性不只是人体器官等有形部分，还包括人的意识、思维、感知、言语、行为能力、创造能力及在人的思想支配之下的与之相应的一切生理和心理的活动。

阎纲：如此说来，现代西方医学是侧重人类有形部分的科学，一个缺少无形部分与之适应的、戏称的所谓“半边医学”了。

黄传贵：事实的确如此！越来越多的科学实验和生活实践证明，在大多数情况下，心理更能调节生理，在治疗人体疾病、提高人类健康状况、改善人类体质、促进自我保健方面，重视和发挥人体本身的意识和心理的潜能，更多地注重心灵的力量，确保心理健康，才是生命存在的重要条件。

阎纲：黄院长，是否可以这样理解：我们去参加遗体告

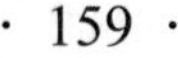

别仪式，亡者五脏独具，形体还在，但是生命停止了，不是完整的人了，不会跟我们说话了，我们跟他告别是跟他的遗体告别。为什么？因为他死了，“死”怎么解释？“死”就是失去生命的根本：气和神，也就是你说的“精神生命系统”。

黄传贵：是，是！“精神生命系统”是人活着的重要标志，人死了，两个生命系统就分离了——人死如灯灭。

阎纲：西方医学似有此缺陷。

黄传贵：人类现代科学发展到今天，表面上看，上能驰骋于宇宙空间，下能藏身于无涯深海，但已知永远小于未知，无形永远大于有形。我们还有太多的无知，不说其他，仅就我们人类自身而言，我们仍然不甚了了！

人们对自身的了解，主要来源于现代医学，也就是今天的主流医学——西方医学。西方医学是以解剖学和实验学为基础理论的实证科学，它致命的缺陷就是只注意到物质生命系统，而忽视了精神生命系统的存在。

西方医学对人类的了解，属于认识的初级阶段，仅停留在事物的表层。所取得的研究成果和资料，也仅属于物质的范畴，是通过解剖和仪器观测实验得到的。试问，在死人的身上能解剖到精神吗？

事实上，几乎所有人都明白，人除了物质肉体外，还有精神生命。而现代西方医学对这方面的研究是个空白，更谈不上保健与治疗，这不能不引起人们的反思和关注。

阎纲：请举例说明。

黄传贵：实例太多了！中医为什么注重自然世界、社会环境、七情六欲对人体健康状况的影响？就是因为上述方面是导致人体产生疾病的重要因素。人体是一个奇异而复杂的机体，不仅自身互相协调，而且在人与人之间互相协调，在人多的地方，现场气氛会对每一个人产生影响，一人激动很可能会带动群体激动，甚至于血缘亲属之间都会有超越空间的信息传递，并发生奇妙的作用。

阎纲：的确如此。

黄传贵：现代科学的实践告诉我们，任何物体都有自己的“场”，场的强弱与它们的质量成正比，不同的物质会产生不同的场。就人体场而言，场不仅随人体而存在，而且可以离开人体而存在，场与场的作用便形成了信息传递。血缘愈近，信息愈强。生活中这样的事情很多。家里有事，远在外地的家人就会心生不安。古代历史中也有这样的记载。唐代有个小吏叫张志宽，一天上班时突然感到心痛，他赶紧向县官告假，说自己心痛，必定是乡下母亲生了重病。县官不信，派人去访查，竟真如其所言。

不仅血亲之间，即使朋友同事之间也有信息传递，感情愈深，信息愈强。唐代大诗人白居易和元稹交谊深厚，一天，元稹梦见自己看到白居易在长安慈恩寺游玩，不可思议的是，在元稹做梦的这一天，白居易果真去慈恩寺游玩过。

生命信息充斥于宇宙空间，要捕捉这些信息是很难的。现代科学技术对此几乎一筹莫展。要捕捉生命信息，还得靠人类智慧生命体本身。一句话，一个动作，可能承载着某种神秘的信息，只是有的自觉，有的不自觉罢了。

阎纲：这样一来，建立在西方文化基础之上的西医迫切需要反思了。

黄传贵：当然！近现代人类辉煌的成就，都建立在物质文明的基础之上，活像一个金鸡独立的人，精神世界的研究与发展，远远滞后于物质世界。比如，现代西方医学的研究成果，大部分局限于肉体，只见病灶，只用药物，而忽略了智慧机体的主导作用。西方医学建立在解剖的基础之上，它的治疗思想和方法也是采取对待机器的方法——“修理和更换”。中医学呢？我们中国人认为它建立在整体论上，也就是天人合一的基础之上，中医走的是另外一条路。当然了，西方人不承认它，认为这个理论不可思议，不科学。因此，他们失去了生命世界的一半。历史赋予人类在21世纪的使命就是：找回失落了的世界！让生命世界作为一个完整的圆，带动整个人类社会科技的进步和社会的发展！

阎纲：现阶段要形成共识恐怕还很困难。

黄传贵：但我相信，只要是真理，时间会说明一切。比如经络学说就是个有争议的学说。《黄帝内经》和经络学说是中医的纲，中医就建立在《黄帝内经》及经络学的基础之上。有意思的是，现在我们已经证明了经络的有效性，针灸的有效性，但是我们只知道它有效，不知道它为什么有效，知其然，不知其所以然，是不是很好笑？

阎纲：黄院长，你是“黄家医圈”的当代传人，掌握了完整的医学哲学理论体系——“黄氏圈论”，你对此怎样解读和应用？

黄传贵：中医西医谁先进，谁落后？我们先不要过早下结论，还是先说说西医治什么，中医治什么？

前面讲过，人具有两大生命系统：物质生命系统、精神生命系统。西医以局部解剖观念为指导，主要是治疗物质（肉体）生命系统，针对的是肉体的疾病；而中医是以整体观念为指导，重视精神生命系统的作用。前面提到的人体“自我调节功能和自我修复功能”包括在精神生命系统这一大的范畴之内，精神健康了，肉体健康才能得到保障。医学的作用在于调节两个生命系统的平衡。

何以证明？中医的主线是“气”。“气”是什么？“黄氏圈论”是这样说的：人以气生，气伴命行。气正命和存，气顺命相称，气滞命离杀，气绝命转归。气正体正，气邪体邪。内气为本，外气为用。内外合一，生命和存。内外离杀，生命转归。“黄氏圈论”的结论是：精神世界体现为“气”，“气”中蕴藏了精神世界。

可以肯定，不论是其他中医典籍中的“气”，还是“黄氏圈论”中的“气”，都不是指人的肉体，也不是指意识，而是指潜藏于身体内部的另外一种生命体，那就是精神生命系统。

事实上，人体“体气场”的提出，直击了精神生命系统这一重大课题，“体气场”受到精神生命系统的支配。人与人之间、人与自然之间信息的交换，用“黄氏圈论”中的专有名词讲，不论“亲和”也罢，“碰吸”也罢，都要通过客观存在的“体气场”。现实生活中，大家会有这样一些体会，你会怕某个人，不怕某个人，你喜欢某个人，讨厌某个人，崇拜某个人，虽然你们之间没有任何关系。为什么？就是人体的“体气场”在作怪。

阎纲：这样的话，有关中医的很多话题就迎刃而解了，很多神秘之处就可以得到合理的、理性的答案。

黄传贵：“黄家医圈”认为：物质生命系统生病了会影响精神生命系统，反之亦然。比如你生气了就会生病，你高兴了病就好得快。“物、神、性”三者相互影响。

举个例子，凡是学中医的都应该知道，中药配伍里有“十八反十九畏”之说。比如，“甘草不能配甘遂”“半夏贝母反乌头”，但这种禁忌在现代科学中是找不到依据的，动物试验和药理试验都没有发现毒副作用。我以为这种禁忌不是针对肉体生命的，而是针对精神生命系统的，那样的配方会影响精神生命系统，我认为这就是中医未解之谜的谜底！

1999 年，我曾经在社科杂志《学术探索》上发表过《浅谈医学哲学》一文，提出：未来医学的研究方向要以哲学的整体观、系统观、辩证观和方法论为指导，把医学置于社会的、文化的、生理的、病理的、心理的、疾病的全方位中来考虑。其中最重要的理念就是“以人为本”，以人体自我修复机制为纲，以其他医学手段为目，“纲举目张”。

阎纲：您提出了一个多么重要的理念啊！这不就是未来医学的发展方向吗？但目前医学研究的现状却同中西医发展的现状不平衡、不适应，甚至于争论不休，怎么解决？

黄传贵：在人类几千年的实践体验中，从事物的运行规律和过程来看，简单的事物往往复杂，复杂的事物又可能简单。这是一个循环往复和升华的过程。

我在前面就说过，复杂事物简单化，简单事物复杂化——这就是进步，这就是事物发展的奥秘。

随着人类文明的产生和发展，当人类从信赖巫术、迷信、幻觉中解脱出来，真正理性地对待生活，对待事物，对待疾病，这就是进步。中国古代，“巫、医”一体，繁体字的医就是巫和医的组合，人们的认识慢慢从巫发展到医，春秋战国以前是“巫医结合”，后来巫医分离，医学独立发展成为一门具有系统理论体系的应用学科，从而占据了绝对主导的地位。

今天，针对人类生命科学而言，当人们从传统的、模糊的生命科学的迷茫中走出来，去认真研究具有实证性、解剖性、细胞性、病毒性等针对性、目标性、细化性医学的时候，就是进步。在此基础上，当人们的目光再次审视系统性、辩证性、模糊性医学——中医的时候，那就是一种升华！

事实上，这样的过程，正是事物发展客观规律的表现。确定这一标准的明确思路就是：从数字到模拟，从模拟再到数字，再从数字到模拟……从无形到有形，从有形再到无形，再从无形到有形……循环往复，直到永远。这是人类从生理到心理的进化和升华，更是人类真正意义上的进步。

阎纲：你是否认为西医相当于数字医学，而中医相当于模糊医学？

黄传贵：这种理解并不十分准确，只能说西医是实验性、解剖性医学，中医是整体性、综合性医学。西医以动物和死人解剖为主要依据，以还原分析为研究方向；中医以天人合一、阴阳平衡为主要依据，以综合分析为研究方向；西医针对人体局部病灶，中医更注重疾病产生的原因。西医公式化、程序化，有普适性；中医具体化、个性化、特殊化，“因时、因地、因人”辨证施治。

阎纲：未来的医学究竟如何发展，我想，对你此次访谈的内容公布后，医学界的有识之士会深思，会引起共鸣。

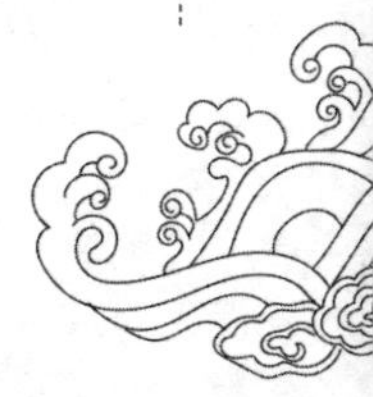

第14章
下大力气扶持民间医药学
筑牢中国传统医药学主体

第一节　民间医药学的现状和前景

一、当代医药学中的民间医药学

黄传贵近60年对家传医学“黄家医圈”理论的继承、发掘和深入研究，在第四军医大学医疗系4年的学习，特别是在运用家传医学结合中西医理论从事医疗临床的实践中，深刻认识到民族医药学、民间医药学是中国传统医药学的根和源，中医学是历代医学家对中国传统医药学根和源的衍生、提高和升华，是中国传统医药学的主体。

（一）中国医药学的结构模式

黄传贵认为弄清中国医药学的结构和模式，是找到中国民族医药学、民间医药学在我国医药学，特别是在当代医药学中的地位的一把金钥匙。

（二）民间医药学的客观存在

中国传统医药学是世界各民族医药学中历史最长且唯一没有中断过的，它包含中医药学、民族医药学、民间医药学，它们都是中华民族灿烂医学文化的有机构成部分。它们产生于民间，来源于实践，由于历史的诸多因素，三者同源分流，各行其道，各显其价值，在漫长的华夏文明历史长河中，各自久远存在。

黄传贵认为，历史和现实充分证明，中医药学已有自己的系统理论，已成为中华灿烂文化的重要组成部分。《黄帝内经》《医宗金鉴》《伤寒论》《本草纲目》《景岳全书》《金匮要略》等，是中医的代表著作；黄帝、扁鹊、张仲景、华佗、孙思邈、李时珍等，是中医的鼻祖。中医是中国传统医药学的代表，它代表中国，举世公认，世人周知。

黄传贵认为，民族医药学有的已形成了系统的理论体系，具有深厚的民族文化背景，或以本民族文字录载，或为本民族所公认并长期应用于医疗实践，如蒙医、傣医、藏医、维吾尔医、壮医、彝医、苗医、瑶医、土家医等。但是，民族医药学只能代表本民族医学，不能代表其他民族医学，更不能代表整个国家医学。

对于民间医药学，黄传贵认为是产生于民间、来源于民间、流传于民间、散见于民间，各民族自我医疗保健的经验和方法，是中医和民族医学理论的发源地，是我国灿烂医学文化中的瑰宝，是我国伟大医药学宝库中亟待开发、保护和发展的一个部分。它具有鲜明的地域性、民族性、家族性、保守性、单传性、口传性、散在性、古朴性、普及性、非系统性、非理论性，并具有简便性、经济性、适用性、有效性，是民族医学的具体体现。它既不能代表国家医学，也不能代表某一个民族医学，它是客观存在，是具有实用价值的一个重要的医学体系。

中国传统医药学的三大组成部分，除了各自的特点外，在继承上，中医药学和民族医药学以典籍为纲，师徒传承，偏于理论、医药分开。而民间医药学大多为口传心授、一脉相承、医药一体，重在实践。在诊断上，中医药学和民族医药学侧重于审证求因，辨证施治。用药上，强调以古方为鉴，谨遵君臣佐使，而民间医药学强调专病专治、专症专方，强调本民族的配方，以经验中的单方、验方、功法、手法、内治、外治、分合施治。总之，民间医药学与中医药学和民族医药学的区别是多方面的，但最根本的区别是：能代表国家医学的谓之中医，代表某一民族医学的谓之民族医，而广泛存在于民间不能代表某一民族医学，更不能代表整个国家医学的谓之民间医。

遗憾的是，迄今为止，民间医药学还未有明确的定义，在理论上，几乎还是白纸一张。对它的发掘、整理和研究也尚未引起社会各界的关注。不少民间世家的医理精粹和绝招妙技或因传人离世而失传，或因辗转相传而失真，思之痛心，睹之伤情。民间医药学不被重视，不利于中国当代医药学的发展。只有给民间医药学以应有的地位，抓紧抢救、发掘、整理，建立起中国特有的、独立的民间医药学体系，才能使中国当代医药学的结构和模式更趋于合理、趋于完善。

在现代医学和其他各学科高速发展的今天，人类的生存空间和生命环境始终是科学家们所瞩目的领域。当部分医学科学家站在科学的塔尖上骄傲地注视着生存在地球上的这数十亿生灵的时候，他们似乎突然感觉到科学捉弄了自己。因为他们发现，对人体生命研究得越细，似乎离生命的整体就越远，就越是把自己引向了一条死胡同。因此，科学家们发出了一个共同的呼声：21 世纪人类要回归大自然！也许是偶然的巧合，与世界上尖端的现代医药学的研究领域相去甚远的中国传统医药学不正是植根于大自然广阔的土壤中吗？源远流长的中国民族民间医药学不是更具有大自然所赋予的“土”和“俗”的特点吗？世界各国曾经掀起的阵阵中草药热不是使炎黄子孙们兴奋不已吗？我这样说，并不是想为我们的民族医药学护短，贬低现代医学的进步，而是要把中国医药学中最原始、最精髓的部分与现代医药学进行客观比较，从中寻找到其真正的价值，从而建立起更符合中国国情的医疗卫生网络。

现代医药学的发展，在整个医学结构组合的模式中必然是领先的。但它与传统医药学和民族民间医药学对于人类生存的价值体现相比，似有明显的差异。现代医药学的先进科技手段，在相当长一段时间内，基本上都只能在我国县以上的城镇得以普及，CT、核磁共振一类的诊疗技术，更使偏远地区的广大人民群众望尘莫及。生存的本能促使生活在这些偏远地区的人们去进行自我保健的不断实践，推动着民族民间医药学不断向前发展。他们能在那样艰苦的环境和落后的条件下传宗接代，生存繁衍，延年益寿，靠的就是民族民间医的自救。那里的人们信赖的土医生，诊断简便，就地取药，疗效良好，省钱省事。毋庸置疑，在我国民间确实存在着一支强大的业余医疗队伍。

二、关于民间医药学发展的思考

民间医药学的源头在民间，潜力在民间。抢救、发掘、整理民间医药学是一项既艰难又充满希望和光明的伟大事业。“黄家医圈”是幸运的，1988 年 3 月，中国人民解放军总后勤部卫生部组织专家在京召开的论证会上，对这一理论给予了很高的评价，把它誉为是“祖国医学中有研究价值的瑰宝”“自成体系，独具特色”“直观质朴、简便易行，诊断准确率高”“扩大了传统中医诊治的内涵与外延”，要求“加紧进行系统整理，扩大验证、深入研究、提炼精华、去其糟粕，使其真正成为我军中医事业中的一颗明珠”。“黄家医圈”虽得到了迅速的发展，并产生了一定的国际影响，但它始终只是民间医药学之沧海一粟。在中国民间不知还有多少类似“黄家医圈”的诊疗体系或“医理”“医案”尚未被发掘。因此，抢救、发掘、整理民间医药学宝藏的工作，最重要的是要面向民间，广泛地团结同道，联系群众，持之以恒。

毛泽东主席曾对中医药事业的发展作出重要批示：“中国医药学是一个伟大的宝库，应当努力发掘，加以提高。”并说：“我们中国如果说有东西贡献全世界，我看中医是一项。”

2015 年，习近平总书记在祝贺中国中医科学院成立 60 周年的贺信中对中医药也给予很高的评价，指出“中医药学是中国古代科学的瑰宝，也是打开中华文明宝库的钥匙”。“一带一路”倡议中的《中医药发展规划》，对中医药走向世界和为全人类健康服务提出了要求，指明了方向。同时，随着《中华人民共和国中医药法》的颁布实施，中医药的振兴发展也迎来了天时、地利、人和的大好时机。

具体地说，作为民间医药学传承者、研究者、开发者、工作者，我们必须做好以下几方面的工作。

第一，在全国范围内高举民间医药学的旗帜，组织起民间医药学队伍，成立相关研究机构。在民间医药学方面身怀一技之长，哪怕只有一味药、一个方、一种手法或一套功夫，愿意奉献于社会，服务于人类者，不分民族，不论职位高低、职业异同、有无文凭均可参加，最广泛地抢救、发掘、整理流传、散存于民间的各种独特的诊疗技术、单方验方、治法治则及其理论体系，并借助现代医学科学技术手段加以筛选，将它们公之于世，让它们服务于民。

第二，吁请社会各界对民间医药事业给予关心和支持。特别是各医学院校、各医药科研机构应投入一定的力量，既要造成一定的声势，也要有具体的措施。

第三，建设一支民间医药学的队伍，摒弃偏见和自我封闭。在这方面，可以以云南中医药中等专业学校、云南“黄家医圈”中医肿瘤医院、“黄家医圈”中医药研究所、“黄家医圈”制药有限公司为依托，发掘、整理、研究、开发民间医药，为培养民间医药人才做出积极贡献。

第四，利用现有的条件，建立民间医药学自己的宣传阵地。努力办好已在全国公开发行的《中国民族民间医药杂志》，为民间乡土医生说话，为民间医药学呐喊，使其成为“百家争鸣”的园地，成为民间献方献策的讲坛。

第五，建立民间医药学的专门科研机构和网点，使用当代科技最新成果，尽可能地缩短民间医药学的科研周期，争取早出成果，快出成果。

第六，建立“民族民间医药研究奖励基金会”，资助和奖励那些为民间医药学的研究和发展做出贡献者，鼓励他们的工作，认可他们的价值，并在《中华人民共和国中医药法》的指导下，按相关要求帮助他们取得一技之长的资质，充分发挥他们的独特优势，让他们勇攀医学高峰，推动民间医药的现代化进程，开拓民间医药的新局面。

广大中医药工作者应增强民族自信，切实把中医药这一祖先留给我们的宝贵财富继承好、发展好、利用好，全方位、多角度推动中医药走向世界，在建设健康中国、实现中国梦的伟大征程中谱写新的篇章。

中国民间医药这块灿烂的医学瑰宝，终将脱尘而显华姿，大放异彩，光耀于世，造福人类。

三、在政策上加大扶持中医药和民族医药事业发展的力度

扶持中医药和民族医药事业发展，让广大人民群众“人人享有基本医疗卫生服务”，是党中央坚持科学发展观，以人为本，关注民生，造福人民的重大举措。在扶持中医药和民族医药事业发展上，应制定更加优惠的政策，加大资金投入，让具有几千年优良传统的中医药和民族医药更好地为广大人民群众的医疗卫生服务。

（一）中医药和民族医药在我国的地位及其现状

中国传统医药学具有悠久的历史，几千年来，对中华民族的传承与发展起了重要的作用，是中华民族优秀文化的重要组成部分。随着人类的进步和科学的发展，中国传统医药和西医药已构建成大一统的中国医药。在西医十分发达的今

天，中国传统医药仍然是一个不可替代的医药体系。传统医药理论指导应用天然药物治疗的良好效果，引起了全世界科学家的极大关注，中医热一浪高过一浪。但在中国却恰恰相反，西医投资多，规模大，发展突飞猛进；中医投资少，规模小，发展迟缓。

（二）在政策上扶持中医药和民族医药事业发展

制定优惠政策，大力培养和使用中医药（含民族医药、民间医药）人才。在全国适当增设中医院校和民族医药学院，鼓励中医药工作者长期扎根农村和边疆少数民族地区从事中医药和民族医药工作。

在中医药和民族医药的科研、生产上实行优惠政策。

中国传统医药事业要发展，需要国家加大对中医科研的投入，尽快确立中医药的量化标准。在天然药物的保护及中药材的人工种植，中医药品的研制、报批、生产上，应给予优惠政策。

四、抓住机遇，迎接挑战，加快中药材发展步伐

（一）整体推进中医药现代化建设进程

中医药学以其独特的整体观、辨证论治的治疗模式以及毒性低、疗效确切的治疗效果，在康复医学方面显示出独特的优势。因此，建立和完善规范化的中药生产、科研体系，促进中药现代化，实现中药与国际接轨意义重大。

1. 中医药现代化，要更新观念，消除误区

中医药现代化，不能简单地以西医的“辨病”代替中医复杂的“辨证”，也不能牵强地认为“量化、客观化”就是中医药现代化，因为中医在临床上有时要舍症从脉，有时要

舍脉从症，还有真寒假热证、真热假寒证、真实假虚证、真虚假实证等复杂情况，因此，辨证具有非常强的灵活性。

由此可见，坚持中医“整体观”“辨证论治”基本特色、基本优势，确保和提高临床疗效才是中医现代化的最终目标，而适应现代人回归自然的健康需求才是中医现代化的最终归宿。为此，中医药现代化应把当代最新科学技术、手段、方法、设备融入中药研究和生产过程中，从而使中医药适应国际市场、适应现代人的健康需要。只有克服中医药现代化中某些片面的、简单的认识误区，才能走出一条有中国特色的中医药现代化发展的光明之路。

2. 中医药现代化，要提高认识，深化内涵

中医药现代化，必须以中医药理论为指导，在加大中医药理论现代化研究的基础上，着重在以下方面有步骤地实现现代化。

一是中药资源保护的现代化。在中药现代化系统工程中，中药原料生产与质量是根本，应积极推进药材生产质量管理规范（GAP）的实施，推广规范化种植，建立科学合理的采集、加工、贮藏、运输规范，为中药生产和临床用药提供优质、绿色的原料药，为中药工业化大生产提供物质保证。

二是药材饮片的现代化。中药材既是原材料，又是半成品药。基于中药材的这种特殊性，要实现中药材的规范化生产，制定科学的质量标准。同时，要大力推进中药饮片的精加工和深加工，制定全国统一的饮片标准。

三是生产技术与质量标准现代化。我国中药制药业还处于从经验开发到工业化生产的过渡期，生产技术还比较落后，严重制约了中药现代化进程。因此，必须用多学科的高新技

术使中药制药生产技术规范化、标准化、科学化、体系化，使生产工艺、生产设备达到国际通行的医药标准规范（GMP），使我国中药产品被国际医药市场所接受。与此同时，要建立一整套科学的中药质量标准，以保证中药质量的稳定、可靠。

四是中药药理研究的现代化。要充分利用细胞生物学、分子生物学的新技术、新方法开展中药药理研究，大力利用纳米技术、药物代谢动力学技术、基因工程技术等前沿科技，加快研究进程，缩短与国外的差距，尽快与国际接轨。

五是中药临床研究现代化。中医药的研究，要做到基础研究、应用研究、开发研究“三位一体”。三者的研究同样需要现代化、标准化、规范化，达到药物临床试验质量管理规范（GCP）要求。如对双盲对照、随机分组、病例选择、观察指标、实验测定、不良反应、毒副作用、试验数据，统一处理、评价特性、可重复性等基本要素都要进行科学的总体设计。

六是生产企业的现代化。我国中药生产企业数量多、规模小、技术落后，还有部分西药企业生产中药，不同类型的医院生产中药制剂。生产企业的现代化亟待更新观念，加强政府部门的宏观调控，实现规模化、集团化、现代化，制定药品标准、生产管理标准、卫生管理标准、质量管理标准，力促中药产业向现代化、国际化发展。

3. 中医药现代化，要政策引导，全面推进

中医药现代化是一个庞大的系统工程，涉及方方面面的工作。要优化职能管理部门，提升总体协调能力；要制定行之有效的优惠政策，在资金投入、技术引进、基地建设、人才培训上给中医药现代化建设以政策上的倾斜，鼓励中医药

走出国门，走向世界。要在有条件的大中城市有计划地集中人力、物力，建设中医药现代化示范基地，积累经验，探索路子，形成规模化、集团化，与国际接轨，力争在国际市场上占有一席之地。

综上所述，以创新为核心，以科技为动力，以企业为主体，以市场为导向，以政策为支撑，充分利用中药资源优势、市场优势、人才优势，才是加速中医药现代化进程的可靠保证。

（二）总体部署，构建中医药的创新工作机制

影响药品创新机制形成的因素很多，但多数专家认为：政策重视程度、知识产权保护、基础设施、现有产业规模、人才资源等五个方面，是影响药品创新的主要因素。政府重视是药品创新的前提，知识产权保护是药品创新的保障，装备设施是药品创新的基础，产业规模是药品创新的手段，人才资源是药品创新的关键。为此，应积极从影响因素入手，构建药品创新的宏观机制。

一是加大政府重视的力度。目前，国家药品监督管理部门有明确的优先发展安排，在鼓励科研机构、高校引领开发新药、中医药现代化等方面已取得了较大进展。但在投资强度、总体调控力度、政策导向等方面还有许多工作可以做。在知识产权保护上，尽管国家出台了《专利法》，但在实际运行中还存在有法不依、有章不循的现象，打击了一部分人创新的积极性。

二是加大资金投入的力度。没有足够的资金保障，基础设施、产业规模、人才引进等都将受到严重影响。要走出资金缺乏的困境，光靠政府投入是不够的，要采用政府推动、企业参与、市场拉动的基本模式，坚持风险共担、利益共享的基本原则，多方位、多渠道解决资金的来源，为新药的研制和开发注入活力。

三是加大人才培养与引进的力度。要十分重视中医药研究队伍的建设，坚持培养与引进并举，制定优惠政策，完善激励机制，创造人才积极向上、勇于创新、奋发进取的内外环境和施展才华的发展平台，充分发挥人才的积极性、创造性，让他们主动为研究、开发新药做出贡献。

（三）总体规划中医药的发展战略

一是在总体协调上，要建立具有较高权威的战略研究中心。组织国内的知名专家、聘用国外的著名专家，建立战略研究中心，专门研究中医药现代化、国际化，中医药知识产权保护及国内、国际中医药市场的发展等主要问题，为政府决策提供依据。

二是在政策法规上，逐步完善《中医药法》。中医药是我国的国宝，在医药产业上具有很强的国际竞争力，不断完善《中医药法》，才能适应中医药走出国门、各国对中医药认同度逐渐加温、接受度逐渐攀升的新局面。在此基础上，要制定一套完整的鼓励政策，包括贷款优惠、人才聘用、中医药院校招生、企业融资、成果报批、重组联合、国外办医院等方面的优惠政策，促进中医药加快发展。

三是在研发中医药上，要更新观念。具体讲要实现七个转变：一是在研究思路上由跟踪模仿为主向自主创新为主的转变；二是在药品生产管理上，由经验管理向规范化管理的转变；三是在药品研究上，由单味药研究为主向复方药研究为主的转变；四是在药品研究的重心上，由研究传统方剂为主向研究传统方剂与研究民族方剂、民间方剂并举的方向转变；五是在评价标准上，由国内标准为主向与国际标准接轨的转变；六是在资金来源上，对重大项目、重点课题的研究与开发，由单位自筹为主向政府资助为主的转变；七是在知识产权保护上，由个人申请为主向国家干预为主的转变。

四是在国际竞争上，要强强联合，组建企业集团。国家、省级主管部门要对我国现有中医药行业进行一次全面的摸底排查，精简一批，合并一批，建立一批具有现代化高水平的、有国际竞争力的大型骨干企业集团或跨国集团，形成强有力的国际中药市场的领导者、主导者。

五是在中药资源上，要加大保护力度。我国中草药资源丰富，有植物药 11460 种、动物药 1581 种、矿物药 80 种，有完整记载的处方 10 万余条，剂型 43 种，中成药 5000 余种，中草药的用量世界第一。因此，在合理、科学开发中药资源的同时，还要在全国建立人工种植基地，开发和研究替代产品，结合国家退耕还林政策，鼓励农民种植中药材，在收购上给予政策支持。这样既保护了中药材，又能让农民享受更多的实惠。

六是在人才培养上，要面向世界。对中医院校，在招生数量、专业设置、学历层次上国家有关部门应给予更多的自主权。对长期由民族民间医师以师带徒方式培养的中医师，在学历、资格、注册上，有关部门应根据本人的实际能力给予相应的政策支持。同时，要在中医院校招收外国学生，让中医药、中医药文化有“洋学子”，让中医药文化传播到世界。只要我们抓住机遇，面对挑战，科学决策，统筹规划，锐意创新，中医药的发展前景必定是光明的。

五、在县级医院建立民族医药特色门诊

中国传统医药学延绵数千年，是世界各民族医药学中历史最长且唯一没有中断过的。它包含的中医药学、民族医药学、民间医药学都是中华民族灿烂医药学文化的结晶，都产生于民间，来源于实践。由于诸多因素，三者同源分流，各走其道，各自发展，各显其能，已为客观存在。除中医药外，民族医药有的已形成系统的理论体系，有本民族的历史文化背景，或以本民族的文字录载，或为本民族所公认，如蒙医、傣医、藏医、壮医、彝医、维吾尔医等，它们同样在我国的医药领域发挥着极其重要的作用。

随着经济社会发展，人们的生活水平不断提高，生活环境和生活条件也在不断发生变化，环境污染愈来愈严重，疾病谱亦随之发生了很大改变，心理性疾病发病率居高不下，亚健康人群日益增多，医学模式也由传统的“生物医学”模式向“生物—心理—社会医学”模式转变，加之老龄化社会的来临、科技时代的保健新要求等，都对新世纪的医学界提出了严峻的挑战。民族医药所具备的整体医学特征、重视大生态的“天人合一”思想、养生保健思想、个体化诊疗和应用天然药物、自然疗法等优势，不仅符合当今社会医疗保健的要求，更显示着其自身的科学价值，蕴涵着强大的生命力，受到了世人的关注。民族医药的优势及特点突出表现在以下几个方面。

民族医药不仅是祖国传统医药的重要组成部分，更是提高中华民族自信心、继承和发扬中华民族优秀文化的重要内容，对增进民族团结，发展民族经济，促进传统医药现代化，

实现富民兴国的中国梦均具有重要的意义。

我国民族医药具有卓越的疗效，出现过不少闻名遐迩的名医大家，他们经常应用天然药物，特别是新鲜药物，有的方药齐全，理法有据；有的以一技之长，几味草药，使患者痊愈，所谓“小小单方治大病”，就是其真实写照。

民族医药各具特色。藏医药擅长治疗高原病、脑血管病、风湿病；蒙医药擅长治疗骨伤、再生障碍性贫血、甲状腺病；傣医药擅长治疗子宫肌瘤、乳腺增生；瑶医药擅长治疗肿瘤、红斑狼疮；壮医药擅长治疗跌打损伤、老年病和眼科疾病；苗医药擅长治疗呼吸道感染和泌尿系感染；朝医药擅长治疗前列腺病、糖尿病；等等。

民族医药、民间医药可以就地取材，一根针、一把草、一味药、一个方、一种手法，治疗简便易行，价格相对低廉，对缓解“看病贵、看病难”可起到积极的补充作用。

但是，由于种种原因，民族医药发展不平衡，草药和制剂的使用受到很大限制，临床日益萎缩，一些民族医生由于过不了以西医和中医试题为主的考试关，导致不得不走向废医存药之路，而对于药物的研究，也面临着科研基地、科研设备和科研经费的困境，民族医药有待进一步发展和提高。

为此，在全国县一级医院建立民族医药特色门诊，扩大其影响力，研究、开发与应用民族医药，为广大人民的健康服务，是非常重要和必要的。

一是加大对民族医药的投入，从人才、设备、资金等方面帮助民族医药提高医疗服务水平和能力，对民族医药存在的问题，给予特殊的政策和特殊的扶持。由于民族医药的发源地多在少数民族地区，它们有着自己独特的理论体系、历史传统和诊疗方法。在少数民族地区可制定一些特殊的政策来发展民族医药，例如给予政策上的倾斜，进而将其移植到其他地区，各级政府要高度重视民族医药事业的发展，从民族医药的现实出发，实事求是地把民族医药发展起来，让它丰满起来。

二是各级政府应鼓励和扶持民族医药在所辖区内的发展，对特色门诊的建立给予资金补贴，对发掘整理民族医药理论，搜集经方、验方进行应用研究给予资金奖励。

三是统一制定民族医药临床诊疗规范，强化诊疗与用药的安全。长期以来，由于民族医一直以民间习用、口耳相传的形式活跃于少数民族地区，导致从业人员起点低、层次低，许多民族医难以达到《执业医师法》和《医疗机构管理条例》的要求。所以，在特殊政策的扶持下，应强化民族医药诊疗规范，为诊疗与用药提供程序上、安全上的保证。

四是注重对有一技之长的民族医进行培训，让他们熟悉医疗法规，掌握解剖生理、病理、医理、药理等知识，按法规行医、配药，不断提高民族医的医疗水平和研究水平。

第 15 章
组建名中医工作室
重振中医诊疗传统

“十二五”期间，中医药事业的发展面临着前所未有的战略机遇，原卫生部副部长、国家中医药管理局局长王国强 2011 年 1 月 13 日在全国中医药工作会议上强调指出，深入贯彻落实科学发展观为加快中医药发展提供了理论保障；《关于加快中医科技创新体系建设的若干意见》的发布实施，为中医药事业发展提供了政策支持；经济社会的快速发展，为中医药事业发展奠定了经济支撑；广大人民群众对中医药的信任和需求，为中医药事业发展提供了社会基础；医学模式和医学目的的转变，为中医药事业发展提供了良好契机；国际社会的关注重视，为中医药事业发展提供了广阔空间。

机不可失，时不再来。我们抓住这一有利时机，深刻认识中医药事业发展面临的新形势和新要求，为中医药事业的发展做出突破性的选择。为此，在全国范围内，组建一定数量的“名中医工作室”，以此作为中医药的创新发展模式，进而以点带面，推动中医全面发展。

长期以来，中医药的弱化事出有因。总体来看，内因起主要作用，外因火上浇油。中医的内外环境不容乐观。

从外部环境来看，其一，中医的地位变了。中医曾是中国传统医学的主流医学，现在已被西医抢占了主流医学的地位。其二，中医在学术领域失去了主动权、话语权。中医的学术成果常由西医评定。其三，西医的方便、快捷、直观、高效，淡化了中医药的作用。其四，中医的培育体系被否定了。中医以师带徒的传承模式被取消了，在学院制中，中医教学方式西化了。其五，中医的临床被西化了。真正的中医师少了，真正的辨证论治少了，诊断靠西医，治疗不辨证被称之为中西医结合。其六，纯中医队伍垮了。真正的中医师难获取资格证、上岗证，因为考试内容是西医范围的，英语让他们不能过关。其七，纯中医被改造了，中医成果要接受西医的理论指导。其八，中医的源头断裂了。中医一直从民间医、民族医中汲取营养来丰富和发展自己。但近百年来，中医看不起民族医，更看不起民间医，导致中医在发展中缺乏新的血液补充，源头呈枯竭之象。

从中医自身的情况来看，其一，对中医药理论的研究与认识，没有跟上现代科技与现代观念的步伐，没有用现代科技对中医药理论做出科学的新解释。其二，中医药分家了，自古中医药一家，中医师自采、自种、自制、自用药物，中医师是一个全科医师，现在医药分家了，背离了中医自身发展的规律，成了中医药发展的障碍。其三，一些中医诊疗技术失传和弱化了。其四，老中医越来越少了。其五，假冒中医和变味了的中医大量存在，败坏了中医的声誉，使民间对中医的质疑之声此起彼伏。

对中医药的现状，我们必须有一个清醒的认识，要扭转中医药的这种局面，就必须正本清源，为中医药树立典型，为此，组建“名中医工作室”是最好的突破口。

一、“名中医工作室”的职能

1. 传承中医药文化。
2. 负责中医理论与中医经验收集、整理、发掘工作。
3. 承担国家中医研究课题。
4. 促进中医特色专科建设。
5. 建好临床基地，为名中医的临床工作提供实践平台。
6. 提高中医诊疗水平，扩大人民群众对中医的认知度。
7. 导师言传身教，培养中医药人才。
8. 为人民群众提供优质的中医药服务。

二、“名中医工作室”的组建方式

1. 由国家中医药管理局制定（订）政策、方案和实施细则。

2. 由国家中医药管理局负责全国各省市区“名中医工作室”的名额确定和资格审批。

3. 由国家卫生健康委员会调拨专项扶持资金。

4. 实行股份制。由各级中医药管理局与名中医共同组建工作室，各级中医药管理局占60%股份，名中医占40%股份（其中技术股份占20%）。

5. 实行院长负责制。

6. 由国家卫生健康委员会组建“名中医工作室”网上平台，指导工作并接受患者评论、申诉与监督。

第 16 章
促进中医药国际合作与发展
把中医药推向世界医药天地

根据国家中医药管理局提供的有关信息、资料和赴德国汉诺威参加第三届欧洲传统中医药大会的所见所闻所得，以及对欧洲 6 国进行为期 14 天的考察了解的有关情况，黄传贵深感大力促进传统中医药在国际上的合作与发展，努力把中医药推向世界医药的广阔天地，是中医药全面发展和进步的革命性举措。

一、中医药国际合作与发展概况

（一）政府间高层交往加强，中医药正逐步纳入中国以外国家的医疗卫生保健体系

《中华人民共和国宪法》和《国家中医药管理条例》等一系列法律、法规及国家级中医药管理机构，有力地保障和推动了中医药的国际交流与合作工作。

1997 年和 2003 年，国家中医药管理局先后两次召开了“全国中医药对外交流合作”会议，制定了“中医药对外交流与合作十年规划”。

到2004年9月，我国与49个国家签订了含有中医药条款的卫生合作协议，另外还签订了16个专门的中医药合作协议。

这些协议的签订、实施，推动了政府间在中医药管理、科教、医疗等方面的合作，促进了中医药的对外贸易。

国家中医药管理局加强了与世界卫生组织（WHO）在传统医药方面的合作并取得了良好的成效。WHO在亚洲设立的15个世界卫生组织传统医学合作中心，有13个中心与中医药有关，其中7个中心设立在中国。

继1996年美国FDA批准针灸作为治疗方法后，针灸在大多数国家获得了合法地位。2000年，中医药首次在澳大利亚维多利亚省以法律形式得到承认和保护，同年，阿拉伯联合酋长国、泰国、南非政府相继宣布中医在本国的合法化，韩国、越南、新加坡等国中医合法化的同时，还建立与我国相似的专门的传统医学管理机构。

1999年，第一个中药复方经美国FDA批准进入了临床实验，2000—2002年，中药先后在古巴、越南、阿拉伯联合酋长国和俄罗斯获准以治疗药品形式注册。

（二）中医药国际交流合作日益活跃，中医药合作与发展项目正逐渐成为中国对外合作交流的优势项目

1998—2002年，我国中医药机构接待的国（境）外来访团组达1775个，约2万人次，年均增长率为20%；中医药派出人员1190批，3000多人次，年均增长率超过6%。

1996年以前累计与我国开展中医药国际交流合作的国家约30多个，到2002年累计超过100个。每年与我国进行合作交流的国家数量均在50个以上。

1996 年以前累计中医药国际合作项目约 80 项左右，1998 年后国际合作项目明显增多，仅 2002 年启动的项目就近 70 项。

（三）中医药的特点和优势逐渐为国际社会所理解，中医医疗规模在不少国家迅速扩大

据不完全统计，分布在世界范围内 130 多个国家和地区的中医医疗（针灸）机构达 5 万多所，针灸师超过 10 万名，注册中医师超过 2 万名。欧洲和美国的针灸师较多，仅德、法、英 3 国就有约 2 万名，美国超过 1 万名。

每年约有 30% 的当地人、超过 70% 的华人接受中医药保健治疗。

在东北亚、东南亚等华人居住较多的国家和地区，中医医疗市场更大，柬埔寨、印度尼西亚、泰国、马来西亚等东南亚国家，当地中医不仅为民众服务，而且也为政府首脑和领导人服务，获得很好的疗效。

在非洲和中东地区，中国政府自 20 世纪 70 年代开始派出援外医疗队，目前，在 40 个国家的 42 支援外医疗队中，有中医师 110 人，占医疗队员总数的 10%。他们用中药、针灸等中医疗法为当地民众治病，有的还担负了所在国政府领导人的医疗保健工作。

（四）中医药教育的国际交流日益活跃，海外中医药正规学历教育已经起步

多年来，来华接受中医药教育和培训的留学生人数一直居自然科学类来华留学生人数的首位。2002 年，全国 27 所中医药大学在校留学生为 3221 名，2003 年新招 4112 名，毕业 783 名。

近几年来，我国中医药院校与国外许多国家和地区的院校开展合作，成立中医药学院或开设中医（针灸）专业，共同培养中医药（针灸）人才，国外的针灸、中医教育正向正规学历教育发展。

统计资料表明，日本、韩国均建立了政府承认的以中医药为基础的汉方医学和中医教育的正规高等院校。

在欧洲，Middlexex 大学的五年制中医学院和伦敦中医学院是被英国政府承认的中医药高校，比利时建立了开展中医本科学历教育的李时珍大学，德国有 38 个医学院开设了针灸课，法国政府批准在公立医科大学开设针灸课程。

美国注册的中医学院有 72 所，经美国教育部审查批准的达 30 所。

澳大利亚墨尔本皇家理工大学与南京中医药大学合作，开设了中医学系，成为西方国家正式设立中医学系的第一所大学。

（五）国际市场对中药产品需求增加，出口呈逐年增长趋势

国际天然药物市场的增长速度明显高于化学药品市场的增长速度。1999 年世界银行的一份报告显示，2000 年世界天然药物产业产值约 800 亿美元，到 2008 年将达到 2000 亿美元。

中药产品的国际市场需求不断增加。1999—2003 年，我国中药产品出口总额整体呈上升趋势，2003 年达到 7.2 亿美元，年均增长率为 5.49%。

（六）不少国家开始对中医药开展科学研究，国际区域性中医药学术组织不断建立

德国联邦卫生部拨专款支持针灸疗效的研究，德国出版的中医学和针灸学专著、译著约为250种，各种刊物上发表的相关文章近1000篇。

约有170多家大型国际制药公司和40多个国际知名研究机构，从事包括中药在内的传统药物的研究开发工作。

美国18个州设有40多个中医针灸学会，创办近10种中医、针灸杂志。

国际传统医学领域两大国际性行业组织——世界针灸学会联合会和世界中医学会联合会分别于1987年和2003年成立于北京，汇集了世界上100多个国家和地区的中医药学术团体、超过10万名中医药从业人员。

这些国际性和区域性中医药学术组织在世界范围内为传播和推广中医药、规范中医药国际市场、维护中医药从业人员利益等发挥了重要作用。

二、中医药进入欧洲的问题

根据此次对德国及欧洲市场的考察，并通过与德国当地政府、医院等有关部门进行洽谈所了解的情况，黄传贵认为，中医药产品进入欧洲有以下的优势和劣势：

（一）优势和机遇

在欧洲各国的医疗卫生体系中，西医治疗价格昂贵，一般重症患者每天的治疗费用约为人民币6000元，而轻症患者的治疗费用每天也需人民币3000元左右。政府及保险公司已不堪重负，急于寻求替代和辅助的医学治疗方法。中医

因其历史悠久、疗效显著、费用低廉等特点，已经引起了欧洲当地卫生及保险部门的关注。一般来说，中医的治疗费用每人每天为人民币 100 ～ 300 元，更容易被患者和保险公司接受。

中医药热在欧洲已经形成。不少欧洲人眼中的疑难杂症，如风湿、类风湿、肾病、胃病、肝病、骨质增生、结石症、阳痿、肥胖症、老年痴呆症等，中医药的疗效在实践中已得到初步认可。

针灸已经成为德国辅助医学的重要组成部分。在德国，目前已经有相当数量的针灸执业医生，并拥有一定数量的患者。

推拿、按摩、足疗等中医疗法已成为欧洲民众所接受和喜爱的保健方式，并成为德国辅助医学探讨和研究的课题。

（二）困难与劣势

目前，中医药产品尚不能直接以药品的名义和身份进入欧洲，也不能以治疗疾病的名称和方法进入。

大部分中医药产品目前只能以保健品、功能性食品的名义进入欧洲。

中方医护人员在外国获得工作许可比较困难，而使用欧洲当地的医生则成本太高。

现阶段，欧洲被列入政府及保险公司理赔范围的中医药治疗方式还很少，许多患者不得不选择西医治疗。

综合以上情况，黄传贵认为，中医药走向世界，成为西医的替代医学，成为疾病治疗和身体保健的重要方式，应该是大势所趋。传统中医药在欧洲及国际上已经逐步得到了越来越多的认同和接受，并且也越来越发挥出其独特的不可替代的重要作用。促进中医药在国际市场上的推广与发展，这是一项文化交流、文明交流的重大而又艰巨的任务，是广大中医人肩负的使命和责无旁贷的义务。

全体中医药同仁应共同努力，共同发展，让中医药这一有着数千年历史的传统优秀文化、中华文明精粹走出国门，走向世界，更好地为全世界人民的健康服务，为全人类造福。

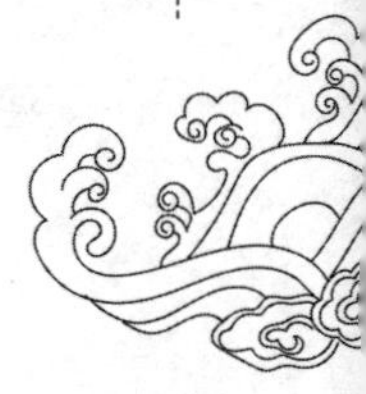

第17章 加快中医药立法进程 建立“大一统”医药法

《中华人民共和国宪法》第21条规定，要“发展现代医学和我国传统医药”。这成为我国传统医药受法律保护的基础性规定，从而也以国家根本大法的形式赋予了中医和西医平等的法律地位。国家为了促进医药卫生事业的发展，先后出台了《中华人民共和国药品管理法》《中华人民共和国食品卫生法》《中华人民共和国传染病防治法》《中华人民共和国职业病防治法》《中华人民共和国职业医师法》《中华人民共和国母婴保健法》《中华人民共和国献血法》等法律，这些法律确保了我国医药卫生事业的空前发展。在医药卫生领域也出现过很多不和谐的声音，有法不依，无序可遵，无章可循，中医和西医互相抵制，而不是“并重”，甚至有舆论提出要“废除中医”，严重干扰着我国医药卫生事业的发展，中国医药的立法已经刻不容缓。虽然多年来不少人呼吁对中医药进行立法以促进其发展，但这只是“目”而不是“纲”。中医药要立法，那么西医药需不需要立法？民族医药呢？单独对中医药立法或对西医药立法，都不能完整地说明中国医药的全部情况，只有建立统一的中国医药法，才能达到“纲举目张”，真正确立具有中国特色的医药思想体系，树立中国医药的科学发展观。

一、中国医药立法的条件已经成熟

随着人类社会的进步与科技的飞速发展，中国医药已经走向大一统。一是来源于西方的医药体系，经过百余年的认识、实践，再认识，再实践，已经成为中国医药卫生资源的重要组成部分。二是中医药得到了空前的发展。三是中医和西医在中华民族医疗保健的实践中共同发展、相互配合、取长补短，形成了具有中国特色的医疗体系，共同为人民的健康与保健事业服务。客观上，中国医药大一统的局面已经形成，为中国医药立法奠定了良好的基础。

二、中国医药的立法是医药事业发展的必然要求

大一统格局下的中医和西医，形成了一个完整的中国医药体系，它独具中国特色，与任何国家的医药体系都不具可比性，这是由中国传统医药理论体系和其巨大的实用价值以及在我国医疗卫生领域发挥的越来越大的作用所决定的。随着我国法制建设的日益完善，在逐步迈向法制社会的进程中，对中国医药进行立法刻不容缓、势在必行。

三、中国医药法有极大的包容性和不可替代性

今天，人类对各种事物的认识与理解趋向于更成熟、更完美、更理性，偏激的思维模式趋向于全方位的大同理念。狭隘的中医西医之争，恰恰是人类健康事业中不同的两个理

论体系之争。西医以实证解剖学为基础，针对“病名”加以治疗；而中医以生命与自然和谐共存为基础，充分尊重人是智慧机体的理念，针对“病证”辨证施治。可见，由于渊源、思维方式与方法的不同，两种理念与治疗方法恰好可以互补。但在实际的应用中却面临着诸多矛盾与困难，需要国家用立法来规范、协调、完善和解决。中国医药法就是要将两者的性质、地位、作用、运作方式和方法加以规范，这是单一的专门法不可替代的。

四、只有立法才能确保中国医药的和谐与发展

自然规律决定了事物发展的先后，客观存在支持了事物发展的进程。过去，西医药成了人类健康事业的主导；未来，中医药必将迎来一个快速发展的机会。建立具有中国特色的中国医药法，是加速和实现这一进程的重要法律保证。在统一的、科学的中国医药发展观指导下，建立和完善两大医疗体系不同的管理措施、评价体系、临床应用、科研开发、生产流程、人才培训等实施准则，共同组成具有中国特色的健康保健体系，才能确保中国医药的和谐与发展，更好地服务于全体人民的健康需求。

五、建议

加快中国医药立法进程。尽快出台《中华人民共和国医药法》。西医方面，应根据中国西医药的发展情况，参照西方标准，逐步与国际接轨。中医方面，应遵循传统中医药自身发展的规律，按中医药的基本理论和学术特色来制定配套的管理措施、研究方式和评价体系。

根据西医院和中医院的不同特点，采取不同的管理模式和运行机制。

在政策配套方面，建议对不同地区实行不同的政策倾斜。大城市和发达地区以西医为主，中医为辅；中等城市中西医并重；小城镇和边远地区以中医为主，西医为辅。实行全民医保，实现人人享有卫生保健，提高全民健康素质。

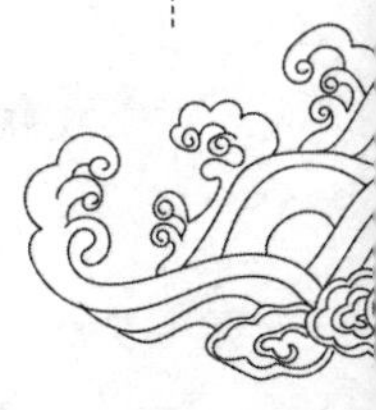

第18章
创建国际性中医药大学 推动中华文化走向世界

2017年是《中医药法》颁布并即将实施的第一年，可喜可贺。借助《中医药法》实施和“一带一路”建设推进的契机，创建国际性中医药大学，十分必要。

第一，中华文化要走向世界，中医文化是最典型的代表。通过中医这一载体，让中华文化走向世界，具备较强的可操作性与实效性。

第二，我国推行的“一带一路”倡议，贯穿亚欧非大陆，涉及64个国家和地区，约44亿人口，占全球人口的63%，经济总量约为21万亿美元，占全球的29%。如此庞大的战略规划，急需知识先行做准备，更需中华文化作为铺垫和支撑，创建国际性中医药大学是具有中华文化元素的最佳选择。让中医药走向世界，为人类的健康事业服务，让全世界人民分享中医药文化的成果，是传播中华文化最好的切入点和突破口，也是最容易被全世界人民所接受的共赢方式。

第三，随着中国国际地位的不断提高，世界的目光正在转向中国。中医药是中华民族文化的瑰宝，其源远流长与博大精深，使世界为之惊叹，其吸引力也越来越大，很多西方学者在感受到西医的局限后转向中国医学，不少西方国家的医生也开始主动学习中医。目前中医药已传播到160多个国家和地区，中外机构签订了含有中医药内容的双边协议90多个。中医药学正带着底蕴深厚、魅力无穷的中华文化走向世界，世界性的中医热正在形成。

第四，中国是一个世界级的大国，创建行业特色鲜明、中国元素显著，为习近平总书记所倡导的“中国特色、世界一流”大学，为全人类的发展贡献力量，也是我们的责任和义务。

第五，当今世界，面临经济全球化、教育全球化、人才全球化竞争与流动的大趋势，以国际化视野和战略高度思考，建立国际性中医药大学，培养中医药人才，十分必要。

第六，中医药是诞生和发展于中华大地的医学体系，应用好这一资源，为中华民族服务，为全世界人民服务，具有十分重要的历史意义和现实意义。

第七，中医药学凝聚着深邃的哲学智慧和中华民族几千年的健康养生理念及实践经验，是中国古代科学的瑰宝，也是打开中华文明宝库的钥匙。它既是生命科学，也是生命哲学，它涵盖自然科学与社会科学的全部，其实质是人类社会与自然世界的天人合一，蕴含着丰富的哲学思想和人文精神，把中医学置于社会的、文化的、生理的、病理的、心理的、疾病的全方位格局中来考虑，创建新型的中医医学教育模式，对引领现代医学的改革与改变，意义重大。

第八，当前中医药人才的匮乏令人担忧。国家统计局2015年发布的年度统计报告显示，全国执业医师和执业助理医师有282万人，中医类别占5%～10%，约27万人，实际工作在临床一线的估计15万人不到。随着中国“一带一路”倡议和《中医药法》的实施，中医人才缺口将进一步扩大，特别是随着中医药在“一带一路”沿线国家的迅速推广，人才短缺就显得更为严重。

第九，几千年来，中医药起源于中国，传承于中国，服务于中国。规范中医药体系，制定相关标准，牢牢掌握话语权和主导权，是我国义不容辞的责任。

为此，黄传贵建议立足于将中医药保健理念应用于现代人类社会这样一种全新的医学模式，并在具有典型中国元素的基础之上，创建国际性中医药大学，并使之成为宣传中华文化的窗口。

一、建院宗旨

让中华文化走向世界，让世界人民认识中国，让具有先进健康保健理念的中医药学服务于人类的健康事业。我们的目的是传承和弘扬中华文化，应用中国传统医学之精华，结合现代医学与生命科学的研究，创建世界一流的、具有中国特色的中医药大学。

二、建院方针

以中医药学为主体，吸收兼容现代生命科学的成就，努力探索“中国医学”体系，推进中医药学术理论创新；发挥中医治未病的优势，加强中医在预防、养生、保健、康复、养老等领域的理论研究、标准化研究、技术与产品开发；培养专业人才，提高中医药优势病种诊疗水平，提升覆盖全生命周期的中医药健康服务能力；培养学贯中西、有国际视野、有大师潜质、追求卓越的中医医生；开展中医典籍、名老中医学术经验传承和中医流派的研究；打造全新的中国医学教育模式，构建具有鲜明中国元素的中国医学全球教育平台，促进中医医学教育模式现代性与传统性、全球性与本土性的有机结合，推动中医药在海外的传播。

三、建院目标

面向全球招生，生源国外占 80%，国内占 20%。实施双语教学及 9 年本硕博连贯制。定向培养国外需要的中医药人才。其主体构架战略为建设一所世界一流的中医药综合性与研究型大学，带动旗下若干个应用型专业人才培养学院，一个以养生、养老为主的国际健康城及一个以中医药文化旅游为主的中医药文化产业生态园。

1. 一所世界一流的综合性与研究型中医药大学。
2. 若干个应用型专业人才培养学院。
3. 国际中医医院。
4. 国际养生、养老健康城。
5. 中医药文化旅游生态园（药材种植基地）。

四、建院规模

规划建设用地 5 万亩。设计动态投资规模 300 亿元，在校学生规模达 6 万人，实现整体一次性规划设计，分期分步建设，按照边建设、边招生循环发展的原则，总建设期预计为 3 ～ 7 年。

建议大学选址云南昆明。云南具有无可比拟的自然生态、人文环境资源优势，如立体的气候、立体的地理环境、立体的人文资源，立体的民族文化旅游优势，更素有动物王国、植物王国之称，适合中医药产业全方位的发展需要。

第三编

探究建立世界大一统医药学

近20年，黄传贵的足迹踏遍亚洲、欧洲、美洲，与各国医药界人士进行了广泛的交流，建立了长期紧密的联系。应美国、印度尼西亚、泰国、新加坡等国医药界的邀请，黄传贵在这些国家开办了“黄家医圈”诊疗所，用黄氏抗癌粉诊治癌症患者，取得相当不错的疗效，受到当地医药界人士的肯定和好评。黄传贵开办的专科学校和美国多所医学院建立了教学交流活动，聘请多位美国专家为专科学校的特聘教授。在这些医药互访活动中，黄传贵一直在思考一个大课题：能不能建立世界大一统医药？

第19章 比较东西方文化阴阳属性 寻觅东西方文化融合共存

首先，黄传贵从分析比较东西方文化的阴阳属性入手。

人类对于自我生存的环境应该有这样一个认识：宇宙间任何一个事物都具有其整体性、相互依存性和相对独立性。在探讨这一认识时我们又进一步发现，自然界的任何事物不但具有以上特性，而且始终存在着至少三个方面的因素：东方文化认为是阴、阳、中，西方文化认为是负、正、零。中和零既是一个事物的诞生地，又是一个事物完成一次循环发展过程的终结地。在人类目前所能认识的自然界中，无论是宏观的还是微观的事物，无不遵循着这一自然法则。

人类文化作为一个宏观的整体，同样遵循着这一自然法则。我们发现，人类文化的产生和发展，包含了无数个大大小小不同层次的阴（负）、阳（正）、中（零），并客观遵循着“无阴（负）无阳（正），无阳（正）无阴（负），无中（零）无源，孤阴（负）不长，孤阳（正）不生”的法则，自觉地完成低层次阴（负）、阳（正）、中（零）文化的融合、重铸，升华为更高层次的阴（负）、阳（正）、中（零）文化这一过程。在这样一些规律和法则的启迪下，我们认为，今天人类的两大文化——东方文化与西方文化，必定存在其自身的阴阳属性。

一、东西方文化的产生及发展

文化作为人类对自然和自身实践行为认识的总和，从有人类以来就始终伴随着人类的产生而发展。早期文化的产生，是人类初期生产方式、生活方式和生产物的朴素直观反映，是人类逐步认识自然、适应自然的感性体现。它的产生，在相当大程度上受制于人类生存繁衍的自然环境和条件，受制于自然环境和条件所决定的生产方式、生活方式和生产物。正因如此，地球上复杂多样的自然环境和条件，客观上造就了人类早期文化的复杂多样性，也造就了难以计数的群体文化、民族文化和地域文化。这样一些文化的产生，是居住在当地的群体经过长期的社会实践，逐步演化凝聚而成的。不同的生产方式、生活方式，产生了不同的群体文化，也造就了这个群体的价值观念、思维方式、道德标准、审美标准、宗教信仰和群体性格，这些也正是形成不同文化体系的“灵魂”。“靠山吃山，靠海吃海”“一方水土养一方人”，就是这种地域文化形成的真实写照。

地域文化的产生和发展，是大文化形成的背景、前提和条件，是产生相对成熟类型文化的基础。这一点无论是东方还是西方，无论是黄种人还是白种人，始终是相同的。从地域文化的发展过程看，任何一个地域文化，从它诞生之日起，就始终并存着两个方面的发展，一个是具有阳性特征的意识文化，另一个就是具有阴性特征的物质文化。每当一个地区的文明发展到一定程度，使这里的群体有能力逾越大自然对它们的禁锢和羁绊，有能力触及其他地域内生存的群体时，不同区域文化的冲突将不可避免，无论这样的冲突是采取何种方式进行（强加、渗透、同化），冲突的结果必然是融合，最后形成我中有你、你中有我，主体文化特征占主导地位的新文化。东西方文化正是沿着这一轨迹发展起来的。

过去，古代人类难以逾越的大海、沙漠、崇山峻岭，客观上把地球划分成了东西两半，进而形成了人类有史以来最为宏大、最为奇特、最为博大精深而又各自不同、各具特色、各具属性的两大文化体系——东方文化和西方文化。东方文化以代表东方文明的中国传统文化为主体，其辐射范围包括朝鲜、韩国、日本、印度、新加坡、越南等亚洲诸国；而西方文化以代表西方文明的英、美文化为主体，其辐射范围包括整个欧洲大陆和美洲大陆。

东方文化发祥于东半球，其雏形是中原文化（黄河流域文化）、汉族文化。其发展大致经历了两大阶段。秦始皇统一中国前，中原文化充其量只能称为地域文化，随着精神文化与物质文化的迅速发展，春秋战国诸子百家争鸣与纵横兼并战争促进了文化的大融合。秦始皇统一中国后，中原文化无论从规模还是内涵与外延上都发生了质的飞跃，进而重铸升华为多民族的统一文化，成了真正意义上的东方文化主体。在东方文化形成的历史过程中，最引人注目的是中华文化与印度佛教文化的冲突、融合、重铸，直至升华为新的文化。从汉朝末年佛教文化传入中国并引发一系列冲突开始，历经魏、晋、南北朝、隋、唐，绵延近千年，直至唐末宋初，佛教才真正纳入中国传统文化的思想体系，并升华为新的东方文化主体——“理学”。至于后来的元朝和清朝的游牧文化渗透，由于其自身文化发展程度较低，很快就被同化于博大精深、浩瀚无比的中国传统文化的汪洋之中，消失于无形。

西方文化毫不例外也经历了同东方文化一样的发展历程。西方文化发源于西半球，其雏形是地中海地区的古希腊、古罗马文化，罗马帝国的产生，奠定了西方文化的主体。中世纪的欧洲，混乱局面蔚为壮观，整个欧洲本土四分五裂，被分割为几百个甚至上千个小国，仅在德国，就曾分裂为二三十个公国、伯国、侯国、主教国及城邦。不难想象，它们之间的冲突是何等惨烈，而文化在这些冲突中始终扮演着重要的角色，并存在于民族与民族之间，部落与部落之间，教会与教会之间，教会与皇室之间。

纵观东西方文化的发展演变，我们发现，它们具有惊人的相似之处，它们几乎在同一历史阶段，在各自不同的区域内，共同经历着文化的不断积累、冲突、融合、重铸、升华，进而再积累、再冲突、再融合、再重铸、再升华的全过程。其中，地域文化的发展与相互间的不同是产生冲突的原动力，而经济的发展、科学技术的进步是促使截然不同的、相似或相近的两种或两种以上文化大融合的催化剂。东西方文化各自经历了无数次的扬弃、演变，历时几千年，最终形成了各具成熟形态的大文化类型。

东西方文化的客观存在，再一次证明了地球上的人类文化作为一个整体理应包含的两大文化类型，必然适应于阴（负）、阳（正）、中（零）这一宇宙间的自然法则，这是不言而喻的。那么，东西方文化的阴阳属性是什么呢？它们之间到底谁阴谁阳？

二、东西方文化的阴阳属性

东西方文化虽然经历了相同的发展模式，但其文化类型的内涵与外延却是截然不同的，就好像从文化诞生的中心朝着相互背离的两个方向发展，一阴一阳，一正一负。这样的演变，纯粹源于客观规律，源于宇宙法则，源于大自然的赐予。

第一，自然环境的不同造就了民族性格属性的不同。因为，自然环境和条件对人类早期文化的产生，特别是对社会心理、民族性格的形成起着至关重要的作用。自然条件的巨大差异，反映在文化形成的胚胎中，并始终伴随着整个文化的发展。东方文化起源于黄河流域。广袤的平原，土地肥沃，水资源丰沛，特别适合农业生产，为中华民族的生存发展提供了优越条件。但远古时期的自然条件恶劣，野兽猖獗，水患频繁，气候恶劣，给人民生活造成一定困难。中华民族的祖先正是在这块土地上繁衍生息着，在这样的环境中生存发展着，自然而然地形成了吃苦耐劳、勇敢顽强的秉性。为了战胜各种困难，克服生产力低下的客观现实，人们就要团结起来，以整体的力量、集体的智慧去战胜困难，进而形成了注重群体的民族性格。与此同时，自然环境很容易对人的心理形成潜在的压力，进而造就了整个民族温文尔雅、相对内向的民族性格。有学者把以此为基础发展起来的文化称之为“大陆民族文化”，我们则视之为具有阴性偏向的“阴性文化”。

西方文化发源于地中海地区的古希腊、古罗马，整个地中海地区气候湿润，土地肥沃，希腊三面临海，交通便利，适合开展对外贸易，早期西方文化正是以海洋文化为主要依托，逐渐形成了西方民族特有的自由、任性、奔放、广阔、放荡不羁、注重个体的民族性格，在以个人为中心的心理因素影响下，自然造就了西方民族善于冒险、勇于开拓创新的民族性格。有学者把以此为基础发展起来的文化称之为“海洋民族文化”，我们则视之为具有阳性偏向的“阳性文化”。

第二，产业的不同造就了文化属性的不同。在东方文化中，由于受自然条件限制，中华民族的祖先主要以农业为主，习惯地形成了以重视农业、重视天时地候物候的自然平衡、重视安居乐业、重视稳定长久的“农业社会文化”。而在西方文化中，欧洲大陆交通便利发达，造就了工商业的异常繁荣，演化成独特的“商业社会文化”。就农业与商业的文化属性而言，从严格意义上讲，商业本身并不能增加社会财富，因此中国社会长期把商业视之为末，认为农业才是根本。“民以食为天”，一本一末，显然农业文化具有阴性偏向。

第三，文化的组成不同决定了文化的属性偏向。在东方文化中，构成文化主体的是三元文化，即儒教、道教、佛教文化。儒教崇尚礼乐，道教崇尚自然，佛教崇尚积善存德。可以看出，三教的宗旨都是趋向于道德精神的修为，追求道德精神的至善至美，追求教化修养，追求精、气、神合一。注重道德精神始终是东方文化的主旋律，因此东方文化具有阳性属性倾向。而在西方文化中，组成其主体的是二元文化，也就是古希腊、古罗马文化与基督教文化。古希腊、古罗马文化富于科学精神和法律精神，基督教文化富于道德思想，二者融合之后，整个文化特征呈现出崇尚科学技术、崇尚法律、崇尚物质文化的阴性属性倾向。

第四，东西方的价值取向不同，同样影响着文化属性的不同。

首先，在东方文化中，人们习惯于慎终追远，发思古之悠情，注重实际，循序渐进，追求和谐，追求稳定有序。在此基础上，东方文化的实用主义精神得到充分体现。在古代，中国的医学、物候学、农学、兵法、天文、技艺都堪称世界之最，长期处于世界领先地位，四大发明更是耀眼夺目，光照世界，这些都是追求实用主义精神的结果。而在西方文化中，人们则注重抽象幻想，注重逻辑思维，具有高度的抽象思辨和严密的公理化演绎体系，这在西方文化所创立的数学、几何学、天文学、物理学、解剖学中显露无遗。

其次，在东方文化中，人们十分注重群体的思想，即所谓“天下之本在于国，国之本在于家，家之本在于身”。因此要求社会的每一个成员都必须“修身齐家”，进而才能参与社会，即“治国平天下”。从整体上要求个人牺牲自己，克制自己，为群体的利益服务。而西方文化则与此相反，极端地崇尚个人，认为个人是独立的整体，可以不依赖任何人而存在，强调个人的重要性，个人的人权不容侵犯。人与人之间，人与社会之间，人与国家之间的关系只不过是一种社会“契约”。

另外，在东方文化中，人们十分注重“和合”，即所谓“天时不如地利，地利不如人和”。人需要和蔼，家需要和睦，国家需要合并，管理需要统一。在此思想的指导下，成功地实施了“道德、政治、宗教”三合一的管理体制，道德就是政治，就是法律，“三纲五常”“天、地、君、亲、师”就是修身、齐家、治国的法宝和标准。而在西方文化中则不然，人们十分注重“分”，人要分，家要分，国要分而治之。道德就是道德，政治就是政治、法律就是法律，经济就是经济，虽然它们之间并不是孤立的，但却泾渭分明。

第五，东西方文化对待自然的态度不同，其属性也就不同。在东方文化中，人们认为，人与自然应该协调发展，因为天、地、人是一个整体，属于一个系统，它们之间具有相互依存、相互制约的关系。天地是一大宇宙，人是一小宇宙，破坏自然就相当于摧残人类自身。因此，人类只有集天地之灵气、自然之精华，才能得到升华和发展，天、地、人的融合才是人类发展的终极目的。而在西方文化中，人们认为，人是上帝的产物，自然物质是上帝为了人的存在而造就的，一切事物都是以人为中心的，因此，人类向自然索取丰富的物质财富是自然而然的事，所以片面地掠夺自然、改造自然为人类服务就形成了西方文化的表象。

综上所述，我们不难发现，由于东西方文化产生和发展的背景不同，造成了二者的重大差异。我们把一些重要差异汇集如表 19-1 所示。

表 19-1　东西方文化差异

共同对象	东方	属性	西方	属性
人	注重精神系统	阳	注重物质系统	阴
人与自然	改造人类，适应自然	中	改造自然，使其适应人类	中
认识宇宙	人是宇宙的缩影	阴	上帝创造一切	阳
思维模式	注重整体综合，向内	阴	注重分离个体、向外	阳
思维定向	为用而知、知行合一	阴	注重公理逻辑、程序化	阳
科学技术	实用技术发达	阴	科学理论发达	阳
人格观	群体人格	阴	个体人格	阳

续表

共同对象	东方	属性	西方	属性
价值观	崇尚虚、崇尚用	阳	崇尚实、崇尚质	阴
审美观	崇尚含蓄	阴	崇尚时尚	阳
生死观	追求长生不老	阴	注重现实享受	阳
潜意识	崇尚象	阳	崇尚形	阴

由此可见，无论是东方文化或是西方文化，都存在着各自不同的阴阳特征，也就是说它们都是阴中有阳、阳中有阴、阴阳共存的。但从总体上讲，由于东方文化具有阴性偏向，更渴望于精神追求；西方文化具有阳性偏向，对物质追求的偏爱与生俱来。

三、东西方文化的前景和前途

我们可以毫无疑问地指出，东西方文化虽然都是在大自然的整体中产生，都是以天、地、人为对象展开的，但所走的路却截然不同。

20 世纪以来，西方文化突然活跃起来，其传播风暴席卷人类的每一个角落，奇迹般地成了人类文化的主角，世界各国竞相效仿。面对物质享受和财富的诱惑，整个东方文化圈的国家，无一例外冷落或放弃了自己的追求，争先恐后地追赶着这列物质世界的特别快车，其势头一浪高过一浪，使得本身就偏爱物质的西方文化更加极端化。直至今日，我们才明白，西方文化所追求的物质财富，绝大多数都是从自然资源中转化而来的，人类聚集的财富越多，自然资源消耗也就越大，而地球上的资源又是有限的，地球资源面临着即将耗尽的风险，而西方文化催生的物欲思潮却犹如一匹脱缰的野马，对物质疯狂的掠夺和占有已经形成了“沧海横流”的局面。虽然西方文化对物质的追求与向往促进了经济社会的飞速发展，但由于其没有理性、健全、合理的精神文化体系，反给人类造成了灾难，给人类的未来发展带来了巨大的阴影和忧虑。比如核武器问题，水资源污染问题，全球性的温室效应问题，全球性的自然灾害、水土流失等问题。

怎么办？这一切需要一种更加合理的文化来加以调和，而这一点恰恰又是东方文化所具有的优势，无疑需要东方文化来弥补西方文化的不足。比如说，对待大自然，东方文化的立足点就是以天、地、人的协调发展为前提，其保护自然的思想体系至少比目前人类提出的环境保护思想早几千年；再比如，中医的经络、穴位、针灸等，都是世界之谜，将来中医的成就可能远远超越现代医学的一切成就；再比如，东方文化中的道德伦理思想、天地人的整体思想，正是今天的人类所需要的。

客观上讲，历史上东西方文化的形成和分离，并非人为因素造成，而是大自然给予东西半球人类的恩赐。随着人类的进步和发展，自然条件和环境再也不能成为阻碍人类文化交流的屏障。今天，无论是从时间、空间还是人类发展的必然需要上，东西方文化的全面交流和互补势在必行，尤为重要。事实已经证明，西方的阳性文化的确需要东方的阴性文化加以补充，而东方的阴性文化也需要西方的阳性文化加以调和，阴阳相济才是宇宙的真理、法则和本源。

第 20 章
人类命运共同体就在明天
世界大一统医学势在必行

基于对东西方文化的客观辩证的认识、分析和把握，黄传贵大胆地提出世界大一统医学的设想。

黄传贵认为，人类社会发展至今，科学技术革命及其成果已经深入到人类生活的各个领域，深刻地影响着人类社会的发展变化。从 20 世纪计算机的诞生和运用，到 21 世纪云计算、大数据的广泛运用，互联网、物联网、人工智能等高新科技的产生，正无处不在地改变着人类的生活。交通、通信、信息技术极大地缩短了人类在其生存的这个蓝色星球东西南北中任何一个角落的距离。不可抗拒地，人类就这样进入了“地球村”，进入了人类命运共同体的新境界。与此同时，人类对生命的认识，也由宏观世界进入了微观世界。一切都在改变，一切都在融合，一切都在走向大同。一个扬长避短、取长补短、东西合璧、南北呼应、知识大爆炸、知识大融合的新时代已经到来，顺理成章地人类也必须要建立和自己的生命息息相关的“大一统医学”体系，以适应新时代的来临。黄传贵就“大一统医学”这个命题，发表了自己的看法。

第一，大一统医学是自然科学和社会科学高度结合的生命医学，是世界传统医学和现代医学融合建立的精准医学，是以大自然为本的医学，是生命科学的主流医学，是人类命运共同体的未来医学。

大一统医学就是要统一和整合全人类、全世界东西南北中不同人种、不同国家、不同民族的传统医学和现代医学的医疗卫生资源。通过去伪存真、去粗取精、扬长避短、取长补短、求同存异，利用高科技、大数据、人工智能等新技术使传统医学理论和现代医学理论高度融合，构建人类新兴的大一统医学的理论体系、医疗卫生体系和人类健康的大一统医疗服务体系，以更好、更优、更强大的医疗卫生科学技术为人类的健康、生存、发展、繁衍服务。

第二，建立大一统医疗体系，人类，特别是生命科学家和医学科学家必须统一三个认识：

首先，统一对人与自然的认识。大自然是天地人的总称，大自然实为一个生命的共同体，是所有生命的复合体。万物有命，天地人命命相依，大自然是生命的宿主。万物有灵，人是万物之灵。人有意识，人是大自然的意识器官，人的意识解释了天，人的意识认识了地，人的意识也认识了人类自己。以生命为核心，确立生命世界的整体观；以大自然为本，确立大自然的主体地位，人与自然是一个复合体。大一统医学的核心就是要建立生命与自然和谐共处的理论，以及与实践相融合的生命治理体系和服务体系。

其次，统一对生命的认识。生命是化学的、物理的、量子的，也是数学的……生命是活性蛋白质的正负电荷相结合的产物。生命存在于活性蛋白质的持续运动之中，生命延续于活性蛋白质正负电荷不断地结合和分离的过程。生命有生、活、死三部曲。生是偶然的，死是必然的，活是有规律可循的。生命能吸取自身需要的任何身外物质，并将其转化为已有的功能。生命也有将自身不需要的体内代谢物排出体外和排斥身外不需要物质进入体内的功能。生命是智慧的，有与生俱来的自身生存规律，有自我代谢、自我修复、自我复制、自我遗传的密码等，并存在于客观物质的载体中。

大一统医学就是要将高科技的大数据和现代医学的大数据作为参数，成为传统医学辨证论治、辨病论治的依据。这将大大提高人们对健康的正确评估水平，提高疾病的诊断率，提高治疗的有效率和治愈率，从而更有效地保护生命。

再次，统一对医药的认识。医药是生命的伴侣。每个民族在繁衍、生存的过程中，都曾有过本民族的自我保健体系（民间医药、民族医药、传统医药）。这些医药认识论及诊疗手段很大一部分仍在民间广泛传承和使用，是传统医药理论的源泉、脉络（实践发现民间医药，由民间医药形成民族医药，再由民族医药升华为传统医药），是人类智慧实践的结晶。中国是这样，世界也是这样。所以世界卫生组织大声疾呼："人类健康需要传统医药。"

第三，当今世界有两大医药体系，即传统医药体系和现代医药体系。传统医药来源于动物、植物、矿物中的复合性成分；现代医药来源于动物、植物、矿物中的单体成分，还有根据其单体化学结构合成的化学药。药，因指导理论不同，生产工艺不同，产品各异，疗效千差万别。

传统医药是在传统医学理论指导下，利用传统的制药工艺和高科技制药技术生产的复方制剂，保留了传统医药的四气五味和整体成分，针对人体的整体性，是治人的药。现代医药是以现代医学理论作指导，利用高科技制药技术从复方混合物中分离出来的单体成分，针对靶向的病，是治病的药。所以传统医药是治人，现代医药是治病。只有把治人与治病相结合，才可达到精准治疗。

大一统医学就是要充分认识复方制剂混合物与单体制剂成分的作用机制，将它们有机结合用于临床，提高对生命的保障。

统一对人与自然的认识，统一对生命的认识和统一对医药的认识，是建立大一统医疗体系的理论基础。

过去，人类的生存空间分布于地球的东西南北中，因交通不便，各地区的人们难以接触和沟通，导致文化不同、语言不同、实践不同、生活不同、法律不同、教育不同、制度不同、知识不同，等等。不同的语言对同一事物的阐述不同；从不同的角度看待问题，结论不同；不同的实践得出的理论不同；用不同的方法研究同一问题，得出的结论不同；不同的教育培养出的人才不同；不同的制度产生的立场不同；地域不同，风俗不同；民族不同，信仰不同；国家不同，体制不同；流派不同，认识不同……以上诸多不同导致对人与自然的认识不同，对生命科学的认识不同，对生命医学的认识也不同。故东方医学理论与西方医学理论不同，传统医学理论与现代医学理论不同，中医药学理论与西医药学理论不同……

上述不同是客观存在的。这些不同将生命这一整体碎片化，造成生命理论碎片化、医学理论碎片化、医疗卫生资源碎片化、医疗服务体系碎片化，导致在具体的医学实践中，人们各言其说，自圆其说，仁者见仁，智者见智。然而生命是一个整体。生命就像一头大象，不会因为人说它是根绳子、是根柱子、是堵墙……大象就变了。人怎么说，是人的主观认识，改变不了大象本身是个整体的客观存在。生命的真谛只有一个，不管有多少不同的认识，不同的阐述，不同的实践，不同的理论，都改变不了生命是一个整体的科学性。

不管有多少种不同看法，生命科学的对象就是生命本身。生命是客观存在的，任何不同认识都改变不了生命的属性与生命的真谛。一切生命科学者的理论，一切医学科学家的理论，一切医学理论的产生、建立，都是以生命为对象、为核心，都是在研究生命的产生、发展和延续过程中的生理、病理、心理、药理及人类社会与自然世界相互影响、相互制约、相互融合关系中形成的。

第四，大一统医学的内涵不只是中医和西医的结合，而是传统医学和现代医学的融合，是一个新兴的医疗卫生体系。

以中国传统医学为例，中医理论的整体观、辨证论治的方法论、治未病的理念、药食同源的养生之道为其理论基础和指导思想。中华民族在五千年的生存时空中，在东西南北中的地缘生存的实践中，在人与大自然和谐共处的过程中，用生命证实了中医是中国人的生命科学，中医是中国人的文化，中医是中国人的哲学，是人们用时间、空间、生命的实践不间断验证的医学理论。

传统医学：主体是宏观医学。传统医学把天地人看成是一个整体，生命是这个整体不可分割的部分。这种认识是客观存在、发展的必然，是古人智慧的结晶。直到今天，这种认识仍然是宏观医学理论构架的重要基础。

现代医学：主体是微观医学。现代医学把生命的基础视为活性蛋白质的存在、分离与结合的过程。这种认识是人类进步的标志，是应用高科技的成果，也是构建微观医学理论的必然。

传统医学要发展，就要向现代医学学习，利用高科技，从生命的宏观世界进入生命的微观世界，认识生命医学；现代医学要发展，就要向传统医学学习，利用高科技，从生命的微观世界进入生命的宏观世界，认识生命医学。这是传统医学和现代医学走向大融合、走向大一统的世界观。传统医学和现代医学要从宏观走向微观，再从微观走向宏观，去认识生命的真谛，必须拥抱人类文明，利用高科技。高科技是人类的文明成果，是从宏观走向微观，从微观认识宏观的重要技术手段。比如 X 光是光学的，核磁共振是物理的，检验是化学的。这些化学、物理、数学、光学、电学的成果是人类共享的文明，不是现代医学的专利。现代医学可以用，传统医学也可以用。现代医学应用高科技从个别到一般，从局部到整体，从树木到森林去认识宏观医学理论，这是必然的走向。传统医学应用高科技，从整体认识部分，从森林认识树木，从全局认识局部，这也是认识生命的必然。传统医学和现代医学的认识发展趋势和走向，是建立大一统医学体系的基础。最终的结果必然是传统医学与现代医学走向大融合，形成大一统医学。

大一统医学需要统一对各医学体系的认识。传统医学和现代医学都是有科学依据的，它们都来源于实践，再上升到理论，再指导实践，从而形成自身的医药理论体系，各有所长，各有所短。它们可以取长补短，也可以扬长避短，更可以在生命科学上走向大同。时间、空间、信息、精神、能量、物质、意识、知识等是各医学流派产生医学理论的共同基础。生命是各医学流派医学理论研究和服务的对象。生命的生理、心理、病理、药理的有机结合和融会贯通，也是各医学流派认识生命的四个途径。天地人是一个生命的共同体，大一统医学就是为这个共同体服务的学科。

第五，在中国，人们不禁要问，传统医学为什么落后于现代医学呢？这个问题很简单，但是要害，弄清楚了这个问题，就知道中医应该怎么发展，怎样发展才叫中医现代化，中医的理论要怎样才能融入大一统医学，才能成为大一统医学一个方面的指导思想和理论基础。

从五四运动算起，中医原地踏步了100年。这100年，是被现代医学挤压的100年，是被中国人自己忽略的100年，也是中医故步自封的100年。这100年恰恰又给了现代医学充分发展的空间，现代医学因此遥遥领先。而传统医学在狭缝中生存，渐渐落伍了。

如果中医和西医在这100年间共同发展，并肩前进，同时利用高科技，那么中医从宏观认识微观，充分利用一切现代高科技的手段，不用怀疑，中国早已形成了完整的医疗体系，中医还会落后于现代医学吗？还会保守吗？还会原地踏步吗？

黄传贵认为，下一个医学发展的100年，必然是传统医学包容现代医学，同化现代医学，形成人类命运共同体的主流医学，即大一统医学体系建立并完善的100年。

第六，有鉴于此，黄传贵认为我们应该率先在中国建立大一统医学体系。

1. 在国家级有影响的医学媒体上，发表大一统医学的宣言书。号召全世界的生命科学家和医学科学家对大一统医学进行理论与实践的探讨，为建立大一统医学的理论体系而努力奋斗。

2. 号召全世界的生命科学家和医学科学家首先在各自国家将大一统医学纳入实践阶段（即将各自国家的传统医药同现代医药有机结合、有机统一，求大同、存小异，取其精华，去其糟粕，建立各自国家的大一统医学体系）。

3. 中国率先进行大一统医学的理论建设和实践总结。中国的传统医学，要以中医的理论和实践为主，融合民族医药、民间医药，在传统医药上先实现 56 个民族医药的大一统；然后再与现代医药相融合，形成中国医药的大一统，为世界大一统医学提供范例。重要的是，在中国建立传统医药与现代医药相结合的大一统医学，一定要以中医的理论作为大一统医学的指导思想和理论基础。

4. 召开国内的大一统医学学术研讨会，总结经验，提高认识，为大一统医学的形成奠定基础，形成范例；在东西南北中选择试点医院，进行大一统医学的教学实践和临床实践；在条件成熟的情况下，召开大一统医学的国际学术研讨会，为形成世界大一统医学奠定初步的学术基础。

5. 组织专家团队总结传统医药和现代医药的经验和教训，精准阐述它们的优缺点，找到它们的结合点和根本分歧点及能使之融合的根本途径（高科技），并据此撰写大一统医学的教学教材和临床指南。

6. 从现在开始就以不同形式、多种方法，面向社会开展各种培训，普及大一统的基本科学知识；建立大一统医学大数据研究平台，为大一统医学提供科学依据。

第四编

潜心发掘整理『黄家医圈』

第21章 “黄氏圈论”洋洋三十万言 中生万物乃是“圈论”核心

黄传贵发掘整理的“黄氏圈论”全貌

第一卷　中生万物

“中”是“圈论”的核心。宇宙间万事万物都产生于“中”，归结于“中”。

事物生与归的过程，就是事物变化规律的四部曲“和存、相称、离杀、转归”演变的过程。这四部曲是宇宙存在和运动的方式，是“圈论”对事物产生发展变化规律的经验总结，是“圈论”剖析、认识事物的主要方法之一。

中生万物，中为物源；万物有中，中为物极。

14

第一部分　中生万物
——宇宙的发生学

“中”是“圈论”的核心，“中生万物”“中为物源”这一观念是黄氏祖先对宇宙间万事万物产生原因的根本认识。

一、中生万物，万物有中

中生万物，中为物源。万物归中，中为物极。万物有中，中为分合。

——“圈论”第三

“圈论”认为“中生万物，中为物源”。“中”是宇宙发生学，是“圈论”的核心。那么什么是“中”呢？“圈论”对“中”的认识有狭义和广义之分。狭义的“中”是指宇宙间万事万物的生与归；广义的“中”是指事物存在的“中”界，如阴阳之交的“交”为“中”；阴阳之分的“分”为“中”，东西南北中的“中”为“中”，夹江两岸的“桥”为“中”，一分为二“分”为“中”，合二为一“合”为“中”，正负与零的“零”为“中”，天地与人的“人”为“中”，物神与性的“性”为“中”……“中”自始至终存在于事物的内部。

中生万圈无穷小，万圈归中无穷大。

中生万物无限小，万物归中无限大。

——“圈论”第四

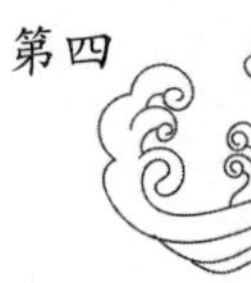

"圈论"进一步阐述了"中"的概念,"中"生"圈","圈"乃具有层次特征之事物,"中"决定了"圈"的运动方向。进而认为世界的本源是"中","中"产生了天地万物。"中"是万物萌发的原动力,是万物产生的源头,是万物存在的动态平衡点,是万物发展的依据,是万物存在的前提。"中"的存在决定着宇宙间万事万物的"和存""相称""离杀"与"转归"。

什么是"中"?比如车轮,轴心一点便是"中"。无论车轮怎么转,正转、反转、快转、慢转,中间那一点始终没有动,那没动的一点就是"中"。没有"中",车轮也就不存在了,只能叫作"圈"或者"环",而"圈"或者"环"没有中心也同样是不能存在的,只不过它的中心不是"轴"而是无形的"中"。

生者为中,死也为中。
中分无穷,无穷合中。

——"圈论"第五

"圈论"认为"生者为中,死也为中"。就是说,一切事物都存在"中"。过去人们常说"万变不离其宗"。我们认为,"宗"不是一般意义的"宗",而是更具深刻含义的"中",它与"变"联系在一起。所谓"万变"的"变"是指世间万物都在变,一切化合、分解、还原、组合、角度、层次、时空……都是"变"的形式和内容。"变"必然产生新的事物,出现"生"。有"变"才有"生",有"生"就有"死",有"死"就有"归"。所以,"变"的起点是"中","变"的原因是"力","变"的结果是"生","变"的过程是"命","变"的终点是"归"——"归中"。

关于“中”与“力”及“命”的诸关系，下文会有详尽的阐释。

二、“中”的演变过程

中生万物，一分为三。

三是万物最小的组合之数。

——“圈论”第六

有“中”必有“分”，均分而得“中”。“中”是“分”的原则，“分”是“中”的运动形式。一分为三，“中”是源，是一，是万物之母。由“中”产生了相互对立的两个方面“阴和阳”，“阴、阳、中”合为三，是宇宙间万事万物固有的内在属性。那么，“三”到底代表什么呢？“圈论”的传承人把“三”理解为“天、地、人”。我们认为，这里的“三”已经不是普通意义的三，而是数理的三，哲学意义上的三。它应该这样演绎：“中”首先分化为相互对立的两个方面，即阴与阳。成形时，或者说成为一个整体时，其内部就有了三个方面，那就是彼此对立的“阴、阳”和“中”，“中”是绝对的。因此，“中”既具有原始的“中”的信息，又具有裂变后自身的性质。

由此可见：“三”是任何事物最小的矛盾单位。在自然界的万事万物中，它是绝对的、普遍的、始终存在的。

另外一种解释就是“中生阴阳”，“阴、阳”可看作是“天、地”，“天、地”进而生人，“天、地、人”合而为“三”。由于万事万物受制于“天、地、人”三因素，所以，“三”为事物最大、也是最小的矛盾单位。换句话说，任何事物都由三个方面所组成，都可以分为三个方面，都可以从三个方面进行观察，如性质上有“阴、阳、中”，空间上有“前、后、中”，时间上有“过去、现在、未来”等。所以，“三”为认识自然界万事万物的一个层次、一个角度、一种方法。宇宙间的万事万物无不包容于其中。

在认识了“三”的前提和基础之上，再进一步推动认识的深度和广度，便进入了另一个层次、另一个角度、另一种方法领域，从而产生了“八”。“三”是万物存在的自然条件，“八”是万物存在的时空条件和共同因素。“圈论”的主体“天地八字”就是以此为根据产生的。

三、“中”的哲学意义

“圈论”的始祖开创性地提出了“中”这个概念，作为自己哲学思想体系的核心，其重要意义就在于发现了宇宙间万事万物的产生、发展、变化和“转归”的根本原因，即它在事物的内部—内核。“中”是动因，是起源！“中”是结果，是归宿！“中”产生事物后，并未因事物的出现而消失，而是继续支撑着事物的运动、变化、发展，直至“转归”。“中”自始至终存在于事物的内部。这是“中”的性质，也是“中”的规律。由于“中”的规律性作用于万事万物，事物才具有其规律性、可认识性、可预见性和可操作性。

“转归”为“中”，“中”是事物的归宿，这是“中”的另一层含义。它意味着事物的“返本复初”，同时也意味着事物的循环不息。当然，这样的“返本复初”已经不是简单的回复，而是具有量的区别和层次的不同，这一问题将在下文进行讨论。

凡此种种，说明了“中”是事物发生与发展的总规律，是一个精神性的世界本体，是一个可以认识和感知的世界本源，是“圈论”探讨宇宙本源形而上的直观认识论。因此，对于“中”，我们得出以下几点结论：

（1）“中”是客观存在的，是可以认识的。

（2）“中”是普遍的，是无所不在、无处不有的。

（3）“中”在万事万物中的地位和作用是绝对的。

（4）“中”是事物发展过程中的必然表现，也是促进事物发展的动力。

（5）“中”是矛盾体的本质内核，并由其推动矛盾体的发展变化。

（6）“中”是事物存在能量的最高形式。

四、“中生万物”的现代思考

对宇宙起源的探索，是人类面临的重大课题，各种学说不胜枚举，古代有神话说、上帝说，现代有对称宇宙说、稳恒态宇宙说、宇宙大爆炸说等。中国古代的宇宙起源说立足于道家的“道”说，“圈论”则用“中”和“圈”来解释宇宙的起源。“圈论”的宇宙观与道家学说妙在似与不似间。

道家认为，“道”产生了世间万物，包括天地鬼神。“道”弥漫于宇宙，无处不在；贯通于古今，无时不有。但“道”无形无迹，超越时空、超越物质，只能意会，不能言传。庄子说：“物物者非物。”（《庄子・知北游》）认为“道”既非物质，又非精神；先于物质存在的，绝对不是物，而只是“道”。又说：“精神生于道，形本生于精”“人之生，气之聚也，聚则为生，散则为死。”（《庄子・知北游》）可见，精、气有生有灭，也不是“道”。那么，“道”到底是什么呢？老子说：

"有物混成，先天地生……可以为天地母。吾不知其名，强字之曰道。"（《老子》第25章）又说："道之为物，惟恍惟惚。惚兮恍兮，其中有象；恍兮惚兮，其中有物。窈兮冥兮，其中有精，其精甚有真，其中有信。"（《老子》第21章）老子认为"道"是恍惚的，说不清楚的，似乎有形，似乎为物，但都不是，只好模棱两可地说："道可道，非常道；名可名，非常名。"（《老子》第1章）

然而，"道"却客观地存在着，因为它有精、有真、有信。先秦法家韩非说："道者，万物之所然也，万理之所稽也。"（《韩非子·解老》）就是说，"道"使万物成为它本身那个样子，万物皆有"道"，"道"与自然界俱存。又说："（道）天得之以高，地得之以藏，维斗（北斗）得之以成其威，日月得之以恒其光，五常（五行）得之以常其位，列星得之以端其行，四时得之以御其变气。"（《韩非子·解老》）他认为，天地日月星辰乃至五行四时都有"道"，"道"是宏大无形的，并不局限于某一事物。这里的"道"仍然没有明确的解释，只知它是世界的本源，并且是绝对的、永恒的、超越的、普遍的、无差别的、无目的的，等等。

"圈论"吸取或包容了道家学说的精华。"圈论"中虽不言"道"，却提出了"中"的概念，"中"比"道"更具优越性，"道"玄虚不可捉摸，而"中"比"恍惚"的"道"更明确、清晰，因为，它更直观、更实质、更具操作性。

"圈论"对宇宙万物起源的看法，归结于"中生万物，万物归中"。"万物归中"的"中"是辩证思维、抽象思维和形象思维的统一，"中生万物"的"中"是抽象思维与形象思维的产物。"中"产生了宇宙，产生了自然界的万事万物，万事万物都包含在“中”内。

按现代观念，“圈论”的“中”应为最原始的宇宙万物的全息（信息），它不带任何特征，始终存在和弥漫在整个宇宙空间和万事万物中，它的裂变发展纯粹是与事物发展所必需的客观自然条件相适应的，裂变后产生的阴阳或者正负，包含着原始信息的“中”。

现代医学认为，人体是由细胞组成的，细胞含不含有“中”？克隆技术的回答令人鼓舞。从人体任何一个部分取出任意一个细胞，可以复制出原样的人体来，而不用担心变成他人或别的什么怪物。随着现代科学技术的发展，人类已经把构成物质的最小单位由分子、原子、原子核分到了基本粒子、夸克、亚夸克……那么，这些最小的物质中是否仍有“中”的概念？按“圈论”的认识，回答应该是确定无疑的。

现代宇宙中心爆炸起源说的观念和“圈论”“中为源”的思想完全吻合。“万物有中，中为物源。中分无穷，无穷合中”。宇宙间的万事万物都由“中”开始裂变，呈几何级数发展演变，无限可分，进而产生无穷的事物；无穷的事物又可以无限聚合，从一种存在形式转变为另一种存在形式，从一种生存状态转变为另一种生存状态，最终又“转归”为“中”，体现了物质不灭的规律性，如此周而复始，完成宇宙间大循环的过程。

因此，“中”是最原始的信息，这样的信息因包含着宇宙万物的全息，而存在于整个宇宙中。这样的信息以人类远未能认识的形式存在着，当自然条件适合于它的生长时，就产生裂变，进而形成其他物质。

在人类生存的星球上，在大自然的每个角落里，甚至在每个人身上的任何一个细胞中，都隐藏着自然界万物的全息。每当外部条件适应于其中某种物质的生长发育时，它就会产生裂变，开始生长发育。比如动物身上的寄生虫，当卫生环境良好时，它并不存在，但是，当卫生条件恶劣时，它就会滋生繁殖。

是不是可以说，已经灭绝的物种在环境条件适宜于生长发育的状态下又可能再次诞生呢？回答是肯定的。

也许有人会问，人体中有没有其他物质比如草木的信息？回答也是肯定的。同在一个生命圈内，此"圈"的存在决定于彼"圈"的存在，此"圈"存在的条件影响了彼"圈"存在所构成的环境。从更深层次讲，生命体由分子组成，分子由原子组成，原子由原子核与电子组成……越到基本粒子，万物越趋向同一。越到基本粒子，越接近宇宙本质，越接近"中"。只不过草木需要的土壤、水分、温度以及适应其生长发育的条件在人体并不存在，因此，在人身上不可能长出草木来。

如果说上述观念可以通过科学实验证实的话，那么，我们有理由进一步认为，目前自然界众多物种的灭绝和濒临灭绝都是自然界外部条件的变化造成的。我们注意到，地球上成片的森林减少了，土壤流失很严重，有些水源干涸了，空气污染了，在这样的情况下，人类、动物和植物的生存都受到了威胁。人类和动植物依赖于大自然而存在，如果大自然失去了生存的条件，众多物种的衰败以至灭绝便在所难免。与此相反，如果人类自觉或不自觉地创造和保障了适应这些濒临灭绝或是已经灭绝了的动物、植物生存的外部条件和环境，那么，我们有理由相信，这些濒临灭绝或已经灭绝的动植物完全可以再次产生并繁衍不息。

综上所述，“圈论”认为，宇宙来源于“中”，宇宙万物与生命来源于“中”，“中”带有生命的整体信息。大自然具备了生命生存的条件，生命就产生、生存、发展和延续；大自然失去了生命生存的条件，生命就死亡、消失、停止和断代。

和存为生，相称为长；离杀为消，转归为中。

15

第二部分　和存、相称、离杀、转归
——宇宙的运动方式

由生到归是事物运动的必然过程，“和存、相称、离杀、转归”是事物存在与运动的基本方式。这一公式化的模型是黄氏祖先对宇宙间万事万物生存运动方式的开创性的经验总结。

一、“圈论”的运动观

通过对“圈论”中的几个重要概念的介绍，可以了解和掌握整个“圈论”的运动观。

运动的概念在“圈论”中是显而易见的，“圈”的本身就使人产生动感。“圈论”站在运动的角度、发展的角度、思辨的角度，对自然界、社会和生命乃至医学进行直观的认识，因此，“圈论”很容易被人们理解为运动的学说，这种生生不灭的“运动”观念，正是“圈论”创始人的匠心所在。

“圈论”的整个思想，就是以“圈”作为主体的学说，即以运动为核心的学说。根据“圈论”的观点，可以认识到世界的绝对运动性，认识到万事万物都在不断的发展变化中，没有绝对静止的、一成不变的事物。在宇宙空间、自然世界和生命世界中，静止只是相对的。所谓相对是指特定的“时空”和特定的“事物”。而这个特定的“事物”之所以“特定”，是因为它的质还没有发生超过一定范围的变化，只有促进质变的量在积累，组成事物的各要素之间的作用力的积累在不断变化，数量在不断增加。

由此看来，宇宙是运动的宇宙，“圈论”的哲学是运动的哲学。事物的运动性赋予人类无限的思维空间和发展的思维方法，对于人类在认识自然、改造自然的过程中充分发挥主观能动性和利用客观规律以无限多样的启迪。

二、事物的运动模式

在自然界，任何一种已经产生、已经存在的事物，总是处于不断的运动变化之中，虽然在特定时间、特定条件下有其自身存在的相对稳定性，但是在其整个发展的链条中，不可避免地依照着“产生、发展、灭亡”的顺序和规律发生变化。这样的规律，到目前为止，世界上还没有人通过建立数学模型的方式把它确定下来，但自然界数以亿万计的起始终结的过程，却证明着这种规律存在的必然性。动植物的生长死亡，人类的诞生辞世，社会组织系统的成立解体，“非生命”物质系统的有序变化，自然层次的间断性等等，足以证明此规律绝非虚妄。然而，形成这一规律的步骤和奥秘何在？

和存—相称—离杀—转归！

这就是一事物区别于它事物的、从生到死的几个不同的发展阶段。也正是“圈论”演绎宇宙自然运动法则的理论模式。

和存为生，相称为长；

离杀为消，转归为中。

——“圈论”第七

“和存、相称、离杀、转归”，就是“圈论”对宇宙万物运动变化规律的再认识。根据事物的运动状况，“圈论”始终运用“和存、相称、离杀、转归”这一公式化的模式对其加以演绎。客观上，这一模式系统地演绎了宇宙万物从生到归的必然趋势和发展规律，是对具体事物存在、运动、发展、变化规律的高度概括和总结。

所谓“和存为生”，是指自然世界的万事万物，只要具备了内部和外部必要的生存条件，众要素“聚和”，一个新的事物便诞生了。“和存”又分“自存、相存、桥存”三种方式。“自存”是事物自身的存在，“相存”是与其他事物相互存在，“桥存”是与其他事物间接存在。

所谓“相称为长”，是指事物存在的内外环境条件都达到了和谐的状态，利于事物的生长和发展。事物产生和存在的众要素一旦和谐发展，积极向上，事物就能充分发挥和展现自己拥有的能力，完成其固有的生长模式。相称阶段是一个能量释放的过程。

所谓“离杀为消”，是指事物存在的内外环境条件产生了不利的因素，危及了事物本身。“离杀”有“自杀、相杀、桥杀”三种方式。“自杀”是事物本身的自我破坏；“相杀”

是事物赖以生存发展的周边条件出现危害；“桥杀”是事物赖以生存发展的周边条件遭到间接的破坏。

所谓“转归为中”，是指事物发展生存到一定程度，必定走向它的终结，从而转换到另一阶段、另一层次，重新开始另一轮新的循环与发展。

“圈论”认为，宇宙间万事万物的“和存”意味着产生，“相称”意味着发展，“离杀”意味着消退，“转归”意味着结束。这四部曲实际上演绎了事物的“生、长、消、亡”过程，这一过程是由事物本身所固有的“中生万物，万物归中”的总规律所决定的，这个过程的总和就是事物运行的轨迹。“圈论”认为过程就是生命，并由此提出“万物有命”的新的论断。

三、“和存”为“生”，“相称”为“长”

众所周知，整体之所以为整体，是因为它内部结构的丰富性、多样性和协调性。整体得以建立，必然要求组成整体的各要素之间相互“和存”。只有要素之间的功能充分耦合，“和存”才能形成。

事物产生之后，“相称”就伴随着“和存”同时出现，事物总是由“不相称”到“相称”，由“相称”到“不相称”，然后又由“不相称”到“相称”这样按规律变化发展，其运动的过程是由慢速到快速，从低级到高级，从简单到复杂，从功能单一到功能全面开发应用。这一运动的动源，来自事物内核“中”的综合力的推动。“中”蕴藏的能量越大，功能越多，应用得越彻底，推动力就越大，整个事物产生、运动、成长、发展的过程就越快。但是，由于组成事物的各要素功能相对于整个事物完全耦合所具备的功能是有限的，因此，当所有的功能发挥到极限时，如果不再有新的功能所产生的推动力加以补充，整个事物的运动必将发生转折，开始减速或者调头转向。

让我们再从另一个角度来分析事物的运动过程。当事物各要素功能得以完全耦合，形成整体并开始运行时，运行的“反运行”因素便如影随形、相伴而生。功能与反功能、作用力与反作用力，有利与无利总是像孪生兄妹一样成双成对地出现。当整体事物向前加速运行时，对立面便紧跟其后，并被生机勃勃的成长性所遮盖。当整体事物开始减速或转换时，整体事物的对立面（不利因素）刚好赶上和逐步赶上，进而产生“离杀”与“反离杀”。

在事物的运动过程中，不能忽视的另一个重要因素就是“中”所产生的原动力。在一个相对稳定的事物中，事物内各要素都在不断地相互运动变化着。运动是一种相互依存、相互制约的关系，同时也是一种循环的、双向的、互为因果的关系的平衡。平衡无论是三角的、四角的、多角的，还是多线条立体网络式的，它们中间始终存在着一种相互支持、相互依存、相互制约、动态平衡的自我调节机制，而维持这个调节机制的能量就是“中”，是“中”这一原动力所产生的对内对外的六种亲和力，即反应力、调节力、修复力、应激力、适应力、利用力，它们控制着整个事物的运动。

当事物内部大大小小的单位要素运转正常时，也就是六种力发挥正常的平衡调节作用时，单位要素与要素之间的需要与被需要、输出与被输出的相互功能才得以完全耦合，这就是“圈论”中的“和存”。

当圈内某个环节或者某个单位要素出现问题时，平衡就会被打破，“不相称”就会出现，“相称”作用力的运动也就不可避免地展开，进而达到一种发展，进入另一个层次的“相称”，推动事物从不成熟走向成熟，从低级走向高级，不断走向深化……

值得注意的是，整体的事物形成之后，开始时生机勃发，发展到一定阶段或高度后便开始逆转，向崩溃或消亡的方向运行。固然，这种运行有时是曲折的、缓慢的，有时是突变的，但最终的消亡是肯定无疑的，只不过是时间长短不同而已。

是什么原因造成事物的消亡？“圈论”把它归结为“离杀”与“反离杀”。

四、“离杀”为“消”，“转归”为“中”

一种事物得以生存，其生命力是异常强大的，但与之相对应的、促使其崩溃的“离杀之力”也毫不逊色。“离杀”破坏了事物的完整性、协调性和有组织性。“黄家医圈”指出“杀而不离为灾，存而不和为杀；杀而不存为离，离而不杀为亡”，可见“离杀之力”的强大。

“反离杀”则要调动事物内外部的一切力量来抵抗这种破坏力，阻止“离杀”的产生。它包括自我的调节力、修复力、适应力以及其他一切因素。但是，当这些力（“助和存”“反离杀”）的“数”（能量）达不到控制“离杀”所需要的“数”（能量）时，“圈”的死亡和崩溃（“转归”）就是必然的了，结果，特定的事物受到彻底的破坏，由“静止”而运动，重新演变成另外的事物，进入新的平衡，形成另一种结构体系，从而完成“转归”的全过程。

从另一个角度看，虽然“反离杀”可以减缓事物灭亡的速度，甚至形成反弹，但是下降的大趋势、灭亡的大趋势是改变不了的，关键就在于组成这个整体事物的各单位要素的有效功能是否已经应用到了极限。唯一的可能，就是在维持整体事物不崩溃的前提下，使各单位要素重新产生新功能，各要素的新功能重新得以耦合，也就相当于重新组织了生命。那怎样才能做到呢？虽然各要素的功能相对于目前的整体事物来说是有限的，但重新组合的功能却是无限的；只要具备了重新组合的前提和条件，就能使这种重新的组合成为可能。

然而组合的“关节点”何在？至今仍未被破译。

因此，“圈论”认为，“转归”是必然的，只是时间问题，就像人无法长生不老、终究要离“圈”（指某一范围的时空层次圈）归“中”，离开以生命为“中”的“圈”一样。“圈论”传人在口授“转归”概念的同时强调，人的“转归”和动物、植物的“转归”是不同的，比如黄氏始祖传下来的草药方历经上千年，其名称、形状、味道、性能仍然没有变，很多入药的动物也是一样，可是，人却不同了。人类正处在加速发展的阶段，虽然就个人来说仍然没有多大的变化，难免一死，但从总体上看，外面的世界越来越精彩，住房越来越好，物质越来越丰富，人越来越聪明能干。当然，现代文明都是一代又一代人所累积创造的。每个人“转归”时，都把自己的精神和物质财富留给了下一代。当他的下一代诞生时，他的生命仿佛又得以重新组织，他的“转归”似乎是进入了一个更新更大的“圈”内，一切又体现在下一代人的身上。每一代人的肉体变成一种“载体”，继承、发展、传输；

再继承、再发展、再传输。而肉体本身却产生、成长、死亡；再产生、再成长、再死亡，周而复始，推动整个人类社会的“大圈”不断向前运行。人类社会正是按照这样的规律前进着，推动着人类进入了加速成长的阶段。导致质变的量的积累不断加速增长，组成人类社会各“事物”的功能正在被高速开发利用，这样的发展运动是谁也阻止不了的。

但是，人类社会的“转归”也是可以预见的，那是客观的必然，问题在于当人类文明的量累积到了产生质变的时候，这种质将会完成怎样的升华？这种“转归”将朝着什么“方向”运行？谁能预测？现在没有人能够预测！然而，它是人类需要掌握和研究的重大课题，也是我们目前最迫切、最关心、最需要了解的问题。不过，有一点可以断定：将来更加文明的人类，其生存模式绝对不会是现在这样的。

几千年来，人类社会发展的过程，得到了人类充分的承认和肯定。无论是生命组织系统，还是社会组织系统，都未突破自然规律，无不经历着产生、发展、成熟、灭亡，再产生、再发展、再成熟、再灭亡的过程。事物的无限多样性及其自身运动的规律启示人们：生命存在于运动中，任何事物都不是一成不变的；不变是相对的，变是绝对的。宇宙在变，地球在变，大自然在变，社会在变，人也在变。“变”是“生”的再现，“变”是“归”的必然。因此，宇宙万物，生死无穷；过去将来，嬗变无穷；清明世界、朗朗乾坤、浩渺的银河、神秘的天体，无不吐故纳新、周而复始，通向绝对和永恒。

地球在人的脚下，宇宙在人的思维中，时空是生命的家园。

第22章
天地八字涵盖天地万物
构成“圈论”哲学体系主体

第二卷　天地八字

“天地八字”者，“圈、网、族、形、数、向、力、时”。

“天地八字”涵盖天地万物，是客观存在共有的八因素。

“天地八字”以“中”为核心，以“天地八字”为内容，统领天、地、人组成的“自然圈”。

“天地八字”使人们对宇宙万物的认识更加清晰、全面和准确。

“天地八字”“圈”为大，逆生顺死“圈”无限。

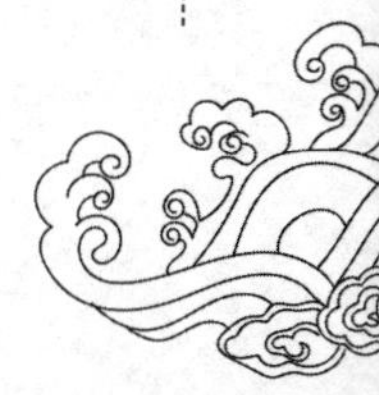

16

第一部分　天地八字概述

“天地八字”是“圈论”哲学体系的主体，是黄氏祖先对宇宙的直观认识论。

一、天地八字

天地有八字：

圈、网、族、形、数、向、力、时。

——“圈论”第八

万物有圈圈为界。万物有网网相联。

万物有族族类聚。万物有形形区辨。

万物有数数大小。万物有向向方圆。

万物有力力变因。万物有时时运转。

——“圈论”第九

“圈论”开宗明义地提出并界定了现存世界共有的八因素是“天地八字”，以此表明自己的理论有别于传统的“阴阳、五行”学说。

“圈论”认为，宇宙万物都由这八因素组成，万物都在“天地八字”中，离开“天地八字”的事物是不存在的。

“天地八字”是组成自然界的万事万物共有的八因素，是人类认识事物、分析事物的公式，是方法论的公式化、模型化，是认识万物的尺度和标准。客观上讲，这八个字囊括了世间万事万物的内涵与外延；要想认知世界，必须通晓“天地八字”的内涵与外延。“天地八字”好比一把尺子，一杆秤，任何事物都可以用它来衡量。“天地八字”是一个严密的合成，多不得，少不得，取代不得。

用“天地八字”认识事物，需要的是“和而分，分而和”的系统思想。虽然“圈、网、族、形、数、向、力、时”独立、可分，但在实施的过程中却不能割裂开来，不能用其中的个别“字”孤立地看待事物，它需要的是辩证的、复合的、相互联系的思维方式，这个思维方式是由“天地八字”固有的特点所决定的。“天地八字”具有“存在性、个体性、整体性、封闭性、复合性、可分性”六个特点。如“圈”和“网”相联系，“网”和“族”相联系，“圈”和“族”同样也有联系，它们之间存在着千丝万缕、纵横交错的复杂联系，“你中有我、我中有你”。比如，分析“圈”时，存在着圈与其他七个方面（“网、族、形、数、向、力、时”）的关系；分析“网”时，同样存在着网与其他七个方面（“圈、族、形、数、向、力、时”）的关系，以此类推，共有八八六十四个关系面。此外，在一定的条件下，关系之间还可以互相转化，如“网”可以转化为“圈”，“圈”也可以转化为“网”，“网”可以转化为“族”，“族”同样也可以转化为“网”，等等。

这是一个十分庞大的思维系统，它要求人们在认识的过程中注意各因素之间的“相联、转化、夹杂、真假”，抓住事物八因素中的主要因素，宏观而又微观地进行辩证思维。

可以看出，“天地八字”是“圈论”剖析事物、认识事物的主要方法之一。用“天地八字”认识客观世界，将使人们对浩瀚无垠的宇宙空间、自然世界和人类社会的认识理解更加全面、准确和清晰。

需要特别指出的是，在实践中，对“天地八字”的认识可从多个角度和多种层次去分析、探求和理解，更应从哲学的高度去思考。

二、相生相克，生克无限也

天地八字圈为大，逆生顺死圈无限。

——“圈论”第十

顺其自然而死，逆其自然而生，
用其自然得利，伤其自然赐灾。

——“圈论”第十一

生乃无向有，死乃有向无。有生有死，生死转归。

——“圈论”第十二

圈生于时中，时生于力中，力生于向中，向生于数中，
数生于形中，形生于族中，族生于网中，网生于圈中。

——“圈论”第十三

“圈论”演示了万事万物生发的过程、相克的过程以及演变的顺序（见图 22-1）。

“圈论”认为，“生乃无向有”，即“生”是从“无形”向“有形”的发展；而“死”则反其道而行之，是从“有形”向“无形”的发展，即“死乃有向无”。这一切表现在“天地八字”的整个相生相克、生死循环的过程中。

在图中，生者为“中”，“中”生“天地八字”，“死”也归“中”，“中”乃“无形之物”（有关“中”的论述见第一卷）。

“圈论”认为，一切事物的开始，先有“中”，后有“圈”，任何事物的“圈”都包含着“中”，“中”是绝对的、超时空的、无所不在的。有“中”即有“圈”，有了“圈”，就有了具体事物的范围和所指。在此基础上进而可确定“时空”，因此“圈生时”。

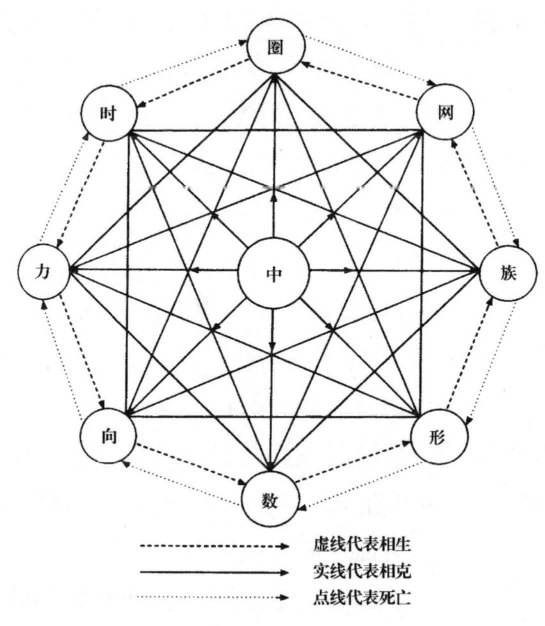

图 22-1　中与天地八字的模拟关系图

“时”，即任何事物都是在一定的时空中运行的。没有时空的概念，就没有事物的起止点，没有相对的起止点，就无法判断、认识事物是在什么样的时空中运行的。只有确定了事物产生的具体时空，才能考虑事物发展的动因，即“中”产生裂变生发的“力”，是什么样的力使它运行，内力？外力？作用力？反作用力？或者合力？“力”使事物发展有了变化的动力。但是，只有在具体的时空中产生的“力”才有意义，因此“时生力”。

有了“力”，就要考虑事物发展的“向”（否则将是一片无序和混乱），即事物发展变化的方向。从哪里来，向何处去？包括东西南北、上中下，甚至是二维空间乃至三维空间、多维空间。有了“向”，才有事物发展变化的总秩序，因此“力生向”。

有了“向”这个总秩序，事物发展变化的过程就可以用“数”来表示、来衡量，即大小、轻重、高低、长短，内部和外部对它的作用力、反作用力有多大等。“数”可控制其发展变化，因此“向生数”。

有了“数”和前面的因素，事物就可以从“无形”转化为“有形”，从隐伏转化为显现，形成了一事物区别于另一事物的特征，“形”由此而生，因此“数生形”。

根据事物的形状特征，就可以对其进行分类，依据形状、颜色等特征，可分出生物、非生物、植物、动物等。“物以类聚，人以群分”，进而“族”就产生了，因此“形生族”。

“族”与“族”之间的区别和联系则形成“网”，因此“族生网”。

形形色色的大网和小网连在一起，构成了一个整体，“圈”由此而诞生，因此“网生圈”。

上述过程周而复始，无穷无尽，事物因此不断从低层次向高层次，从低级向高级发展变化。

圈死于网中，网死于族中，族死于形中，形死于数中，
数死于向中，向死于力中，力死于时中，时死于圈中。

——“圈论”第十四

有生必有死。“圈论”认为“有生有死，生死转归”。自然界的万事万物只生不死和只死不生是不可能的，也是不存在的。生慢死慢，死快生快，死是生的延续，生是死的再现。这是自然界“物质不灭、互为转化”所固有的规律和特性。

正因为如此，个体的“圈”才会被“网”消亡。所以，“圈”死于“网”中；而“网”又在“族”的约束下，所以，“网”死于“族”中；“族”又被外“形”所笼罩，所以，“族”死于“形”中；而“形”又被“数”所制约，所以，“形”死于“数”中；“数”被“向”所包容，所以，“数”死于“向”中；“向”又被“力”所左右，所以，“向”死于“力”中；而再大的“力”也必将屈服于“时”，所以，“力”死于“时”中；而“时”又可以用“圈”进行界定，所以，“时”死于“圈”中。

同时，“圈论”认为，自然界的万事万物“只生不克”和“只克不生”同样也是不行的，也是不可想象的。要想使天地间的万事万物长久地维持下去，就必须“相生相克”。也就是说，一事物对另一事物必须有“生发促进”的作用，同时，一事物对另一事物也必须有“克制约束”的作用，否则，必然会导致事物的崩溃。只有事物具备了“相生相克”的功能，自然界的万事万物才能处于平衡、发展的状态而生生不息。

这就好比在人类社会中，任何一个组织结构，其内部如果没有制约监督机制，那么，权力的恶性膨胀势在必然，罪恶和腐败的滋长就在所难免。这既是人性的使然，也是自然规律的必然。事物总是要发展的，没有发展不行；人类总是要进步的，没有追求不行。但是，没有克制、没有制约，无限膨胀同样也不行。物极必反。无限制的发展，必然会走向事物的反面。

正因为如此，“天地八字”中才客观地融入了“逆其八字相生，顺其八字而死，隔一八字相克”的观点，进而得出了“天地八字者，顺其自然而死，逆其自然而生，用其自然得利，破坏自然赐灾”的结论。

圈克族，族克数，数克力，力克圈；网克形，形克向，向克时，时克网。相生相克，生克无限也。

——“圈论”第十五

“圈论”中对“相克”是这样演绎的：

“圈克族”。“族”具有一定的界限和范围，而限制“族”的界限就是“圈”。

“族克数”。既然存在“族”，那么“族”的“数”就是一定的，不在范围内的“数”就不能算这个“族”。

“数克力”。“力”的大小必须由“数”进行制约和界定，随意的“力”是不可想象的。

“力克圈”。“圈”的存在与否，与“力”有很大的关系，“力”的变化是控制“圈”，也是毁灭“圈”的根本原因。

“网克形”。各种形状的事物都可以被“网”网住。网制约了“形”的随意发展，就好比个人行为受到家庭关系“网”的制约一样。

“形克向”。方向受到形状的制约。比如说，一个庞然大物就必须走宽敞而平坦的道路，而不能选择羊肠小道，形状制约了方向。

“向克时”。时间受到方向的制约，方向不同，时间自然要随着方向的变化而变化。事物发展变化的方向、角度不同，其时间的差异便大有不同。虽然“条条大道通罗马”，但是，道路和走向不同，到达的时间自然也不同。

“时克网”。在不同的时间，“网”的形状、大小不同。“此一时也，彼一时也”，时间决定了事物发展变化的关系，一事物与它事物之间“网”的联系受到时间的制约，它将随时间的变化而变化。

由此可见，在“圈论”的思想中，生和死、死和生、相克和相生一样，同样循环而无尽期，因此，事物才能朝着它应有的方向不断向前发展。

总而言之，“圈论”在“天地八字”中，规范了“天地八字”的定义及作用，指出了“天地八字”的内涵与外延，对“天地八字”的每一个字的主要内涵做了定义，应用“天地八字”演绎了宇宙空间、自然世界和人类社会的变化规律和运行法则，并旗帜鲜明地提出了自己的宇宙观，指出了“中”的重要性，为进一步研究宇宙间万事万物的运动规律和变化过程奠定了理论基础。

17

大圈小圈内外圈，大圈天地更大，
小圈针尖更小，万物有圈，万物于圈中也。

第二部分 论“圈”

“万物有圈圈为界”。“圈”是特定的范围；宇宙万物都

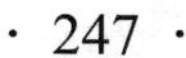

可以用圈来表示、来界定。

“圈”有六大特性：存在性、个体性、整体性、封闭性、复合性、可分性。

“圈”是宇宙空间、自然世界和人类社会存在与发展的缩影。

对“圈”的认识，将把人的思维带入宏观与微观、已知与未知的世界。

一、万物归“圈”

天圈，空圈。地圈，人圈。

圈有异同，同在周圆，异在过心。

——“圈论”第十六

上为天圈，圈日月星辰，天圈无顶。

下为地圈，圈水土命场，地圈无底。

中为空圈，圈风雨雷电，空圈无端。

内为人圈，圈衣食住行，人圈命首。

——“圈论”第十七

圈至大无外，圈至小无内，圈天地万物，万物归圈也。

——“圈论”第十八

圈无限，空无限，时无限，无限循环也。

——“圈论”第十九

“圈论”确立了以“圈”为核心的思维方式，确定了它对万事万物的包容性和对实践的指导性，指出宇宙间自然界万物都有“天地八字”，都归属于“圈”的范畴。“物在圈中，圈随物变”。事物无限地大，“圈”就无限地大；事物无限地小，“圈”就无限地小。

“圈论”进一步对“天、空、地、人”进行了论述，认为宇宙万物都有“圈”，都是“大圈”与“小圈”及不同类型“圈”的统一。“天圈”中有“日、月、星、辰”，“空圈”中有“风、雨、雷、电”，“地圈”中有“水、土、命、场”，“人圈”中有“衣、食、住、行，想、看、听、说”。

可见，“圈论”的“圈”不是就“圈”论“圈”，“圈”被赋予了更为深刻、更为广泛的含义。它是变化的“圈”，可无限大，可无限小，“圈住”了天地间的万事万物。

圈者，万物之界也。凡圈者，依外圈，存内圈，内外和存为命圈。圈至大，圈至小，圈天下，天下归圈。圈无限，空无限，时无限，无限循环。

天时圈、空时圈、地时圈、人时圈、命时圈、理时圈、家时圈、医时圈，乃外八圈也。

——“圈论”第二十

圈大小，圈内外，圈上下，圈左右，圈前后，圈相连。圈和存，圈相称，圈离杀，圈转归，圈圈生克，生克无限。

——“圈论”第二十一

始圈、变圈、终圈，万物皆有本圈。圈圈和存为大圈，圈圈离杀为小圈；大圈高也，小圈低也；大小圈有异，内外圈有别；同圈同也，异圈异也；天圈地圈人圈，人圈乃天地之灵圈也。

——“圈论”第二十二

大圈小圈内外圈，大圈天地更大，小圈针尖更小，万物有圈，万物于圈中也。

——“圈论”第二十三

“圈”是整个“圈论”的核心。“圈至大，圈至小，天下归圈”，从万事万物的结构与范围上讲，掌握了“圈”，也就等于掌握了整个“圈论”的精髓。

“圈”有六个特性，即存在性、个体性、整体性、封闭性、复合性、可分性。宇宙间凡存在的东西都在“圈”内，都有自己的“圈”。“圈”并不是指形状，而是指范畴，是指某一事物特定的范围。这个范围可大可小，可宽可窄。大到天地，太阳、月亮、星星，小到针尖，甚至比针尖更小之物。这个“圈”可以是圆形、方形、三角形、多边形、不规则形，也可以是任何其他形状。总之，这个范围内的任何东西都属于“圈”，都可以把它“圈”起来。形状只是“圈”的特点，是这个“圈”区别于另一个“圈”的特征。在运用中不能特别强调“圈”的形状，“圈”的形状也不影响“圈”中的内容。这个“圈”的作用仅仅在于从这个范围内去观察“圈”内的内容以及“和存、相称、离杀、转归”的变化，而不至于找错了目标和方向。

当然，找准了“圈”内的变化，就要考虑“圈”外的其他“圈”对这个“圈”内变化的影响。“圈论”认为：内圈外圈是相生相克、互为依存的。内圈依存外圈而存在，外圈是内圈存在的依据，内圈是外圈存在的内容。比如鸡蛋，假如鸡蛋壳是外“圈”，蛋壳碎了，鸡蛋也就发生了变异。反之，如蛋白蛋黄都没有了，蛋壳对于鸡蛋也就没有任何意义了。如果鸡蛋孵成了小鸡，那又是鸡蛋这个“圈”转化为小鸡这个生命“圈”的问题了。

可见，“圈”囊括整个宇宙，博大精深，“圈”又是多方位的。

二、大圈与小圈

“圈论”对“圈”的认识是从形象的认识开始的。

“圈”好比“界”、好比家，这是比较形象的认识。在古代，“家”的概念就是有男有女（阴阳）、有生育繁殖的能力（中），在某种意义上与“圈”的概念是等同的，很容易为人们所接受。当然，在“圈论”中，“家”的概念并不完全等于“圈”，而是把它置于“圈”中，“万物有家圈为界”，用“圈”来包容“家”。比如鸡蛋为一个圈；你为一个圈，我为一个圈；你家为一个圈，我家为一个圈；这个城市为一个圈，那个城市为一个圈；这个国家为一个圈，那个国家为一个圈；我们生存的地球为一个圈；浩瀚无垠的宇宙同样是一个圈。“圈”就是界，在这个界限内我们能够更好地、更有针对性地研究具体事物的内在规律，而不致陷入茫然的寻找之中。

在这里，“圈”是特定的、狭义的、有限的，同时也是形象的、容易理解的。

如果换一个角度，“圈论”的“圈”又是广义的、无限的，它包含着对宇宙有限性和无限性的认识，即“圈论”所说“圈至大，圈至小，圈天下，天下归圈。圈无限，空无限，时无限，无限循环”“大圈天地更大，小圈针尖更小”。

任何有限的大都是“有外”的，“圈论”用“更大”来定义“无外”，星星、太阳、月亮可为一个圈——“天时圈”，也可以各为一个圈。太阳系可为一个圈，银河系也可为一个圈，太阳系和银河系也可以看作一个圈，整个宇宙就是一个大圈，因而“大圈天地更大”意味着无限的大。与此相反，只定义无限的大还不能说明事物的无限性，还必须定义无限的小。任何有限的小都可以度量，"圈论"则用"小圈针尖更小"的"更小"来定义"小至无限，直至无穷"。

"圈论"以"更大"和"更小"的概念，从宏观与微观两个方面精辟地阐述了宇宙的无限性以及事物变化的无穷性。

在"圈论"中，"圈"是一个认识范畴，一个定数。在某一个"圈"内的事物，受"圈"的定数所制，"圈"内的事物，大不可能超越"圈"，小也不可能逃出"圈"。"圈论"的思维已从形象认识发展到了抽象认识乃至辩证认识。"圈论"在认识世界万事万物时，把"圈"作为有限和无限的统一，"天地更大"与"针尖更小"正是两个对立的命题。而"万物于圈中也"则统一了这两个对立的命题。这就超越了形式逻辑的范畴，成为辩证思维的具体体现。这显然也是中国古代道家"南方有穷而无穷"(《庄子·天下》)哲学命题的继承与发展。

三、"圈"的内涵与外延

(一)"圈"的内涵

从"圈论"对"圈"的思维角度看，它的内涵与外延有广义与狭义之分。广义的"圈"是指人类社会、自然世界乃至宇宙间一切事物的总和。狭义的"圈"是指特定个别事物的结构及特性之总和。

"圈论"的"圈"是宏大的，是有形和无形的一个自然体系，其形态可以是多种多样的，具体物质的数量、形态、质量、能量、信息、结构、功能等属性都是无限的；其结构既是纵向的，也是横向的，二者兼而有之。"大圈小圈内外圈"就是纵向结构，"大网小网内外网"就是横向结构（关于“网”将在下一章中阐述)。确切地讲,“圈”既可以把宇宙间的一切事物组织联系起来,形成一个统一的整体,同时又具备结构层次的功能。

“圈论”传人在对“圈”进行更深层次的讲解时说,“圈”是有层次的,像鸡蛋一样,有蛋黄、蛋白和蛋壳之分;像百合一样,层层相依而又可分;像含苞的花朵一样,层层相套有条不紊;像梯子一样,上下层次层层相接。凡在“圈”的范围内,都有层次之分。

用现代观念来理解,特定的“圈”相对于比它更小的范围是一个整体,相对于比它更大的范围是一个层次。就层次而言,任何一个层次都可看成它所从属的更大范围内层次的下属层次,也可看成它所包含的更小范围内层次的上属层次。

通俗地讲,任何层次都是上有大、下有小的中间层次。譬如,人是自然界下属的一个层次,而人又是组成人体细胞的一个上属层次,它是结构层次上有限与无限的辩证统一,而“大圈”“小圈”就是这种结构层次的形象体现。

现代科学已经证实:自然界是由无限个层次组成的,各个层次在性质上互不相同,各自服从自身的规律。在同一个层次上,包括无机物和有机物、植物和动物;在多种多样的物质形态中,包括固体、液体、气体;在纷繁复杂的人类社会里,存在生产力和生产关系、经济基础和上层建筑、社会存在和社会意识等等。在不同的层次上,有地球和其他行星、恒星、星系、总星系之分;地球层次又有大气圈、水圈、地壳、地幔、地核……微观上有分子、原子、原子核、基本粒子、夸克、亚夸克等之分;在人的生命中,经历着孕育、降生、幼儿、少年、青年、中年、老年、死亡的时间层次。

总而言之，层次是多样无穷的，但不论它有多复杂，变化有多大，都统一在不同层次的“圈”内，而不同层次的“圈”又形成一个有机的整体，也就是系统的“圈”。任何孤立的“圈”都是不存在的。

（二）“圈”的思维体系

从“圈论”对“圈”的演绎和理解中可以看出，“圈论”对“圈”的认识是以整体观念和综合观念为前提的。我们不妨再从“大圈小圈内外圈”和“圈”的六个特性，即存在性、个体性、整体性、封闭性、复合性、可分性的诠释中进一步理解它。

首先，宇宙间的万事万物是客观存在的，每一事物一定有它的“界”，它所在的“圈”既是整体的，又是个体的。它与自然界的其他万事万物有着明显的界限，有着自我的运动范围，这个界限和范围就是一个“圈”，即整体的或个体的范畴。

其次，宇宙间万事万物既有整体性又有可分性。因此，对各个小圈的认识是必然的，也是必要的。换句话说，在自然界的任何一种具体事物和任何一个具体事件中，考察、分析和认识其个别阶段和部分环节是非常重要的、必不可少的。研究可分性，认识复合性，以“小圈”认识“大圈”是“全息论”的精髓。

第三，孤立地从“大圈”的角度或“小圈”的角度去认识宇宙间的万事万物都是狭隘的，笼统地看待事物和解剖局部环节去认识事物也是错误的。只有把整体和局部的各个环节综合起来，贯穿在一起，加以分析、综合、整理，辨明主次，把由整体到分散、由分散求整体的整体思维和综合方法放在首位，才能把握住事物的关键，揭示事物的本质。

因此，只有以“大圈小圈内外圈”的思维方式和思维体系去认识宇宙间的万事万物，才具有观念的整体性和综合性，这也是“圈论”认识自然、认识社会的重要思维方法之一。

（三）“圈”的认识思维图

“圈”的系统层次是复杂多样的，表现在“圈”与“内外八圈”上。以“外八圈”为例，从“天时圈”“空时圈”“地时圈”“人时圈”“命时圈”“理时圈”“家时圈”“医时圈”共“八圈”可看出这种系统结构层次的无限和多样，包括了纵向系列、横向系列、直线连接、曲线连接、平面结构、立体结构、连续状态、间断状态、简单功能、复杂功能、范围大的、范围小的、时间长的、时间短的等等，错综复杂，但还是有迹可循的。从“天时圈”“空时圈”“地时圈”到“人时圈”，是一个从上至下的纵向系列层次；“人时圈”“家时圈”“医时圈”是一个平面的横向系列层次；“命时圈”“理时圈”又与纵向、横向系列组成复杂的立体结构、网状结构，从而使整个自然界的万事万物形成一个统一的、有序的、相互联系、相互依存、相互循环、不断运动的“大圈”。

“圈论”在对整个自然界的认识上有着清晰的层次思维，它首先把整个宇宙看成一个“大圈”，然后再在这个“大圈”中分出两个认识系列。

第一个系列为横向系列，包括天地间任何一个事物内在的、固有的、客观的规律，即“横向八圈”的“圈、网、族、形、数、向、力、时”。“八圈”阐述了每一事物内在的、外在的八种因素，追踪了事物产生的原因、产生的环境、产生的动力、运行的方向、内在的趋势规律、内外在的质量和数量等能被人认识的形状，在自然界所归的类族以及与其他事物的作用及联系。从整体到整体，从“圈”到“圈”，从“圈”到“归中”的全过程，完成了事物由生到归，由起点到终点的一个周期，形成了一个完整、封闭、统一的运行圈。

第二个系列为纵向系列。它把自然界的万事万物从天到地，即从宇宙空间到地球世界（人类社会）划分成八个范围或八种类族，在黄氏家族中习惯称之为“外八圈”，即“纵向八圈”的“天时圈”“空时圈”“地时圈”“人时圈”“命时圈”“理时圈”“家时圈”“医时圈”。这“八圈”将事物按不同性质归类划分，从上到下排列（天→空→地→人→命→理→家→医），清晰而不混淆。

“圈论”从“横向八圈”和“纵向八圈”两个系列，剖析了自然界的万事万物。事实上，这样的结构体系还可进行更深层次的思维和剖析，因为每一个“圈”中还有“八圈”。“圈”中有“圈”，“圈”中有“圈、网、族、形、数、向、力、时”；“网”中有“网”，“网”中有“圈、网、族、形、数、向、力、时”；以此类推。同样，“纵向系列”的“天圈”中存在“圈、网、族、形、数、向、力、时”，“横向系列”的“地圈”中存在“圈、网、族、形、数、向、力、时”，“人圈”中也同样存在“圈、网、族、形、数、向、力、时”，整个“外八圈”中都存在着“圈、网、族、形、数、向、力、时”。

不难看出，整个“圈论”的认识思维是以“纵向系列”和“横向系列”交叉循环的、立体的、网络形态的全息图（见图 22-2）。

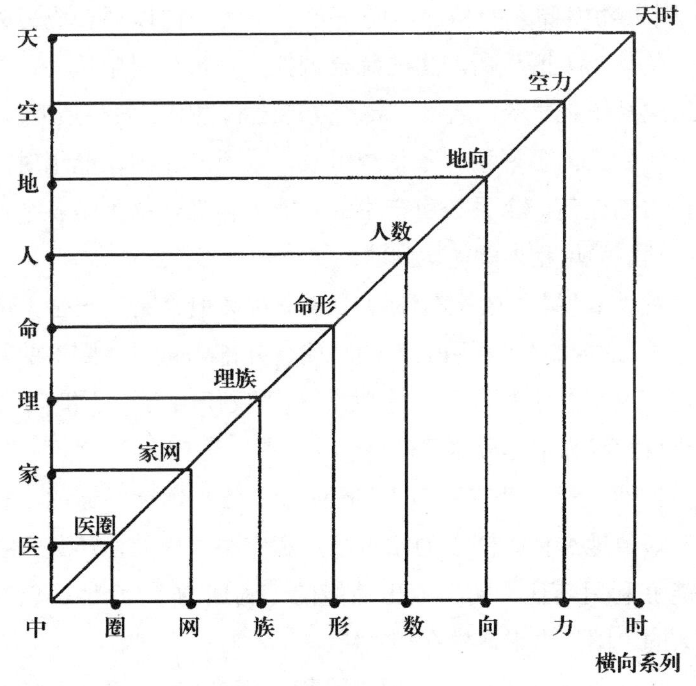

图 22-2 “圈论”认识思维图

（四）“圈”的功能特性

在认识了宇宙万物的网络性联系的基础上，还必须把握“圈”的具体事物的功能特性。

“圈”的整体功能有对内和对外两大方面。

对内：在“圈”的系统内，有着对不同结构、不同层次的“小圈”进行控制和自我调节的功能，即“和存、相称”的功能，表现在“圈”的内部就是“反应力”“调节力”“修复力”。这些调控力来源于各“小圈”，是各“小圈”的功能之和。值得注意的是这种功能耦合的合力，并非简单的各“小圈”功能要素的相加，而是各“小圈”得以耦合成另外一个整体“大圈”所产生的综合调控力。现代科学认为，要素组成系统是质变，所以，要素功能之和也随之发生质变。

比如人由各要素、各系统组成，人所产生的功能绝对比身体内部任何一个系统所产生的功能大得多，这不是各个系统的功能简单相加就能达到的。

对外："圈"对外部环境或者说对其他“圈”产生“应激力”“适应力”“利用力”的功能，外部力量对“圈”的刺激作用要有“应变力”“抵抗力”和“反作用力”，同时还要调整自我状态来适应这些变化，这就是“适应力”。

当然，只有“应激力”“适应力”还是远远不够的，它只能短暂地维持“圈”的相对稳定和完整。因此，还必须要有能够利用其他“圈”输出功能的“利用力”，才能得以在更大的“圈”内求得生存和发展。

功能与功能之间，内部与内部之间，内部与外部之间，外部与外部之间的“相互和存”“相互相称”关系是十分复杂的，表现在“圈”的系统功能属性上，就是现代观点的客观性、相对稳定性、网络性、多维性、原动性等等。

具体地说，客观性包含了普遍性和多样性，“圈”在人类社会中普遍存在，并且无限多样。

相对稳定性包含了质的确定性和量的可变性，人就是人，鸡就是鸡，质是确定的，但岁数、体重等却在不断的变化，因此量是可变的。

网络性包含了系统性和有序化，人与人，物与物，植物与植物，动物与动物都是按一定系统组织起来的，整个自然界也是有序的，符合自然规律的。

多维性则是指“圈”与“圈”的结构层次性和横断性，也就是平面和立体的关系，任何一个层次都可能是其他层次的“中点”，它之上有更高层次，它之下有更低层次，上下左右前后里外都可能与别的层次交叉渗透，形成纵横交错的局面（“网”的局面）。既可能连续，也可能跳跃，也就是产生横断性。

原动性则包含了可变性和协调性，“圈”内的事物既是变化的，也是协调的，这一点我们在前面已有分析。

总而言之，“圈”的系统功能表现了“圈”与“圈”之间“相互和存”“相互相称”“相互离杀”（排斥）“相互转归”（转化）的辩证关系。

四、“圈”的哲学意义

“圈论”认为：“始圈、变圈、终圈，万物皆有本圈”。“圈”是绝对的，宇宙间的万事万物从萌芽、产生、发展、成熟到毁灭的整个循环过程都具有“圈”的性质，都在“圈”的范围内，都在“圈”的变化中，由此可以得出以下结论：

第一，万物有“圈”。宇宙间的一切事物都可以用“圈”来表示、来界定。大圈、小圈、系统的圈、层次的圈、有限的圈、无限的圈、复合的圈、可分的圈、相对的圈。“圈”的存在是绝对的。

第二，“圈”中有“中”是绝对的。从“圈”的无限性可看出“中”的绝对存在性，“圈至大，圈至小”，“圈”可以无限地大，“圈”可以无限地小，而“中”始终存在和相互包容，这就同时体现了“圈”存在的绝对性和“中”存在的绝对性。

第三，“大圈”“小圈”是相对的，是可以互相转化的。“小圈”组成“大圈”，“大圈”包含“小圈”，两者相互依存，“小圈”可通过不同的层次转化为“大圈”，“大圈”也可转变为“小圈”。

第四，“圈”的有限与无限是辩证统一的。无限是有限的升华，有限是无限的存在形式。纯粹的无限是有限组成的，无限相对特定的层次来说又是有限的。层次的小圈组成了系统的大圈，层次结构的多样性组成了层次小圈的无限性，但相对于系统大圈来讲，就是有限与无限的统一。

总而言之，大自然的复杂多样性形成了“圈”的复杂多样性，乃至“圈”组成的平面网络的复杂性。但有一点是肯定的，没有静止的“圈”，没有有限的“圈”，“圈”是运动的、无限的。

18

网连万物，纵横交错，沟通表里，依存制约也。

第三部分　论“网”

“圈论”认为“万物有网网相连”。

“网”由大大小小纵横交错的“眼”（圈）所组成。

“网”是宇宙间万事万物中一事物与另一事物或多事物之间联系的桥梁和纽带。

研究事物必须从“网”的联系入手。

网连万物，纵横交错，沟通表里，依存制约也。

——“圈论”第二十四

圈无限，网相连；网无限，天地连。

万物皆有网，万物于网中。

——“圈论”第二十五

网归为大网，网分为小网；大小网有别，内外网有异；同网同也，异网异也；天网地网人网，人网乃天地之灵网也。

——“圈论”第二十六

大网小网内外网，大网天地更大，小网针尖更小，万物有网，万物于网中也。

——“圈论”第二十七

“圈论”认为，“网”是世间万事万物中一事物与另一事物之间联系的桥梁和纽带。没有“网”，事物与事物之间就没有联系，而没有联系的事物是不存在的。

在认识宇宙间的万事万物时，任何一个存在的事物都可以看成是一个“圈”，这个相对的“圈”，包含着无数个不同性质、不同功能的“小圈”。可以肯定，这样一些“小圈”必然有“网”的联系，各个“小圈”之间相互联系、相互作用、相互依存，都在“网”中。

所以，要研究事物、把握事物，就必须从“网”的联系角度入手。

一、“网”的概念和本质

“网”的本质是什么？“圈论”的传承人举了一个例子：打鱼的网就是由无数个“眼”（圈）组成的，每个“眼”（圈）

又和周围的“眼”(圈)共有一部分，互为表里，“眼”(圈)越多，“网”就越大。“网”与“网”作用不同，形状也不相同。作为一张网，网眼与网眼的位置是有序地排列起来的，是相对稳定的、不变的，就像太阳、月亮、星星的位置一样，因为它们被一张“网”网住了。

可见，所谓“网”，就是宇宙间万事万物中互相联系的纽带。

归纳起来，“圈论”中的“网”有以下几个特点：

(1)“网”由无数个“小眼”(小圈)组成。

(2)各个“小眼”(小圈)与“网”的联系形成“眼”(圈)的完整性、统一性。

(3)“网”与“小眼”(小圈)之间相互联系、相互依存、互为表里。

(4)“网”是“小眼”(圈)存在的统一体，是万事万物与周围环境相互联系、相互作用所产生的有形和无形的客观存在。

(5)“网”是无限的，但同时具有存在性、个体性、整体性、封闭性、复合性、可分性这6个特点。

二、“网”的应用

“圈论”从丰富的社会实践中，总结和抽象出了“网”的概念，用“网”的思维方式去认识社会，研究社会，改造社会。这样的思维方式，在中国几千年封建王朝的历史舞台上一直不是主流，这是因为“网”提倡横向的思维角度及方法，触犯了封建王朝等级森严的纲常体系，“大一统”的政治结构是不允许横向网络思维方式占主流地位的。“圈论”

创始人并未被大环境所禁锢，敢于强调“网”的重要性，进一步体现了“圈论”创始人的学术风格。

“网”的思想不是从天上掉下来的，更不是“圈论”创始人头脑里固有的或自生的。“网”的思想源远流长，早在夏禹时代就有了萌芽。

据传说，“天”给了夏禹九种治理天下的方法，第一种就是阴阳五行，而阴阳五行正是典型的网络概念，它们之间相生相克，相互联系，又相互作用，进而形成世界整体，在以后的学说中，如太极、八卦、医学、兵法等，无不包含丰富的“网”的思想。

其中，最值得一提的是医学与兵法。

古代医学中的“藏象”“经络”学说认为人体由“五脏六腑”组成，其中肝、心、脾、肺、肾为五脏，性质属阴；胆、胃、大肠、小肠、三焦、膀胱为六腑，性质属阳。阴阳学说系统地阐述了经络与经络之间、经络与五脏六腑之间、五脏六腑与五脏六腑之间相互联系、相互作用、相互依存、相互离杀的关系，并且指出外部环境对人体疾病的影响。

藏：反映的是意象思维方法。

脏：反映的是具象思维方法。

中医的“五藏”指心、肝、脾、肺、肾，并不等同于西医的“五脏”，即心脏、肝脏、脾脏、肾脏、肺脏。五藏不是脏器实体，而是运动系统。

现在基本上都统一使用“五脏”一词。《黄帝内经》里的“五藏”不是解剖学意义上的“五脏”，而是气化的“五藏”，中医的“藏”是指内藏的系统，而“脏”是指血肉的五脏。

这显然是对“网”的思想较为充分、系统的认识和应用，是古代网络思想成熟的标志。

在兵法中，“网”的思想认识更加普遍，各种阵法就是这一思想的具体体现。著名的《孙子兵法》中，“网”的思想更为突出。孙子把战争看作一个关系复杂的整体（网），各种要素不可不察：“一曰道，二曰天，三曰地，四曰将，五曰法。道者，令民与上同意，可与之死，可与之生，而不危也。天者，阴阳、寒暑、时制也。地者，远近、险易、广狭、死生也。将者，智、信、仁、勇、严也。法者，曲制、官道、主用也。凡此五者，将莫不闻，知之者胜，不知者不胜。”（《孙子兵法》，银雀山汉墓竹简）它明确地表示，战争的胜败，主要是由政治、经济、军事、自然等诸条件相互作用、相互联系、相互配合程度的优劣决定的。

“圈论”的可贵之处，就在于它把这些概念提炼上升到“大网小网内外网，大网天地更大，小网针尖更小，万物有网，万物于网中也”的认识论高度，将认识论与方法论完美结合，用以指导社会生活与社会实践（如“黄家医圈”等医学实践）。

三、“网”的方法论

（一）“圈”与“网”

论“网”指出：“圈无限，网相连。”就是说，不同层次的“网”可以组成更大范围的“圈”；反之，一个更大层次的“圈”要得以成立，必须首先考察组成整体“大圈”的无数个“网”；而在考察“网”时，必须站在“纵横交错，沟通表里，互为依存”的角度，而不是孤立地针对某一个

“小网”。

所以，在认识事物时，不是把整体分成无数个部分，再把各部分的功能作用找出来，或者是把问题找出来，再把它们合在一起得出结论；也不是先分析后综合，利用个体求结论，以局部代整体。在古代，“管中窥豹，可见一斑”的思维方式极为普遍，在适当的环境条件下，这是极为有效的方法论之一，因为它简捷明快，易于操作，但若掌握不好，很容易陷入偏激和片面的泥潭。比如汉代儒、法论战的产物《盐铁论》，就充满利用个体求结论、利用局部论整体的思辨方式。

“圈论”的思维方式则要求一开始就要从整体出发看待各“圈”与“网”的相互关系，“网”与“网”的相互关系，或者自身网络和外界网络的相互关系。这种相互关系包括它们之间是怎样联系的，双方相互的作用是什么，相互依存的前提是什么，相互制约的条件是什么，等等。这个过程并不排斥对个体的“圈”进行多角度、多方位的分析和认识。因为“网”的整体是由多个部分的“小眼”（小圈）组成的，而整体的网络又同时具有许多目标和特定的功能。

比如渔网，如果中心部分的几个“眼”（圈）坏了，就会影响整个渔网的功能，甚至使整个渔网失去效用；又比如人的消化系统，如果这部分彻底失去作用，整个人的死亡就在所难免。

现实生活中，人们常说“未老先衰”，“黄家医圈”则把它说成是“胃老先衰”，因为“胃”不好了，就不能提供人体所必需的一切营养物质和微量元素，身体肯定就不好。这就是局部之圈影响全局之圈，局部之网影响全局之网的典型例子。

所以，“网”的方法论同时也要求注重“网”中各“小眼”（小圈）的功能，并对其加以分析，通过分析揭示不同事物具有的特定功能。

值得注意的是，“网”的方法论并不是单从某一部分或某一个功能出发去分析解决问题的，而是站在整体的角度，要求每一个“眼”（圈）的目标和作用服从于整体网络的作用。概括起来讲，就是考虑整体性，不忘针对性；强调合，注重分。这一方法论在“黄家医圈”的“五诊合参论”与“分圈施治论”中得到了充分的应用。

（二）“网”与层次

论“网”要求人们在认识事物、分析事物时一定要注重层次。“大网小网内外网”就包含了层次的概念。层次是指“网”与“眼”（圈）之间、整体与局部之间无限对立的一系列等级结构，包括地位、等级、相互关系和结构之间质的差异。

“网”与“眼”（圈）是相对可分的，从而形成了若干个不同层次的事物复合体，事物的层次不同，结构、功能以及运动规律也不同。因此，在认识它、研究它、控制它的时候，就应该从不同的层次入手，进行分层解决。值得注意的是，不同的层次结构是处在一个统一的整体中的，具有服从于整体要求的共同规律。因此，在实际应用中，既要研究不同层次的功能，又要注意各层次之间的联系，并对主要层次和次要层次加以区别。

比如，一个军是个“大网”，是个整体，它由“师、旅、团、营、连、排、班”等各个层次的“小网”和各个战斗群体的“小眼”（小圈）组成。在这里，各“小网”“小眼”（小圈）必须遵循“大网”的要求，而“大网”也必须注重各“小网”“小眼”（小圈）的功能应用，以及各“小网”与“小网”之间、“小眼”（小圈）与“小眼”（小圈）之间相互的层次联系。

归纳起来，层次法有以下特点：

（1）注重层次在整体中所处的位置，以及其应该具备的功能和作用。

（2）注重本层次与其他层次应该具备的关系及协调性。

（3）注重层次的运行功效是否处于最佳状态，各种功能是否正常发挥，各种关系是否协调。

（4）注重本层次状态优劣对整体的影响程度。

层次法是“圈论”认识事物、分析事物的重要方法之一。

本来层次法应该在“大圈小圈内外圈”章节中予以阐述，但却在“大网小网内外网”这一章节中展开，其用意非常明显，就是强调在应用层次法时不要忘记“网”的概念、整体的概念。如果只站在层次的角度谈层次，就会出现认识上的错误。

在人类社会中，人是分层次的（这并不影响人性、人权、人格等人人享有的平等。事实上，不平等是绝对的，平等是相对的，绝对的不平等就是层次）。人的层次是根据每个人赖以生存的自然条件、社会环境、教育程度、自身能力、先天因素等综合决定的。不同层次的人有不同层次的思想和认识，其价值观念、道德标准、行为准则各不相同。

在文学名著《红楼梦》中，车夫焦大无论如何也理解不了大观园里的小姐太太们，更理解不了林黛玉为何无聊地去葬花，他注定不会爱上大观园里的林妹妹，爱林妹妹还不如爱一壶酒或者一只猪腿。贾宝玉就不同，他需要的正是诗情画意、风花雪月，所以他能读懂林妹妹葬花的含义。

如果把两个相同类型、相同条件的团体交给焦大和贾宝玉来组织和管理，可以肯定，组织管理的结果必定大相径庭。

那么，他们之间谁正确呢？是焦大还是贾宝玉？这个答案用存在与意识来解答，必定争论不休，只能用“层次法”来解释。焦大与贾宝玉生存于各自不同的层次范围，知识层次不同，思想意识不同，观察事物的角度不同，因此得出的结论也就不同。

这个例子说明同在一个时空中，同在一个“大网”中，不同层次的“小网”决定了人们有不同层次的思维方式和认识角度，正确的思想和认识，要看由什么层次的“网”和“圈”来主导，要站在“大网”的角度上全方位地进行考察才能获得。

四、“圈”“网”相依

“网”与“圈”孰大孰小？

“网”中是否有“圈”？“圈”中是否有“网”？

“网”是否等于“圈”？“圈”是否等于“网”？

没有“网”的“圈”与没有“圈”的“网”是否存在？

在“圈论”中，“圈”与“网”都是哲学范畴，而不是具体所指。“圈”指整体，“网”指联系，即“万物有圈，圈为界；万物有网，网相连”，它们是同一事物所具有的不同的两个方面。

“天地八字”中说的“天地八字圈为大”，就是把“网”

抽象地看成一个整体中的一部分。严格地说，“圈”与“网”是互为表里的，不能绝对地判定孰大孰小，它们之间的关系是辩证的。任何“网”，可以看成是一个整体的“圈”，而“圈”与“圈”之间又组成了“网”。站在“圈”的角度看，“网”是另一个整体，是一个局部的“小圈”；而站在“网”的角度看，“网”又是由无数个不同功能的“小圈”组成的。

所以，“圈”与“网”具有功能和本质上的区别，“圈”不等于“网”，“网”也不等于“圈”，但它们又是相互对立、相互依存、相互联系的客观存在的统一体。

与此同时，没有“圈”的“网”是不存在的，没有“网”的“圈”也是不存在的，任何至大或至小的整体都不是孤立的，都具有这样或那样的联系，这样的联系就是“网”。

所以，“圈”讲事物的整体性、统一性，“网”则讲事物的联系、桥梁、纽带以及依存关系。世间万事万物都是相互联系的，论“圈”与论“网”说明的就是这一命题。“圈”与“网”是构成“圈论”朴实无华而内涵深刻的世界观和方法论的两大基石。

五、“网”的科学性

系统科学是一门新兴的当代学科，20 世纪 40 年代创立并得以迅猛发展。目前，在世界上，系统科学已经渗透到了各个领域，网络化、信息化的高速发展，正是这一学科的具体体现。为什么这一理论能以如此惊人的速度在人类社会形成共识呢？这与人类社会从农业社会、工业社会向信息社会迅速转变是分不开的。

若干世纪以来，从上到下的直线型结构一直是组织和管理社会的主要结构。

在中国，自秦王朝的大一统模式建立以来，等级森严的上下级制度，中央集权的管理模式，君君、臣臣、父父、子子的纲常秩序，一直是统治社会的主流。

在西方，从罗马帝国建立以来，军队、基督教的组织结构也同样是直线型或金字塔型的管理模式，权力和信息从金字塔的顶端有序地流向底层，国王、教皇通过将军、教会直接指挥位于底层的士兵和虔诚的信徒。

客观上讲，从上到下的直线型结构及管理模式，在古代交通、经济、信息、文化不甚发达的环境条件下，不失为一种明智的最佳选择。因为这种垂直结构有利于权力和信息的单向流动，有利于发挥领导者的聪明才智。在一定条件下，它确实可以取得较好的效率和实现更多的功能。再加上一整套与之相适应的、完整的、合理的人才选拔制度（如科举制）以及巡察监督弹劾制度，封建王朝采取这种结构，在当时是完全有效的、正确的。

然而，这种结构的缺陷却是致命的，若某个环节层次出现堵塞而坏死，对整个结构将产生破坏性的作用，这也是直线型结构的最大弊端所在。在人类社会发展史上，由于中下级官吏的腐败堕落引发社会矛盾激化，进而导致整个结构土崩瓦解，这样的事例不胜枚举。当然，整个结构的土崩瓦解是比较严重的情况，绝大多数时候表现出的是政令不畅，人才体制不全，官僚作风盛行，官僚机构人员按几何级数增长，办事效能却呈几何级数下降，地方主义盛行，官吏腐化，等等。这些都是结构单一、权力集中所造成的。

当代人类社会奇迹般地迈入了一个突飞猛进的时代，工业革命、产业革命、信息革命使大千世界日趋复杂，各类事物瞬息万变，这显然是直线型管理模式无法适应的。

直线型管理模式只能适应于系统相对简单、变化速度相对缓慢的结构。在古代，相对于社会的其他事件，战争是比较复杂、变化较快的事件，这种情况下仍用直线型管理模式往往难以奏效，所以才有“将在外，君命有所不受”之说。虽然它改变不了直线型管理模式，但却说明了直线型管理的弊端。可见，直线型管理模式是难以适应复杂多变系统的。因此，系统科学能在今日社会得以迅速发展壮大，也就不难理解。

从已获得的成果来看，系统科学所涉及的内容十分丰富，有系统工程、控制论、信息论、集合论、博弈论、突变论、网络技术、运筹学、最优化数学理论等。从基础理论来讲，有一般系统论、耗散结构理论、协同论、超循环理论等。

现代系统科学建立的模式与“网”在认识论和方法论上有异曲同工之妙，其核心和方法都是从系统的观点出发，在系统与要素、系统与环境的相互联系和相互作用中，综合全面的信息，找出系统内在结构的关键，利用其全部功能和条件，具体地控制、调节系统的行为，以达到最优化处理问题。它在相当大的程度上摆脱了垂直结构内僵硬的权力和信息流程，取而代之的是多元、闭环网络型的系统结构，这样的系统结构，更能使各子系统的功能得以发挥，信息传递速度加快，系统的稳定程度更为有效，使传统垂直结构无法产生的横向联系在系统网络结构中得以充分发挥和应用，提高了整体功效。

显然，系统科学的方法与“网”的方法是一致的，现代系统科学是“网”这一思维方式的延续和发展，并赋予了它现代科学意义，使之更加先进、更加科学、更趋于完善。“圈论”建立了“网”这一认识上的模型工具，贯通古今，是人类思维恒在规律性的一种表现。在“黄氏圈论”中，如果说“中生万物”阐明了宇宙的发生原理，那么“圈”“网”“族”“形”理论模型就阐释了宇宙的结构原理。事实上，模型思维是东方型思维方法之一，模型一旦建立，就可以进行系统的分析。因此，对“网”的认识和研究，无论是过去、现在和将来，都具有重要的价值和意义。

19

族者，万物之类也；类有别，族区分。

万物有族，善辨族明。

第四部分　论“族”

“圈论”认为“万物有族族类聚”。族是人类认识宇宙、认识自然的一种方法。

族的界定，既是客观的，也是主观的，是主观界定与客观存在的统一。

对族的认识，将把人的思维带入排列组合、比较区别的时空格局。

族者，万物之类也；类有别，族区分。

和存族生，离杀族散。

——“圈论”第二十八

万物有族，善辨族明。

夷人虽蛮乃人也，猫狗虽顺乃畜也。

族异则理异，族同则理同。

故辨族者智也。

——“圈论”第二十九

天地有八族：

天族、空族、地族、人族、命族、理族、家族、医族。八族清，天地明，分圈治。

——“圈论”第三十

族归为大族，族分为小族；大小族有别，内外族有异；同族同也，异族异也；天族、地族、人族，人族乃天地之灵族也。

——“圈论”第三十一

大族小族内外族，大族天地更大，小族针尖更小；万物有族，万物于族中也。

——“圈论”第三十二

“圈论”认为，世间万事万物是形形色色、复杂多样的。人类要认识复杂多样的物质世界，就必须对存在于世界上的各种事物进行分类和对比。对此，前人早在商周之际就有了明确的认识。《周易》说：“君子以类族辨物。”（《周易·同人》）这里的“类族”就是指由某种共同性而形成的事物类别。辨明类别后，“则各从其类也”（《周易·乾文言》）。也就是按照共同性质、特点对事物进行归类划分，最后形成“方以类聚，物以群分”（《周易·系辞上》）。因此，论“族”认为：“族者万物之类也。”把自然界具有共同性质、特点的事物归并起来，就称之为“族”。

由此可见，万物都有“族”，关键在于是否能够准确地判断事物的主要性质、特点，否则就会将事物混淆，族别混淆，层次混淆，进而得出错误的结论。

道家庄子就曾经站在一个非常特殊的层次和角度上，把人与动物归结在一起进行讨论，得出了一个让后人争论不已的结论，这就是“齐物”。庄子的理论和思想认识就是“齐一万物”。

庄子在《齐物论》中列举了这样一个有趣的例子，他说有人认为正确的住处（正处）是存在的，我认为不存在。人、泥鳅、猴子的住处不同，怎么能说是正处呢？人睡在潮湿的地方会得病，泥鳅也会得病吗？人爬到很高的树上会害怕，猴子睡在上面也会害怕吗？有人认为某种味道最正（正味），我说这不可能。人、鹿、蛆、乌鸦的口味不同，无法说何为正味，鹿吃草、蛆吃屎、乌鸦吃腐肉，各自觉得味道好极了，人也是这样吗？还有人说毛嫱、丽姬是美人（正色），为什么鱼儿见了她们就吓得沉入水底，鸟儿见了她们会吓得高飞，鹿子见了她们就惊恐万分，这能说她们美吗？很显然，人、鱼、鸟、鹿各自喜欢的美色是不同的，怎么能说是“正色”？

可见，恢诡谲怪的庄子是站在忽视自然界万物有族、万物有类的角度上去认识事物的。当然，从另一个角度讲，庄子是站在超常规的思维高度去认识自然的，这一问题将在论“向”中做进一步的讨论。

那么，站在自然社会的角度，“圈论”是怎样认识自然界的万事万物的呢？

一、万物有“族”

在自然界，物质世界的无限多样性是客观存在的，那么，“族”是不是也客观存在呢？“圈论”认为，“族”不但是客观存在的，而且是显而易见的。

在我们周围，牛马羊猪，狗鸡猫兔，草木虫石，鸟语花香……都有各自的“族”，可以分为有生类、无生类、动物、植物和矿物等不同的族。

再比如，一个人可为一个族，一个家也可为一个族，一个大家为家族，更大范围为宗族，乃至民族。所以，“族”的存在是显然的，如果不从主观上去分类，那么自然界数以亿万计的事物就难以认识，人类也就不能掌握“族”的特征、特性、功能，也就无法加以应用。

因此，“族”的存在，既是客观的，也具有其主观性，应用上则是主观和客观的辩证统一。

二、“天地八族”

在论“族”中，“圈论”把无限多样的自然界划分成了八个部分。

第一部分，天族。指天上的日月星辰。

第二部分，空族。指空中的风雨雷电等自然现象。

第三部分，地族。指地上的水土命场等物质。

第四部分，人族。指地上所有的人。

第五部分，命族。指地上有生命的动植物。

第六部分，理族。指人类的行为规范及准则。

第七部分，家族。指家庭、家族的内在关系。

第八部分，医族。指生命、疾病、药物和医生的关系及其诊断、治疗的方法。

以上 8 个部分应用到医学上就是“黄家医圈”中所指的“外八圈”，即天时圈、空时圈、地时圈、人时圈、命时圈、理时圈、家时圈、医时圈，它们完整地体现了生命世界赖以存在的外部自然环境的整体性。

“圈论”认为，人只要掌握了自然界这八个部分，就可以上知天文，下晓地理，中知人物文化、人情世故，成为有用之才。

（一）“天族”

对于“天”，古代有各种各样的解释，但先哲们的观点主要是泛指物质的、客观的自然。其中荀子的认识很具代表性，即：“列星随旋，日月递照，四时代御，阴阳大化……是之谓天。”（《荀子・天论》）也就是说，星星在随着时间转动，日月交替照耀大地，四个季节轮流统治大地，阴阳交合就称之为“天”。

“圈论”则有自己独特的看法：

上之无顶，唯日月星辰，见其光，照于地，谓之天族也。

——“圈论”第三十三

这就是说，“天”是没有顶的、无限的，只有日月和星辰，可以看见它们的光芒照耀在大地上，这些东西就称之为“天”。可见，“天”的特点是在地的上面，它的中间有“空”，“天”是无边无际、无穷无尽的，也不是人们常说的“天塌下来，有地顶着”。“天”给人类展现的共同形象与特性就是群星闪烁，光照大地。因此，“圈论”中把日月星辰共同归为“天族”。

（二）“空族”

对于“空”，古代主要指天空以及“空虚能容受之处”。而在“圈论”中，“空”则被赋予了更为广阔的含义。“圈论”把“空”从人们习惯性思维的“天空”中分离出来，强调“空”是自然世界客观存在的重要组成部分（“外八圈”）之一，从而重新强化了“空”的功能和作用。

“圈论”认为：

天地之间为空，空之水为气，气行为风，风变为云，云变为雷，雷击为电，云坠为雨，谓之空族也。

——“圈论”第三十四

“圈论”把“天”与“地”之间的一切自然现象如风、云、雨、雷、电等统统归结为“空族”，指出它们源于地上的水，是由地上的水产生的，是水的循环。因此正确认识水的循环，才有可能认识、掌握自然规律。

（三）“地族”

“圈论”认为：

地者，无底无门，水土命场合一为地，谓之地族也。

——“圈论”第三十五

地球是一个独立的存在体，这个存在体由有形物质与无形物质组成，“水”和“土”有形，“命”与“场”无形。“水”“土”“命”“场”统称为“地族”。

需要说明的是，这里的“场”是指范围与环境，而不是现代物理学意义上的现象。站在今天的角度，“场”的外延可包括磁场、引力场、电场、地形势场、生物势场、旋转惯性场等。从医学角度来看，“场”对人的影响也十分巨大。

“圈论”又说：

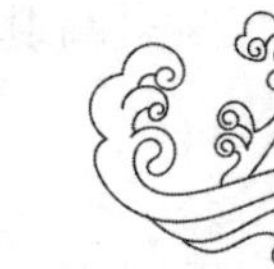

水主沉存于地，气主升存于空，水气之行为风云，循环无端润万物。

——“圈论”第三十六

水存地，气升天，演化出不同的元素后，又经过复杂的组合，从而生成了世界上的万事万物。

由此可见，“地族”虽由水土组成，但其衍生物却是复杂多样的。

（四）“人族”

“圈论”认为：

天生精，精有神；地生形，形为物；合生性，性为命。

物为本，神为魂，性为源。

人有神气为命首。

——“圈论”第三十七

“天”产生精气，精气里有神灵。“大地”孕育了形体，形体属于物质。“物”“神”合在一起产生“性”，三者构成了有生命的物体，即动物或植物。所以，“物、神、性”三者是生命之本，生命之灵魂。

这里最值得一提的是“神气”。“圈论”特别指出，人与其他有生命的族类是不同的，不同之处在于人有“神气”。什么是“神气”呢？“圈论”没有做进一步的解释。我们查阅了有关史料，唯有荀子关于“气”的学说有类似的含义。荀子说：“水火有气而无生，草木有生而无知，禽兽有知而无义；人有气、有生、有知，亦且有义，故最为天下贵也。”（《荀子・王制》）其他有生命的物质，如草木有气、有生；动物有气、有生、有知；而人有气、有生、有知、有义。人与其他有生命物体的区别就在于“有义”，这个“义”是不是“神气”呢？此外，汉代的董仲舒在养生之道中也有与之近似的说法：“故养生之大者，乃在爱气。气从神而成，神从意而出。心之所之谓意，意劳者神扰，神扰者气少，气少者难久矣。”（《春秋繁露·循天之道》）重点指出了神由意出，意由心出，可见这里的“神”就是思想、思维、思辨。

而“圈论”中的“神气”，是指人类区别于其他动植物的具有意识、思维、思想、创造力的特殊能力。

需要特别指出的是，“合生性”“性为命”“性为源”的“性”并不是前文中所指的“性”，而是有着食色性概念的性。

“圈论”认为：

父为山，母为海。性乃山海之洁，何鄙之有？

——“圈论”第三十八

这里的“性”与其他部分的“性”是截然不同的两个概念，其他部分的“性”是指性质、人性等，而这里的“性”是指雌雄之性、男女之性。“圈论”同时又指出，“性”是父母（山海）的高尚纯洁举动，是父母血缘的结合，没有什么粗俗、可藐视之处。“性”的本身是非常文明的，不文明是人为的。

因此，在研究人类时，不但要考虑其物质性，而且要考虑其意识性、创造性，同时还要考虑其“食色性”，也即动物属性。“衣食住行”和“想看听说”是人类生存所必需的，俗话说：“吃不得要死，说不得要输。”可见，它们是“人族”最基本的要素之一。

（五）“命族”

“圈论”认为：

命者：源也、始也、存也、终也、变也。和存、相称、离杀、转归，生生死死，变化无端，谓之命族。

——“圈论”第三十九

“命”者，乃是由事物内在矛盾运动所决定的生命过程，包括“源、始、存、终、变”。因此，世界上的万事万物，能生长变化的，能吐故纳新的，都可归为生命一族。

可以看出，“命族”的特点就是能够生长变化，吐故纳新，它们共同具有生老病死的自然规律、生命自身新陈代谢的规律、生态自然平衡的规律以及命命相依的规律。

（六）“理族”

“圈论”认为：

天有理，空有理，地有理，人有理，万物皆有理也。

人无理为害，事无理则败，家无理不宁，国无理必乱。

——“圈论”第四十

“理”者，即规则和秩序。亲伦秩序为“伦理”，人情世故的规矩为“情理”，国家法律制度为“法理”，事物发展的因果关系为“道理”。

“圈论”十分强调“理”的社会作用，认为人无“理”或不知道“理”就变成了害。“理”在国家和社会的推广应用就是“人治”“德治”和“法治”，是人类社会的规范和秩序。

“圈论”认为，人要懂得规矩，懂得道理。长幼有序、男女有别、以礼待人、尊老扶幼、孝顺父母，这都是规矩。人还必须有法度、有德行、有慈爱、有礼义、有恻隐之心、有仁义之举、有羞恶之心，这都是道理。懂得这些道理，上可治国平天下，下能成家立业。

人类的“理”以“德”为核心，以“孝”为内容，统领人类社会的衣食住行、想看听说这一“生活圈”。“孝”就是孝敬，孝敬什么？孝敬“天地国亲师”。

“天”恩赐给我们阳光、空气和雨露，给予万物生长必要的自然条件，但并未要求我们回报，我们当然应该敬“天”。

“地”孕育了万物，孕育了芸芸众生，也未要求我们回报，我们当然应该敬“地”。

“国”就是国家。国家凝聚了民族的精神，汇聚了人民的力量，给予我们和平、安宁、幸福的生活环境和空间，我们当然应该热爱国家，报效国家。

“亲”就是父亲、母亲，他们给予我们生命，抚育我们成长，教会我们做人的道理，但未要求我们回报，我们当然应该孝敬父亲、母亲。

“师”就是老师，老师传给我们知识，教给我们学问，给了我们智慧，也未要求我们回报，我们当然应该尊师重教。

以上就是老百姓为什么会在家中供着“天地国亲师”牌位的道理。

在“人治”“德治”和“法治”方面，“圈论”认为：

人服人，服一人，一人为大，大者为治，乃人治。

人和人，合三人，三人为众，众者相治，乃德治。

人制法，法治人，人人守法，以法为治，乃法治。

——“圈论”第四十一

在人类社会中，社会需要管理者，其规律是人管人、人服人。在人类社会的历史上，要求统治者都是有能者居之，有德者居之，“一山不容二虎”，客观上形成了只能服一邦、服一人。

一邦为大，一人为大。大者就是君，就是皇帝。一个国

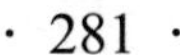

家只能有一个中心，多个中心和政出多门是导致混乱和不安定的主要原因。

“人和人，合三人”，则是以“三”为最基本的组合，三人为众。就皇帝而言，左丞、右相加上皇帝自己，就是最佳组合。“德治”重在“合”。三人团结好，配合好，就可以治理整个国家和民众了。

管理国家同样也需要 3 个方面，即人治、德治和法治。人治是“中”，它包含了人性以及个体的体力、性别、性格、素质、威望、影响力、知名度等综合因素。此外，任何有效的治理方法都必须以人为媒介去执行、去完成，都是以人为对象、以人为中心的，“以人为本”是人性的需要，是管理的必然。因此，人治是任何一种有效治理方式的中间方式。法治和德治分别为“阴”和“阳”，它们的共同特点是人类自己的约定俗成和规范，“法”规范个体的行为，“德”规范人的思想和精神行为。

可以看出，“圈论”把凡是能够规范人的学说及行为准则、一切治理国家的学说、一切对人类发展进步有益的思想学说、一切社会关系等统统归纳为“理族”。

今天，我们认为，“理”的作用，更广泛的在于它体现一种精神，一种民族的精神。这样一种精神是个人、单位、团体“理”的作用的集合与升华。一个优秀的国家或民族客观上需要一种精神作为支柱。当今世界，欧洲精神为民主，美国精神为自由，中华民族精神是什么？我们认为，应该是“人和”。我们的祖先曾经呼吁过“天人合一”“以人为本”“人类大同”“天下为公”“天时不如地利，地利不如人和”“和为贵”等，这一切都是以“人”为主体，以“和”为主体，以“人与人”“人与自然”“世界一体化”的和谐发展为主体，这一理念的最高体现与总结就是“人和”。“人和”是中华民族的精神，是中华文化的核心，是对历史的总结，也是展望未来的需要。

（七）“家族”

“圈论”认为：

家者：老辈为上，夫妻为中，小辈为下，血缘为亲，近邻为友，同事为朋，大家为国，小家为族。

——“圈论”第四十二

女人有男人为家，男人有女人为室，男女相合即为“家室”，无数个有血缘关系的“家室”相集则为“家族”。

“圈论”对“家”的概念十分重视，认为人人有家，家是社会的基础，家是国家的基础，国家便是家的延伸。所以，处理好家的关系是处理好其他一切关系的前提。有先哲说过：所谓“修身、齐家、治国、平天下”，言外之意就是说治国先治家。在中国历史上，从某种意义上讲，治家与治国是一回事，因为其组织方式是一致的，故能治家者方可治国平天下。

家族的关系是复杂的，要分清家族的共性特征，就必须研究其传统的血缘文化、地域文化、等级文化及其自然形成、产生、发展的变化规律。总的来说，家族的共性贯穿了一个“血”字，即“血缘”。“血缘”不同，可以造就不同的文化，“血缘”传承、基因的共同性决定其“性和命”的相类性、家教的延续性、师教的统一性、理教的规范性、亲情的亲和性，这一切也决定了文化的共同性。

家族与家族之间的不同，延伸到更大范围，就是民族与民族之间、国家与国家之间的不同了。

（八）“医族”

“圈论”认为：

医者，克之病，救之命；病者，求之医，用之药。顺其自然杀，逆其自然医。

——“圈论”第四十三

凡是有病的机体，如果任其发展，必然危及生命。病在生命系统中属于“离杀”，因此要采取“反离杀”的医治措施，这些措施、药物及医生就是“医族”。

怎样理解“顺其自然杀，逆其自然医”呢？如果把有生命的机体比作一个牧羊场，羊群（身体内各器官）在井然有序地生活着，突然外面闯来了一群狼（疾病），羊群一时大乱，惊恐万分痛苦不堪，如果顺其自然发展，羊群必然会被狼群全部吃掉。在羊群内部无法阻止狼群的状况下，必须请求外部力量援助，消灭狼群，阻止狼吃羊的情况发生。对整个生命来讲，如果说狼群的进入产生“离杀”，那么，医生及药物的介入就称为“反离杀”。如果把生命机体比作战场的话，那么狼群就是敌方，医生及药物就是武器和我方，敌我双方在特殊的战场上展开了殊死较量，不是你死就是我亡，不是鱼死就是网破，其结果就是敌方强大时，病就加重；我方强大时，病就减轻；敌方胜利时，生命死亡；我方胜利时，疾病痊愈。当然，病虽治愈了，但经过一场战争的战场（机体）必然是千疮百孔，元气大伤，必须好好地休息疗养。

从整个过程看，医生及药物的行为是逆其自然的，所以说“顺其自然杀，逆其自然医”。“反离杀”是“医族”的主要功能。

三、“大族小族”

“圈论”中的“族”是辩证的。“大族天地更大，小族针尖更小”。任何一个家族，比它小的族可以是一个家，甚至还可以是家中的一个人，再小就是组成人体系统的族，当然还可再小；从另一方面看，比家族大的可以是民族或者是整个人类。可见，大族小族都是辩证的，再大的族相对于更大的族就是小的，再小的族相对于更小的族又是大的。

四、“族”能生“网”

“圈论”的“族”与“族”之间不是孤立的，而是以“网”的方式紧密地联系在一起的，相互联系、相互依存、相互制约。例如，“天族、空族、地族”就是一个有机的统一体，是宇宙的重要组成部分。再比如，“命族”包容了“人族”与“医族”，但其个体特征又是截然不同的。而“理族”中与人相关的部分，离开了人类就不存在了。所以，“族”与“族”之间既互有区别，又互为联系，从而形成了各种层次：高低层次、前后层次、交叉层次。它们之间的关系不是单线条的，而是立体网络式的、错综复杂的，这就是“网”在“族”中的重要体现。

20

万物有形形区辨，万物有表表为形。

形易变，形变质不变。形如风云，形变无穷。

第五部分　论“形”

“圈论”认为“万物有形形区辨”。“形”是一事物区别于另一事物的基本特征。

人类最简单的认识和记忆都是从“形”开始的。

对“形”的认识，极大地提高了人类对宇宙间万事万物的理解力、判断力、适应力和记忆力。

万物有形形区辨；万物有表表为形。有形才有意，有形才有神。形灭意灭，形灭神归。形如风云，形变无穷。

——“圈论”第四十四

形于表中，质于数中。万物有形，形易变，形变质不变。辨形知其性，知性则族明。

——“圈论”第四十五

形归为大形，形分为小形；大小形有别，内外形有异；同形同也，异形异也。天形地形人形，人形乃天地之灵形也。

——“圈论”第四十六

大形小形内外形，大形天地更大，小形针尖更小，万物有形，万物于形中也。

——“圈论”第四十七

“道通天地形于外，风云变幻百态中”。“圈论”认为，“形”就是形状、外形、形态。万物都有表面，外露的表面就构成了宇宙间万物的形状。但万物的形状又是不同的，没有形状绝对相同的两种事物。

就人类而言，有形体才可能有意识、有知觉、有神气；

形体没有了，意识、知觉、神气也就没有了。当然，人的“神气”（意识和思想）可以通过新的形体继承和再现，人的形体是“神气”的载体。人类的无限繁衍，给“神气”带来了无穷无尽发展的空间，它和天的光芒一样长，和地的寿命一样久。

“圈论”还认为，本质是深藏着的，是内在的；外形是表面的，是为本质所用的。万物都有形状，但形状相对本质来说却有虚假的一面。外形容易变化，本质与性质相对稳定，不易变。

所以，只要认真辨别形状就可对其性质有一基本的了解，辨明性质后，就可以知道它属于哪个“族”了。

在自然界中，形状的概念十分重要，人类对自然的感性认识就是从形状开始的，只有应用形状才能找出万事万物的个体特征，才能进行分类、归族并加以认识。没有“形”，就没有标记，没有标记，人类的认识将陷入一片迷茫。

需要说明的是，在“圈论”中，“形”有广义与狭义之分，狭义的“形”是指看得见、摸得着的事物；而广义的“形”则包含了所谓的“无形”，泛指那些看不见、摸不着的事物。“无形”并不等于真正的“无形”，而是“有形”存在的一种形式。“有形”与“无形”只是人类主观意识的划分，“有形”是建立在人看得见、摸得着的基础之上，是人的视觉功能在宏观与实证上的产物；而“无形”则是在人的感觉功能感知下看不见、摸不着的环境中事物的统称。所以，客观的“形”并不依赖于人的感觉而存在，人的感觉只可感知有限的“形”。“万物有形”并不意味着“万形可见”。

一、万物有“形”

“形”是自然界一切物质固有的、客观的标记，“大形小形内外形，万物有形”。“形”正是区别繁杂缤纷的大千世界最简单、最直接的方式之一。通过形状，人类可对自然界的万事万物进行排序、分类、分族，并进一步研究这些事物是怎样产生、形成的，找出其内在的特征及其发展变化的规律，发现其与外部形状不同的内在的本质。

（一）万物有“形”，“形”区辨

“万物有形形区辨”。自然界没有不能用形状加以区别的物质，万物都有其固有的形状，都可以通过形状来表示，并在一定的条件下通过人的感觉器官而感知。

“圈论”认为，物质世界是复杂多样的，数以亿万计的物质、物种都可以通过形状被人类所认识。物质无穷，形状无限，即“大形天地更大，小形针尖更小”。没有不能用形状加以区别的事物，也没有两个形状绝对相同的事物，无论是孪生姐妹，还是同一个模子铸造出来的物体，都有不同的地方，都可以加以区别。任何两个物体，即便处于或源于同样的环境、同样的种子、同样的母体、同样的条件，其形体都是有区别的，原因就在于其“数、向、力、时”是不相同的。它们产生的时间可能不同，它们内部结构所受的作用力可能不同，其作用力的方向可能不同，其作用力的大小、重量的数也可能不同，最终导致形状各异。

总而言之，宇宙间万事万物的不同，都可以从外部形状特征上表现出来，哪怕只是微小的不同。所以，只要我们耐心仔细地观察研究，世界上的亿万种物体总是可以通过形状结构进行区辨鉴别的。

（二）万物有表，表为“形”

“圈论”认为“万物有表表为形”。“辨形知其性”。形状是表面的，外露的，是事物本质最直接的外部表现，人类通过其外部特征就能对其性能有所了解。因为一切事物的外部特征都为事物所固有。

比如人，可以通过其外形判断出是男人或是女人，是儿童、年轻人、中年人或是老年人；如果他（她）表现出咳嗽、发烧、恶心、呕吐等状态，那么他（她）肯定是生病了。

再比如，一个物体最起码可以通过外形判断是什么材料做的，是木的、铁的，还是其他什么材料做的等。一件事可以通过现象得出结论，比如，众多诊所门可罗雀，唯有一家门庭若市，那就可以判断这里有高明的医生；“朱门酒肉臭，路有冻死骨”，说明社会极不公平。凡此种种，说明外部特征是其本质的体现，是看得见，摸得着的，是可以感知并加以判断认识的。

（三）万物有“形”，“形”易变

“圈论”认为“万物有形，形易变，形变质不变”。外部形状相对于事物的本质来说有其虚假性、易变性。外形很容易发生变化，而本质则相对稳定。在大自然中，每天可以看到太阳早晨从东方升起，晚上从西方落下，但太阳落下并非就消失了。“少小离家老大回，乡音无改鬓毛衰”，此人外观大变，难道就不是原来的他了？当然不是。所谓“披着羊皮的狼”，重点在于指出它的本质：狼！

所以，“圈论”认为，自然界的一切事物，有的形状是可能改变的，也是容易改变的，但其性质是稳定的。因此，认识事物不要被事物的假象和伪装所迷惑，要透过种种假象看到事物的本质，达到“辨形知其性，知性则族明”。

二、辨“形”知其性

“形”在“天地八字”中的作用是十分显著的，它起到了承上启下的作用，把万事万物中抽象的“数”变成了人类能够感知、能够认识的“形”。人类又通过对“形”的研究，把认识向更深层次的“质”推进。没有“形”，世界将茫然无措。

因此，“形”是人类认识和区别事物的客观基础和依据。

（一）“形”是鉴别事物的基础

大自然万事万物的产生，必定要以某种形态表现出来，固体、气体、液体、光波、电磁波、声波……圆形、方形、三角形、多边形、不规则形……物质总是以这样或那样的形态表现出来，没有“形”的物质也是不可想象的。就像古代的“道”，几千年来，人类之所以未能认识它，就因为它无影无踪而又无处不在，“茫然恍惚”，使人介乎于信与不信之间。但是，“圈论”认为，无论是道家的“道”，还是“圈论”的“中”，它们既然是客观存在的，就肯定具有某种存在的形式，只不过人类目前的认识水平远远未达到能全面认知它的高度罢了。因此，先哲们曾有“大象无形”之说。一种理论，一种学说，乃至一种气氛，都可以是“无形”的，虽然人们随时都可以感受到它，但它是以人类至今还未能认识的形态存在着的。比如，想、看、听、说，是以电波、光波、声波的形式存在的。所以，人类在认识事物或者创造事物时，区别形态是前提、是基础，形态是必须首先加以认识思考的对象。

我国古代医学就是从形象认识开始的，从某种意义上讲，医学就是形态学。中医所谓的辨证论治，望、闻、问、切就是从人体的外部表征入手，即从人体的生理病理表现于体表的形象、形态入手，并对外部表象进行分析、推理、归纳、鉴别，再结合古往今来的临床经验，加以判断，最后得出有关病情的结论。从中医角度认识的各类病症，都会在人体上出现典型的形象特征，医生依据这样的一些“形象特征”就可以掌握机体病变的情况。由此可见，“形”在祖国传统医学中占有非常重要的地位。

（二）“形”为质所用

“圈论”认为“形于表中，质于数中”。任何事物都是有本质的，但本质深藏于事物的内部，是“数”的范畴，“数”又必须通过“形”才能体现。“形”为本质所用，隶属于本质。

比如，癌症是当今人类社会的一个顽症，它夺去了数以千万计人类的生命。目前，世界上无数医学家正全力以赴地研究它，虽然仍未能找到病因所在，但都从其外部特征及表现入手。如“黄家医圈”中的“疾块”，俗称“包块”，就是癌症的外部表现形式，但所有的“包块”不一定都是癌症。头部可以被外物撞出一个大包，但那不是癌症。

所以，外形只是表面的，是某种事物或某几种事物的表面形式，而本质则是深藏的，是需要进一步研究才能认识的，但本质的存在是以外部形态的产生、存在为前提的，本质只有通过外形才能体现。

（三）"形"是精神的载体

"圈论"认为"有形才有意，有形才有神；形灭意灭，形灭神归"。就是说，"形"是精神得以表现的载体，意识和精神必须通过形体才能得以体现。人类生活中的生离死别、悲欢离合、喜、怒、哀、乐、思、恐、虑、语、歌、哭、吟、呼等，都必须通过形体才能体现出来。没有形体，一切就不可能存在，也无法体现。因此，人的意识和精神，形体是它唯一的载体。在很大程度上，生命的重要就体现为形体的重要。在宏大的自然界中，人是十分渺小和脆弱的，强大的自然界可以十分轻易地毁灭人的形体，但人又是怎样与宏大的自然界乃至无穷的宇宙共存并超越无限的自然物质及庞大的动物、植物体系而在自然界中独立出来呢？显然，仅仅依靠人的形体，无论如何也是不够的。那靠什么呢？靠的就是人的意识、人的精神、人的思想，思想与形体有机结合形成的人，能够超越宇宙间有形的万事万物。

人的思想的无限性和创造性是自然界任何物体不能比拟的，当人的思想"神思飞越"的时候，地球就在脚下，浩瀚的宇宙就变得微不足道，宇宙就在思维中！而大自然却不具有人的特质，日月星辰没有意识，河岳山川没有思想，飞禽走兽没有精神意识，花草树木没有想象力，人之所以为人，就在于人具备了意识与精神的属性，其伟大尊贵之处就在于思想的创造力、传输力和再生力。人类所拥有的精神财富不但可以继承，而且可以再传递、再创造、再发展，其形体（肉体）的转归与毁灭，从某种意义来讲是微不足道的。原因在于旧的形体转归了，更新、更美、更好、更有生机及创造力的形体又诞生了，其思想意识得到继承、发展与创新，以至永恒。宇宙虽大，又何足道哉。

所以，“形”对于人类这个特殊的“族”来说，其自然属性以及作用和功能相对于自然界其他“族”来说是有差别的，人类并非因其形体而伟大，而恰恰因形体的脆弱、渺小、短暂而深感无限悲哀，“人生苦短”只是一种无奈的感慨。但足以令整个人类感到自豪的地方就在于人具有囊括整个宇宙的认识能力，它虽然依附于形体，但在形体毁灭之前和毁灭之后，其思想精华仍可通过新的形体继承、再现和延续，进而实现“形灭神归”，并得到进一步的发展。事实上，人的形体只不过是其意识与思想的“载体”，人类的繁衍与昌盛客观上形成了“载体”的无穷。“载体”的无穷也就意味着人类意识与思想的无穷。而“圈论”所讲的“神归”，正是指人的意识与思想的“转归”，是针对个体生命在旧的形体毁灭之后“转归”于新的形体之上，其意识与思想精华为后人所继承。这就是“圈论”之论“形”所要表达的思想精髓所在。

三、知“形”则“族”明

“圈论”认为“形生族”“辨形知其性，知性则族明”，说明了“族”与“形”之间存在的相互关系。“形”只表现事物的外部特征，“族”则是事物的内在本质类同的聚合，同“形”事物之合就是“族”。“形”与“族”是事物互为表里的两个方面，既有区别，又紧密联系，相互统一。

首先，任何“族”都要通过一定的外部形状表现出来，有什么样的形状就有什么样的“族”。比如鸡、狗、猫、猪及其他的动植物都有其特定的形状。反之，有这样的形状就属于这样的“族”。

其次，多种外形特征可能同属一个“族”，而一个“族”中可以包含无数种外形特征。比如 12 亿人就有 12 亿个像，12 亿人中包含有男人、女人、老人、儿童等，老人里又有腰弯背驼、皱纹满面、老眼昏花、口齿不清、满头白发、步履维艰等。任何“族”都要通过“形”表现出来，不通过“形”表现出来的“族”是不存在的。

再次，同样的“形”并不等于同样的“族”，不同的“族”可以存在同样的“形”。

在军队中，同样一个营的编制，其本质可能不同。比如工兵营、坦克营、炮兵营、火箭营等，它们在一定范畴内就不能列为同一“族”，原因就在于它们各自的功能不同。

比如，有很多病，外部特征都是发烧，但不一定都是感冒。又如，白面、石灰、扑粉都是白色粉末，外形很相似，但性质和功能却完全不同，不能归为一“族”。

同一形状的事物，其性质可能大不相同，因此，可划分为不同的“族”。

由此可见，“形”与“族”是辩证统一的。人类在认识自然世界的万事万物时，一定不能把二者割裂开来，孤立地看待它们，只看到“形”而看不到“族”，以为“形”和“族”一样会赤裸裸地呈现在人们的感官面前，一目了然。这样就会得出错误的结论。因此，“形”与“族”在“圈论”中是决定人类能否正确认识自然界的关键。

四、“大形小形内外形”

“圈论”认为，“形”与“形”之间，“大形”与“小形”

之间在层次上是有区别的，同时又相互依存、相互转化。

“形”与“形”之间的相互依存，表现为自然界任何有形的物质，再大的“形”都是由各个层次的“小形”组合而成的，没有内容的“大形”是不存在的。飞机、火车、汽车、轮船等都是由各个不同层次的“小形”（零件）组成的，离开“小形”它们就无法存在。即使在同一架飞机中，飞机的“外形”也是由各个不同的“内形”决定的，无数个“内形”的有序组合，才形成了共同的“外形”。

“圈论”所谓的“大形天地更大，小形针尖更小”指出了“形”的无限性及其相互转化性。

再小的“形”在一定范围内也可以成为“大形”，再大的“形”同样也可转化为“小形”。此外，由于自然界事物的复杂性、多样性、广泛性，导致在一种联系中是“外形”的东西，在另一种联系中却可能转化成“内形”。比如人体的器官心脏，就心脏本身而言，它是“外形”，而就整个人体而言，它就转换成“内形”。再如一个军区的后勤系统，就整体功能而言，它是“外形”，而就整个军区而言，它又转化成了组成军区整体外形的“内形”。因此，“大形”“小形”“内形”“外形”都是相对的、辩证的，相互依存、相互联系的，可以相互转化。

五、“形”在天地八字中的特殊地位

“形”在人类认识自然的“天地八字”（圈、网、族、形、数、向、力、时）中处于十分特殊的位置。

首先，它是人类认识由形象思维进入抽象思维的转折点。在“天地八字”中，“形”以下的“数、向、力、时”是对宇

宙万物更深层次的探讨，在很大程度上，“数、向、力、时”研究的是事物内部的运动规律及特征，是更深层次的思维及抽象概念；“形”则是由里及表的转折点，“有形”到“无形”的分界线。“形”起到承上启下的作用。“天地八字”中，如果没有“形”的概念，循环系统就不能闭合，“数、向、力、时”等内在因素所决定的“形”就无法被人的感官所认识，更无法分门别类地加以应用。

其次，“形”是事物内部、外部运动变化的桥梁和纽带，是楚河汉界。在“天地八字”中，事物外部的“圈”“网”“族”变了，“形”就起了变化；而事物内部的“数、向、力、时”变了，同样要通过形体表现出来，以被人的感官所感觉。除此之外，无论是“内部因素”还是“外部因素”，都要通过“形”的桥梁对对方发生作用。也就是说，“外部因素”可以通过“形”对“内部因素”产生作用，而“内部因素”也可以通过“形”对“外部因素”产生影响。当然，这样的作用和影响有可能是有利的，也有可能是不利的。

可见，“形”的特殊功能决定了它的特殊地位，它告诉人类一个永恒的真理：人类的一切认识和记忆都是从“形”开始的。“形”是这一事物区别于另一事物最根本的特征和依据。

21

数者，数理之数也。

宇宙皆数，天地皆数，万物皆数。

万物始于数，万物于数中也。

第六部分　论“数”

“万物有数数大小”。

“数”是世间万物“质与量”的总称。

“数”统一了人类对自然世界的认识，也统一了人类自己。

对数的认识，有利于人类客观地认识大自然，顺应和利用大自然。

数者，非数目之数，乃数理之数也。数始于一，终于十。循环无端，永劫无疆而序次不乱。宇宙皆数，天地皆数，万物皆数。万物始于数，万物于数中也。

——“圈论”第四十八

数数和存为大数，数数离杀为小数；大数高也，小数低也；大小数有圈，内外数有网；同数同也，异数异也，人数乃天地之灵数也。

——“圈论”第四十九

大数小数内外数，大数天地更大，小数针尖更小，万物有数，万物于数中也。

——“圈论”第五十

一、“数”的释译

“数”在“圈论”中既是最简单也是最复杂、最难理解的。说简单，自己伸出手来，就能知道这是大拇指，这是二拇指，这是中指，这是蔡小姐（无名指），这是小郎巴（小指头），总共几个？谁都知道，双手指合十，双脚趾合十，双手双脚20个，这就是“数”。可为什么双手双脚是20个数，而不是10个、8个、3个、4个，或者别的什么“数”呢？同样是“数”，一个是数目的“数”，一个是数理的“数”，这中间的奥妙恐怕就难以理解了。因此，从古至今，“数”一直是人类思维难以攀登的高峰之一。

“圈论”传下来的论“数”，在黄氏家族近几代人中也是难以理解的，只能靠死记硬背，好在黄氏家族中各代传承人在对“数”进行讲述时，都有不少通俗易懂的说法。比如，宇宙万物都有“数”，都可以用“数”表示。天地间的万事万物，凡存在，必有“数”，没有存在的就没有“数”，没有“数”也就没有存在。“数”是知识的积累，“数”是人类灵气的结晶，“数”是宇宙法则的高度浓缩。“数”就像一座桥梁，架设在天、地、人之间。因此，“数”必定会在人体上有所体现。人不仅仅是父母所生，父母所生只不过是现在的循环原因，而终极原因——人为天地所生。因此，人不但具有“天”的特征，同时也具有“地”的特性。

所以天的“数”、地的“数”都在人体上有完整的显现。正由于此，才有“天地为一大宇宙，人体为一小宇宙，大小宇宙息息相通，天地与人相互感应”的说法。在宇宙中，天、地、人是宇宙的主人，天道、地道、人道主宰着世界，人道是天地之道的缩影，天地之道是人道的本原，天地之循环就是人体之循环，天地之“大圈”就是人体之“小圈”，天地之运转就是人体之运转，天地之现象就是人体之现象，天地之“和存”就是人体之“和存”，天地之“离杀”就是人体之“离杀”，天地之“转归”就是人体之“转归”，天地之

"数"就是人体之"数"。

天地万物之"数"，在人体上都有所暗示。

最为简单的表达方式，就是手指之数和脚趾之数。天地分阴阳，人分左右，手指5个，脚趾5个，可以代表天五地五之"数"；左右手指10个，脚趾10个，即可代表"数"始于1，终于10。可见，这些数字蕴藏着天地之间万事万物的"数"。所以，在论"数"这一部分，只要利用手指、脚趾之数来进行换算，就便于记忆了。

下面就"数"的内涵做一简单的释译和演算。

"圈论"认为，"数"虽然包括万、千、百、十、一，但不完全是指数目的"数"，主要指的是"数理"的"数"。"数"始于1，终于10，而10为零，为盈，为时空，是"转归"之数。天地间的森罗万象，都是由时空中的"中"生成化育而来，生成化育的基础就是数理之"数"，也就是1～10的集散离合之"数"。在"数"中，各个"数"都蕴含着宇宙之"时"、宇宙之"力"、宇宙之"向"，就好像天地有阴阳，物有刚柔，人有悲欢一样。"数"就是自然之"定数"，万物之序次，周而复始，无穷无尽。

所以，"数"是宇宙的本质，天地的本质，万物的本质，大自然的一切事物都是由"数"组成的，都始于"数"，都可以用"数"来表示。

"数"在"圈论"中，代表着具体事物，同时也代表着事物与事物之间的关系、运动规律及性质，"数"的关系往往表现为一定数量的大小或者比例，而这种特定大小的"数"，孕育着丰富的内涵，包括规律、性质、意义及其联想。它并非就"数"论"数"那样简单，它是抽象概念的一种体现。

"圈论"认为"万物有中，中为物源；中分无穷，无穷合中。三是万物最小的组合之数"。这里的"中"，就是"万物之母"，而"三"，则是一、二、三的特定之数，是有着特殊的意义和内涵的"数"，而非普通意义上的"数"。

二、"天地之数"

关于"一"："圈论"认为，"一"为中，因为中生万物，中为万物之母。

关于"二"："圈论"认为，"二"为天、地，因为中生天地。

关于"三"："圈论"认为，"三"为天、地、人。因为天地生人之和为三，所以"三"是看得见、摸得着的万事万物中最尊贵、最有灵气的"数"，其他一切"数"都从属于"三"，都来源于"三"，都包含着"三"，都受"三"的制约。"三"是矛盾最小的结构单位，所以"三"在"圈论"中最为重要。

在解释"三"时，人为什么属于"三"的范围，和天地并列，列于天地之间，成为万物之灵？"圈论"认为，人是万事万物中最为珍贵的，人顶天立地，集天地之间万物之灵气而生存。人虽生于天地，但能并列于天地，因为天地万物有了人，才有存在的意义。所以，在"圈论"中，天、地、人是自然界的主体，是万事万物的灵魂和核心，万事万物都应包含着天地人的概念，人是连接天地的桥梁和纽带，是广义的"中"。体现在"数"中，演算任何一个事物，都应该有天、地、人的内容、结构和要素。

"圈论"中十分注重"三"的内涵与外延，注重"三"

的思想体系，这与道家先哲们“天地人”的观念密不可分，是其发展与延伸。

关于“四”:“圈论”认为，“四”就是四形四时。

“四形”是指万事万物都要经历“生、长、消、亡”四种形态。对人类而言，即孕育之形、幼年之形、壮年之形、老年之形。

动物是这样，植物是这样，人也是这样，非生命物质同样是这样。“四形”是事物内部运动和外部形态变化固有的普遍规律。

“四时”指形态演变的时间。天地万物都具有发展演变的四个时段，即孕育萌发的时段、生长的时段、成熟的时段、衰老死亡的时段。

比如一年的春、夏、秋、冬；一日的早晨、中午、下午、晚上；一个人的十月怀胎，一朝分娩，幼年至青年，青年至壮年，壮年到死亡。同样道理，其他一切动物、植物和无生命物质，都有这样的发展规律，只不过其周期因自身固有的特性不同而长短不一罢了。比如朝菌，早晨生，晚上死；寒蝉夏天生，秋天死；人活不到 60 岁，称为短命。

总之，生命无论长短，四形四时是固有的，这是自然界运动的规律和法则。

关于“五”：即天数的五与地数的五。“圈论”认为，演算天地万物之“数”，用天数五与地数五的变化进行演算也是其方法之一。

手指为“五”，代表天数，脚趾为“五”，代表地数。一、二、三、四、五、六、七、八、九、十代表天地之数之和。其中，奇数为天数，为阳，所以一、三、五、七、九为天数；

偶数为地数，为阴，所以二、四、六、八、十为地数。即：

天数为：1 + 3 + 5 + 7 + 9 = 25

地数为：2 + 4 + 6 + 8 + 10 = 30

可见，阳者合为天数 25，阴者合为地数 30。因此，天地之数为 55。演算万物之数，则是天数 5，地数 5，相加乘以 6（6 为天、地，每位有三："阴、阳、中"，即为 6），结果为 60。

天地万物之数：（5 + 5）×6 = 60

天地之数：60 − 5 = 55

万物之数：60 − 10 = 50

论"数"中的"母"为生母，天数、地数的生母为 5，所以减 5，为 55，万物之数的生母是天数 5 与地数 5，所以减 10，为 50。

从以上计算中可看出，"天地之数"由"天五""地五"而来，所以称"天地之数"为 55。"万物之数"由"天地之数"而来，所以为 50。

此外，"圈论"还有一种由"图环命理图"衍化而来的演算方法，详见第 24 章"图环命理图"部分。

三、人的"命数"

"圈论"认为，人的"命数"以 14 为一循环周期，56 为一中循环周期，112 为一大循环周期，每一循环周期又分为四时。

中循环周期：

一时：1 ～ 14 岁。

二时：14 ～ 28 岁。

三时：28 ～ 42 岁。

四时：42 ～ 56 岁。

第一时为身体的全面生成发育阶段；第二时为发展成熟阶段；第三时为形体的鼎盛和思维的发展成熟阶段；第四时为形体的衰退和思维的鼎盛阶段。“圈论”认为：“命旺在中年，自主四十秋。报国建家业，敬老养家小；若要病灾少，忠告莫过劳。”

大循环周期：

一时：1 ～ 28 岁。

二时：28 ～ 56 岁。

三时：56 ～ 84 岁。

四时：84 ～ 112 岁。

第一时为成长阶段，继承阶段，生命力旺盛，生机是主流，和存是主流。

第二时是生命最辉煌、最绚丽的阶段，身体内各器官功能得以全面开发，思维得以完全成熟，是发展创造力最为旺盛的阶段，身体潜能的开发是主流，相称是主流。

第三时则是衰退阶段，离杀占主流。从 56 岁开始，人体内部各器官的功能就全面逆转，步入衰老阶段。由于人体各器官功能的特点、特征各有不同，以及组成人体内部各器官的层次性不同，这种衰退是有层次性和时间性的，再加之进入 56 岁后为人体生命另一小周期的开始，同时还存在衰退过程中的反弹，所以，并不排除 56 岁后的某个时期会出现精神旺盛、思维敏捷的一段良好状态，但总体来讲，则呈向下的趋势。

临近 84 岁时，也就是第四时，是“阴气”最重的阶段，也是生命力最弱的阶段，大部分人难以逾越，纷纷转归离圈而去。

到了第四时，就进入了生命的尾声，转归是主流。“山中难寻千年树，世上百岁有几人”正是对这一时段的表述。

“圈论”认为，人虽然很少能生存完一“大圈”，但是人类的平均寿命应该为84岁，实际上远远达不到最高的水平，这是为什么呢？主要原因就是天灾人祸，而人祸又大于天灾，贪婪、战争、贫穷、饥饿，过早地使人踏上了不归之路。

关于人之“数”，黄氏家族中流传的说法颇多，下面列举部分有现实意义的内容：

●人生有三时：

一时（1～28岁）之内认识自我；

二时（28～56岁）之内把握自我；

三时（56～84岁）之内超越自我。

●人生有三天：昨天、今天、明天。

昨天代表过去，代表历史；

今天代表现在，代表现实；

明天代表未来，代表希望。

●人生三世界：母体世界、自我世界、自然世界。

人的生命存活在3个世界里。

“母体世界”是人的第一世界，它完成先天的遗传和本能。在第一世界的十个月里，集天地之灵，集人类之灵，集父母之灵，续母亲之血，才变成了人，没有第一世界，人就不复存在。

“自我世界”是人的第二世界，它完成后天的变异成长和获得知识。第二世界包括精神世界和肉体世界。生命住所在肉体世界里，因而肉体世界的质量至关重要；只有给予生命一个舒适、宽松、安定的环境，生命才会健康长寿。

“自然世界”是人的第三世界，生命依附于此，逆其自然而生存；一个健康的生命更需要大自然和人类社会的呵护，这是关系生命生存质量的重要因素。

●人生三部曲：生、活、死。

生，从母体到世上。

活，生老病的全过程。

死，生命的结束。

●人生三要素：物质、精神、性。

物质，指空气、水分、食物等。

精神，指意识、思想、感情、文化。

性，指虚实结合，指遗传，指分离。

●人生有三性：人性、德性、悟性。

●人生有三欲：私欲、性欲、理欲。

●人生有三求：求生、求性、求后。

●人生有三辈：上辈、平辈、下辈。

●人生有三地：降生之地、生存之地、葬身之地。

●人生有三圈：家庭圈、自我圈、社会圈。

●人生有三宝：健康、知识、朋友。

●人生有三事：继承、实践、遗传。

●人生有三立：立身、立德、立业。

●人生有三态：富贵、贫穷、权威。

四、万物之“数”

关于万物之“数”，确切地讲，是演示万事万物的基准

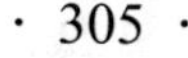

之“数”。“万物之数”由“天地之数”变化而来，为50，但在实际运用中，只用49。

从“图环命理图”中也可看出（见图24-6），生命针对内外环境的关节点数也为50，归中为49，这也从一个侧面说明了“大衍之数50，其用49”的可认识性和可操作性。

五、九六之“数”

九六之“数”就是天之“数”、地之“数”。

“圈论”认为，“天数”为五，天的数只能是奇数，阳数。在一至五中，一、三、五为奇数，一、三、五之合为九，称为天的“数”，也叫“乾之数”。

“地数”也为五，地的数只能是偶数，阴数。在一至五中，二、四为偶数，二、四之合为六，称为地的“数”，也叫“坤之数”。

在现实生活中，“天九地六”的形象应用是十分普遍的，其影响也是深远的。人们习惯应用九六或九六的倍数来描述自然界的一些现象和事物。

比如“天九”之说：李白的《望庐山瀑布》曰：“飞流直下三千尺，疑是银河落九天。”

毛泽东的《重上井冈山》曰：“可上九天揽月，可下五洋捉鳖。”

在农村，应用比较广泛的则是“数九”，“头九二九怀中插手，三九四九冻死猪狗，五九六九沿河看柳，七九八九皮褂还狗，备耕歌声如雷吼，九九归一艳阳天，庄稼老汉田中欢”。

在城市，九的通常应用为：官分九品，人有九族，一言九鼎，三教九流，九州方圆，等等。

二九一十八为二元之象，谐音“要发”，通常被人们大用特用。

三九二十七，意指二十七重天，加一，代表四方二十八星宿。

四九三十六，意指四方的天数，多为天机，常用于兵法，如三十六计，七十二阵，等等。

五九四十五，常用于45天，为3个节气，1个小循环。

六九五十四，天地之数，常用于扑克牌之娱。

九九八十一，还本归元，还原复始之大数。

……

比如“地六”之说：

天分阴阳，地分寒暑，所以一年＝6×2（寒暑）＝12个月。

一年分四时，一年节气＝6×4时＝24（节气）。

一日分四时，朝为春，日中为夏，日入为秋，夜半为冬。

一日分12个时辰（6×2）。

一日分24个小时（6×4）。

人体六气说：风、热、湿、火、燥、寒。

……

“天九、地六”的混合应用及其他：

天时＝9（天）×4（时）＝36。

地时＝6（地）×4（时）＝24。

两者相合：36＋24＝60，多用于60年，象征六十甲子。

一年之数：60×6（三才）＝360天。

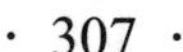

天地人之数：6（地）×4（时）×6（三才）＝144，常用于麻将牌。

……

以上种种说法，或巧合，或捏造，但有一点是可以肯定的，即古人在设计种种事物时，总是以“数”为前提把“天九、地六”的因素加以考虑，有意识、有目的地进行演算。实践也证明，它符合大自然规律。其数理之奥秘，不能只用巧合、偶然、迷信等加以否定，只是人类目前还未能剖析并加以认识罢了。

六、“先天的数”与“后天的数”

人类自创造“数”以来，已经历了长达几千年的发展变化，到今天，已从数理的数，变化成更为广泛、更具有普遍意义的数，也就是数目的数，万、千、百、十、一等。数成为人类认识复杂多样的自然界最简单、最直接的符号和规律。某一数字，某一符号，可以为全人类约定俗成为规范，比如“119”、红十字等。

从某种意义上讲，人类创造的“数”既区别了自然界的万事万物，又统一了自然界的万事万物，最后反过来统一了人类自己。人可以通过这样一些约定的“数”来进行相互交流、相互了解、相互认识。“数”在某种程度上弥补了“形”的不足，简化了“形”的概念，人通过“数”加快了对“形”认识的速度和力度。“数”的应用开发，使人的认识水平上升到了一个崭新的高度，特别是数学模型的建立，使人类对自然界万事万物的认识找到了统一规律，找到了认识的标准。如果没有“数”的概念，今日的世界将会是怎样一个世界？

今天，不论“数”的应用开发到了何种程度，“数”仍有广义、狭义之分，其内涵与外延都十分丰富。“数”不仅只是数目、符号，而且有质和量的概念，同时还有“先天之数”与“后天之数”的含义。也就是说，世界上的万事万物可以用数目与符号来表示，其数目还可以表示事物的质与量。事物的质和量存在着“先天之数”与“后天之数”，“先天之数”为事物的本质、客观、微观之数；“后天之数”为意识、主观、宏观之数。“先天之数”就是事物内部固有的、客观的“数”，是事物的本质，在很大程度上属于数理的“数”；“后天之数”则是现实生活中人类对某种事物的认识（用符号表示），这种共识，是约定俗成，是人类的“主观之数”。

比如说，人体的正常温度为什么是36.4℃至36.8℃呢？这就是人类的“主观之数”，是人类的“约定俗成”。但是，这个数是否就是人体的“先天之数”呢？或者说是否就是人体固有的、客观的温度之数呢？现在看来，只有“主观的数”和“客观的数”的高度统一，才能真正揭示事物内部固有的本质和规律——“数”。

依此类推，“数”中包含的质与量的概念也是如此。这样的例子在现实生活中不胜枚举。人是符号动物，只有人才能创造符号，才能用符号表达意识，用符号统一认识、交流感情、交流思想，符号就是“数”。

人们无时无刻不在研究“数”，并和“数”打交道；人类对“数”的应用和认识，成为人区别于其他动物最显著的五大标志之一（“圈论”认为，人和动物有五大区别：一是人鼻孔有毛，其他任何动物鼻孔都没有毛；二是人类有意识、有隐私，其他动物没有隐私；三是人创造火、应用火、保留火；四是人能创造符号、应用符号，具有数的思维；五是人类能用背睡觉，这是任何脊椎动物所不能的)。

但是，目前人类对“数”的研究认识仍然处于肤浅的阶段，或者说对数理的“数”的研究远远落后于数目的数。那么对数理之数的研究是否具有科学意义和现实意义呢？自古以来人们对《易经》的研究已经做出了肯定的回答。现代计算机的“二进制”是《易经》的数理基础，同时也是计算机的基础，可见，《易经》对数理的研究应用具有客观的一面。然而，这种客观性的奥秘何在？仍然是人类认识史上的一大难题。

比如，一为什么能生二？二为什么为天地？天地为什么分阴阳？万物为什么分阴阳中？物质是否还有反物质？古人为什么把天数定为五、把地数也定为五？《易经》为什么只用六十四卦？而且把天称为九？地称为六？

总之，“圈论”认为，对“数”的全面认识是人类认识的最高境界，只有把事物的内在规律用“数”来表示，人类才能达到凡事“心中有数”的至高境界，才能真正成为自然界的主人（现代人还处在争取做自然界主人的阶段，还不是大自然的主人)。

22

万物有向向方圆，向中有序序排列。

无向乃有向之始，有向乃无向之终。

向异理异，理异数异。

第七部分　论“向”

“万物有向向方圆”。人类对“向”的认识，由于角度不同而不同，从而产生分歧。

对向的认识，将使人的思维以全方位的角度去透视事物运行的本质和规律。

万物有向，向方圆。
向中有序，序排列。
内有内向，外有外向；
内有内序，外有外序也。

——“圈论”第五十一

东向西向南北向，上向下向中为向。圈向全向，全向无向。无向乃有向之始，有向乃无向之终。终而复始，无穷尽也。

——“圈论”第五十二

向异理异，理异数异，数异形异，形异族异，族异圈异也。

——“圈论”第五十三

向向和存为大向，大向高也。向向离杀为小向，小向低也。大小向有别，内外向有异。同向同也，异向异也。天向地向人向，人向乃天地之灵向也。

——“圈论”第五十四

大向小向内外向，大向天地更大，小向针尖更小，万物有向，万物于向中也。

——“圈论”第五十五

“圈论”认为，“向”就是方向，是事物发展的内在趋势。世间万事万物都有“向”，没有“向”的事物是不存在的。天有“向”，地有“向”，太阳有“向”，月亮有“向”，植物有“向”，动物有“向”，人同样有“向”。

比如，头是长在身体的上部的，这就是“向”。人的生、老、病、死的过程也包含“向”。

再比如，随处可见的山总是有走向的。水往低处流，山泉流向小河，小河流向大江，大江归入大海，这是水的“向”。“一江春水向东流”，是长江水的“大向”；水从高山顶上飞流而下，是山水的“小向”。从高山到大海，中间历经了无数个九曲十八弯，这些也是“向”，但从总体来看，则是“内向”。“大江歌罢掉头东”则是对江水“内向”与“外向”的形象比喻。

在论“向”中，“圈论”引入了“序”的概念，把“有向”和“有序”联系起来加以考虑。“有向”即“有序”，“有序”就是有秩序。比如，先有天地，才有人，才有万物；先有父母后有子女，这就是“序”。所以，万物都有“序”，万物都有“向”。“有序”即为“有向”，“有向”就是“有序”。但“向”与“序”不同，区别就在于对同一事物的认识层次上的差异。“序”是指时间而言，“向”是指空间而言。“有序”的时间轨迹就是“有向”，“有向”的空间结构表现就是“有序”，因此“有向”的事物必定“有序”。但是，“无序”并不等于“无向”，因为“无序”中孕育着“有序”，“无序”中孕育着“有向”，“无序”本身就是一种“向”（万向），正因为“无序”状态下孕育着“有序”“有向”，才有混沌状态的开天辟地之说。

论“向”中对事物的认识并不仅仅局限于某一事物、某个向，而是对自然界的一种全方位认识。论“向”中认为，自然界有八种方向，即东、西、南、北、上、下、中、圈。“圈”被认识为“全向”，是广义上的“向”，确切地讲，是指整体状态、全息状态、全方位状态，引申来讲就是指无序状态、混沌状态、时空状态。自然界的万事万物都统归于这八个“向”中，八个“向”是事物本身先天所固有的，它要求人类在认识事物时，主观的“向”即认识事物的角度选择，应该与事物本身先天固有的方向相吻合，如此得出的结论才具有真实性。论“向”认为“向异理异”，就是说，“向”不同则“理”不同，不同的方向会产生不同的结果，不同的角度会得出不同的结论。“理异数异，数异形异，形异族异，族异圈异也”指的就是“理”不同，“数”也不同，“形”也不同，“族”也不同，“圈”自然也不同。

通过“圈论”对“向”的认识，我们可以看到，不能单纯地把“向”看成方向，其内涵与外延已经远远超出了方向的范畴。在这里，“向”被赋予了更为深刻的哲学意义。

一、“向”的哲学意义

“圈论”认为“万物有向向方圆”。“向”，就方向而言，在人类生活中无处不有。几千年来，人类早已通过实践掌握了“向”的自然、客观、固有的规律。东西南北中，上下左右前后，“向”的概念早已渗透到人类社会的每一领域、每个角落。指南针的发明，标志着人类对方向的认识应用达到了成熟。人类对方向认识的成功，无疑给人类社会带来了巨大的进步，但仅仅这点，还不足以显示“向”的哲学意义。

既然哲学是人类用来指导自己如何做出总体选择的学问，那么“圈论”中的“向”除了是表示方向的概念外，更重要的在于指出了人类认识事物时存在着多角度选择的意义，“向”不同，其结论、结果就不同。

对“向”的选择，就事物本身而言，具有各自的规律性、随机性，是规律性与随机性的统一；就人类认识本身而言，则具有各自的主观性、客观性，是主观性与客观性的统一。

比如说，桃树上的桃花纷纷飘落，从上至下。这个“向”是客观的、固有的、有规律的，是“大向”。但有的花飘在墙外，有的花飘在墙内；有的花飘入小溪，随水流去；有的花飘落树根，化土做泥再护花，如此等等，是“小向”。“大向”与“小向”相统一，“大向”里包含“小向”，实现了规律性与随机性的辩证统一。

就人类的认识而言，同样的事物，得出的结论是各不相同的。首先，人的认识是主观的，在没有亲眼看到花的去向时，主观的结论可能是多种多样的。只有当这种主观认识中的某一种选择与事物本身内在的客观方向相吻合时，主观认识才会变成客观认识。用“圈论”的思想解释，就是“先天之向”要与“后天之向”相统一，这样才能把握事物内在的本质。

（一）“向”哪里去

在认识事物“先天之向”的过程中，如何认识事物内在的“向”与人对事物认识的“向”之间的差别呢？不妨打个比方：当某个人爬上悬崖，并在悬崖边上站了很长时间，下一步怎么做呢？这就是“向”的选择问题。一般有以下几种可能。

第一种可能：站在悬崖边上很长时间，纯粹是文人雅士智者之举，登高望远，一览众山，开阔心胸，抒发情怀，吟诗作赋，流连忘返，耽搁了时间。

第二种可能：人生受到重大打击，没有再活下去的勇气，想跳崖自杀，但心里又矛盾重重，思前想后，下不了决心，想多看看这个世界。这种可能中又会出现三个结果：

（1）跳了下去，回归大自然。

（2）好死不如赖活，顺其自然。

（3）同逆境抗争，竭尽全力最后一搏，然后展翅飞翔。

当然，后两个结果自然是下山而去，但其“向”的本质与前者截然不同。

第三种可能：纯系偶然即兴之举，心血来潮，毫无目的地爬上去玩玩，不过吹吹风，凉爽一番而已。

对这一事件本身，还可以有更多的假设……

可以看出，这些假设本身就是“主观之向”。“主观之向”的多种设想，是主观的产物，具有片面性和虚假性。那么，什么样的结论才符合真实性、客观性呢？唯一的答案就是：变换方向，变换角度，全方位地认识。

比如，从站在崖上这个人的角度了解他上到崖顶的前因后果，设身处地地为他分析，就可以得出与真实情况相差不远的结论。由此，可以对认识事物的“向”得出如下几点看法：

其一，事物的“向”是内在的、固有的、客观的。事物朝某个方向运动，是由事物的内在特性和本质所决定的，是必然趋势，无论人们认识也好，不认识也好，认识正确也好，认识错误也好，它都要朝着自身的客观方向运行。爬上崖顶的这个人，下一步的行为是由他自身的内部因素决定的，不会因为外部对它认识与否而改变，只有他自己才能确定他的最后之“向”。

其二，人的认识是主观的、片面的。人们看到的只是事物的外向、外形、表象，而这些现象往往不等于事物的本质。“万物有形，形易变，形变质不变，辨形知其性”，就是对现象的判定。但在现实生活中，人们利用现象就做出判断的事件不在少数。

在近代，最能说明这一结论的例子就是拉美特利关于“人是机器”的著名论断。早在18世纪，牛顿就发现了“力”，并对“力”的概念做出定量化的处理，“力”进而变成人类认识世界和改造世界最有力的武器，牛顿也因此建立了近代伟大的自然科学体系。“力”的科学在人类生产中广泛应用，使得人类文明的进程加快了脚步，三四百年间工业文明创造的生产力的总和，大大超过了人类从渔猎时代至整个农业文明全过程创造（约5000—10000年）的生产力的总和。“力”的科学的巨大成功，使得许多人误以为用机械的原理、牛顿力的原理去解释世界的起源唾手可得，“天地人”的来龙去脉都可用公式计算出来。因此，拉美特利提出了“人是机器”的论断。

另一位著名科学家拉普拉斯更为直截了当，断言世界就是一部没有历史的永恒的自行调节的机器，并且认为，只要知道世界上一切物质在某个时空中的速度和位置，就可以计算出一切过去和未来的状况。他进而肯定，宇宙万物都是由牛顿力来决定的，都具有机械运动的规律。今天，当我们回过头去看这段历史时，会发现这样的观点显然是片面的，因为它只看到事物的一个方面，而忽略了不同事物内在本质的方面。“主观之向”并不等于“客观之向”。只有当主观认识了事物的客观，看到了事物的本质，“主观之向”才可能与“客观之向”相统一。就好比人的思维并不等于牛顿力，不能用牛顿力来进行计算和解释一样。

其三，人的认识在很大程度上带有角度特征。“圈论”认为，时空无限“向”无限。人的认识对人类而言是无限的，但是对于个人而言又是有限的，每个人都有时空、角度（向）、地理特征、生理特征、教育程度和文化素质等的局限。

譬如，眼睛是组成人的意识“大圈”中最重要的“小圈”，人对事物的认识首先是通过眼睛进行的，所以，眼睛是心灵的窗户，是人类认识事物的主要工具。但是，由于眼睛这一工具有着很大的局限性，因而可能导致人类对事物的认识的主观、片面和虚假。

时空是多维的、立体的，事物也是立体的。“向”有八方，而人的眼睛只有两只，并且只能往前看，不能往后看，看左边就不能同时看右边，要同时看左右两边，只能用模糊的余光。更重要的是，眼睛没有透视功能，只能看到事物的表象，看不到事物的内部。眼睛自身功能的不完善，客观上造成了认识的局限性。俗话说“眼观六路，耳听八方”，但真正达到纵观全局的至高境界谈何容易。人类的这种先天性不足，导致了缺“向”状况的普遍存在。人的认识往往主观，非左即右，非右即左，是非之争由此此起彼伏，各种观点、各种流派如过江之鲫。

“圈论”认为“中生万物，万物归中”，“中”产生了自然界的万事万物，自然也就包含了人的意识与形体（物质），意识与物质都是由“中”产生的。“中”是什么？按现代观念来理解，就是产生自然万物的全息基因，这个基因决定了人体，也决定了万事万物的物质形态与意识，而意识这种特殊存在形式又必须是相当高层次的物质才能体现的。换句话说，必须具有成熟的大脑机能才能充分体现意识，就像今天的无线电广播，图文信号必须要有良好性能的收音机或电视机才能再现一样。在自然界，人类就是最高层次的物质，人的大脑是意识的最佳接收器和显示器。

就“圈论”的辩证思想来看，世界上人人都公认为是真理的认识并不多见，“共识也是相对的”，关键在于站在什么样的高度或角度上认识存在的世界。

（二）“向”的先天性

“圈论”认为，“向”是先天的、本质的、客观存在的。任何事物的“向”都有定数，不会改变。人要认识、运用事物，必须知道事物“向”的先天定数。

“圈论”的传承人举了一个看似简单道理却十分深奥的例子。栽秧时节，人们都把秧苗的根往泥里插，把苗留在上面，而不是把苗的梢往泥里插，把根留在上面。为什么呢？因为根据秧苗先天“向”的定数，根是向下的，往泥里长的，而干（茎）则是向上的，往天上长的。只有顺从这样的方向，秧苗才能生长成熟。如果把泥置于秧苗的中间，把根和顶端的苗都空着，放上几天，它会怎么样？

人们常说“人看从小，马看踢蹄”，就是看他（它）们的“先天之向”。由于人小的时候，天生童稚，不懂得伪装，所以，可以通过其外露的天性来探测他的“先天之向”，进而预见他的未来。当然，这种预见带有较大的主观性，即便是与“先天之向”相吻合，其后天的发展仍然具备多种因素和众多可选择性。比如，稻谷将要成熟，却遇到涝灾；某人将要成功，却突然遭遇不可抗拒的灾难，如此等等。但有一点可以肯定，排除偶然的突变性，“先天之向”对指导事物发展变化的趋势，有着决定性的作用。

从古至今，人类都自觉或不自觉地对自然界万物进行“先天之向”的研究，直至今日，人类对固有物质（自然科学领域）的研究已经初见成效，粗具规模，大到天体宇宙，小到物质结构都是如此。但对经济组织、社会组织（社会科学领域）的研究却远远落在后面。

由此看来，加强人类对事物“先天之向”的认识和研究势在必行。那该怎样进行这种研究呢？

确切地讲，就是要从这个经济组织所处的“圈”“网”“族”和存在的“形”“数”“向”“力”“时”等8个角度去考证，去寻找该组织一旦成立就存在着的“先天之向”。值得注意的是，经过多方努力总结出来的模型并不就是真正的“先天之向”，而只能算是“主观之向”。可是，只要这个“主观之向”在很大程度上接近或近似这个经济组织组成后其内部固有的“先天之向”，那么只要按这样的“向”（客观上形成的“后天之向”）去努力，必然能获得成功。当然，“后天之向”在发展过程中并不排除仍然会受到经济组织本身固有的“圈、网、族、形、数、向、力、时”等8个方面的影响，但若没有“先天之向”与“后天之向”相统一的“向”做指导，其结果也是可想而知的。

总而言之，对先天性“向”的认识，“圈论”的思想是广阔的、无限的，它不仅适应于任何经济组织，同样也适应于社会的一切组织，并能囊括自然界客观存在的万事万物。

（三）“有向”与“无向”

“向”的先天性展现在事物的表象上就是其固有的客观规律性，比如说种子在一定的土壤及气候环境下，吸取了大量天地之间的物质与能量后，开始萌芽并破土而出，不断生长、发育、壮大，直至成熟，最后死亡，所结的果实又还原为种子。在适当的时空条件下，又开始下一轮的发育、生长。可见，从萌芽到死亡，经历了众多时间层次的生长过程，这个过程是“有向”的，也是具有客观规律性的。“死亡”后，因为种子在一定的时间内寂然不动，虽然其固有的“向”依然存在，但相对其生长过程来说，就是一种“无向”，而这个“无向”又恰恰是下一循环“有向”的开始。

所以，论“向”中才说“无向为有向之始，有向为无向之终，终而复始，无穷尽也”。

论“向”中同样还指出“全向无向也”。反过来也可以说“无向”就是“全向”。事实的确如此，种子包含了植物本身生长过程的全部信息，每一阶段层次生长的方向、时间、速度都包含在内，是客观固有的，不以人的意志为转移的，这就是“全向”。从另一角度讲，“全向”就是立体的“圈”，“圈”是运动的、循环的，象征着“无向”就是“有向”的开始，“有向”必定以“无向”而结束。

二、“向”与“序”

“圈论”认为，“序”就是秩序、规矩、顺序，就是先后大小。比如说，父子、兄弟、夫妻乃至士农工商，他们之间应该是“有序”的。也就是说，他们之间必须做到有礼有节、长幼有序、智愚有分、男女有别、各行其是、各得其宜。违背了这样的规律和秩序，就会造成混乱，事物“无序”就会变成混沌状态，人“无序”就会失去礼义廉耻，由此可见“序”的重要性。在“圈论”中，“序”的选择就是“向”的选择，“有序”必定“有向”，方向错了秩序也就乱了。因此，“向”是“序”的统一表征。

“圈论”对“向”与“序”的认识具有现实意义。在现实生活中，没有方向和秩序，无论如何也是不行的，做人最起码的要求就是要对“向”与“序”有正确的认识。上级就是上级，下级就是下级，下级必须服从上级，这是起码的组织原则；国家利益高于一切，高于个人利益，这是团体的原则；父母是长辈，必须尊重、孝敬，这是起码的道德准则；男女有别，女士优先，妇女儿童受到保护，这是基本的社会公德；人尽其才，物尽其用，士农工商各行其是，有条不紊，这是通常的社会秩序。这一切的一切，与人权、自由、平等并不矛盾，不但相融，而且相辅相成。没有最基本的秩序和道德标准，所谓的人权、平等、自由就成了无源之水、无本之木。

在自然科学中，“序”的概念是指宏观可辨的异度。现代科学认为：“有序”是指宏观可辨的异度具有相对于一定时空的动态稳定性；“有序化”是指趋向多个动态稳定状态的变化，是趋向动态的多层次、多结构、多功能的变化。就“圈论”而言，这相当于“圈论”的“有向性”以及“向”中“圈、网、族、形、数、向、力、时”的各种层次变化。反映在事物上，从人类的进步、生命的进化、社会的发展，从低级到高级，从简单到复杂，从单一功能到多功能的组合，从单一结构到结构的多样性，从单向的思维到全向的思维，从多角度的选择到全方位的选择，从人类的狩猎时代到信息时代，从地球到宇宙空间……所有的一切都是“有序”的、“有向”的，同时又是从“有序”“有向”朝着“无序”“无向”的方向演化，周而复始地运动变化着。

三、万物有向

论“向”认为“大向小向内外向……万物于向中也”，明确地判定了复杂多样性的物质世界统一在“向”中，万事万物都是“有向”“有序”的。这个结论在过去也许令人难以置信，但在今天，已被现代科学证实并有了肯定的答案。自然界数以万计的各类物质不但是“有向”“有序”的，而且是“同一”的。它们“同一”于基本粒子，有序地排列在门捷列夫的元素周期表中。从元素表中可以清楚地看出，元素与元素的不同，只不过是原子“数”和电子“数”的不同，与论“数”中认为的“万物有数，万物于数中也”惊人的吻合。元素的性质随着元素原子序数（即原子核外电子数或核电荷数）的增加而呈周期性（“有序”）的变化，这是元素的原子结构随着元素原子序数的增加而呈周期性变化的结果。因此，如果把组成世界上所有物质的物质元素排列起来，便可发现，除了元素与元素的不同外，其他不过是数的量的关系而已，各种元素的结构还是按照一定的层次、阶梯增长的，即原子核中的质子数与中子数是一个一个递增的，电子层外的电子数也是一个一个递增的，并按序次一层又一层地排列。这层满了，再排下层，第一层排 2 个，第二层排 8 个，第三层排 18 个……一直排到第七层，自然界和人类认识和没有认识的物质元素便全部无遗地包括了。不难看出，这是一种高度的“有序化”，只要随便颠倒个位置，整个物质的结构就可能发生改变，物质的性质也会发生改变。按“圈论”的思想看，这个位置就是事物的“先天之向”“固有之向”。整个元素周期表的有序排列是万事万物的“大向”，每个结构的排列是具体事物的“小向”，这样的“向”是客观的、固有的。所以，可以肯定地讲，“有向性”客观地统一了物质世界的无限性。

四、“向”的高度

论“向”认为，“向”分“大向”“小向”“内向”“外向”“全向”。需要指出的是，“全向”就是全方位的概念。就好像看一个“圈”一样，需要站在一定的位置才能看到“圈”的360度。“圈”越大，看的位置就要更大；“圈”越小，看的位置也就要相对减小，这是成正比的，如果成反比，就必然会产生错误的认识。从看的位置到“圈”就是高度，也就是“圈论”中看待问题的“高度”。“圈论”认为，“高度”是“向”的一种辅助，站得高，向就大；站得低，向就小；站得越高，看到的范围就越广泛；站得越低，看到的范围就越狭窄。因此，在认识事物的过程中，即便认识的角度和方向相同，但认识的高度不同，认识的结果也是截然不同的。

“会当凌绝顶，一览众山小。”自古皆然，无一例外。按“圈论”的思想来看，古代众多先哲的认识，不仅是角度的产物，同样也是“高度”的产物。

譬如，孔子认为，人的一切应“尊天命，敬鬼神”“生死有命，富贵在天”（《论语》）。墨子则认为：“其力也，必不能曰：我见命焉。”（《墨子·非命中》）墨子用“力”的“非命”思想来否认“天命”思想。老子提出了“人法地，地法天，天法道，道法自然”（《老子》第25章）的无为而治思想，要人们顺其自然。庄子则进一步提出了“齐物”的思想，认为人应该以一种不依赖任何条件的绝对自由去追求超然物外、无所不适的逍遥人生。

可见，先哲们是站在各自不同的角度和高度去看待人生的，因而得出各不相同的结论。

最值得一提的是先哲道家的庄子看待事物的高度。庄子认识事物的高度在中国历史上乃至人类历史上无人能与之比肩。庄子的伟大之处就在于他站到常人难以站到的高度去认识事物，他的《齐物论》就是这一认识的高度体现。

庄子认为“道”产生了客观存在的万事万物，但是“物固有所然，物固有所可。无物不然，无物不可”（《庄子·齐物论》）。也就是说，一切事物本来都有它的特性，都会有它适合的环境，但这只是相对的，是可以改变的。从认识的角度上讲，事物本身的特性只有依靠人的认识才能反映出来，而人的认识主体与角度不止一个，而是许许多多个，因而导致了对同一事物认识的千差万别。

站在“道”的高度去认识万事万物，它们（事物）都是一样的（齐物），彼此没有差别。大鹏“背若泰山，翼若垂天之云，抟扶摇而上者九万里”（《庄子·逍遥游》），与小鸟相比，无论从大小重量还是飞翔的高度与距离看，都存在显著的差异，无法相比。但是，站得很高，从“道”的高度看，它们（事物）又是相等的。不但如此，包括所谓的“正处、正味、正色”等等，也都是认识高度的产物。小草棍放在眼前看可以说是大的，屋柱从远处看可以说不大；丑女可以说是美的，西施可以说是不美的。

由此可见，人类认识事物的差别与统一，关键在于认识事物的高度与角度（“向”），认识的方向与高度统一了，对事物才可能有统一的认识，如果对高度与角度不加界定，那么，认识就将千奇百怪，千差万别。

过去，人们常常对庄子的“齐物”思想持批评与否定的态度，认为庄子否认了事物有质的稳定性、差别性和存在的真实性，片面地强调了事物的相对性和不稳定性，从而抹杀了事物的大小、美丑、成败、是非等区别。其实，人们批评庄子的这部分，恰恰是庄子有别于他人的伟大之处，他认识事物时的超常时空和高度，为人类认识的进步彻底打开了上扬空间，他也是人类历史上相对论思想最早的开创者。“圈论”在“向”中纳入了“高度”的概念，正是对庄子伟大哲学思想的继承和发展。

23

力为动因，力为变因。

力有阴、阳、中，中为母。

第八部分　论“力”

“万物有力力变因”。

“力”是宇宙生生不息的原因。“力”有阴、阳、中，

"中"为母。"中"为"力"之源。

"和存""相称""离杀""转归"是"力"的运动方式。

对力的认识，将使人的思维进入事物的内部，去探索"阴力"与"阳力"、"引力"与"斥力"之间不断运动和转化的过程。

力者，万物之命也。力与日月同生，力与天地共存。天有天力，地有地力，人有人力。力为物化，力为物命也。

——"圈论"第五十六

力有阴阳中。阴大阳小，阳大阴小，中为母。

此消彼长，不可衡也。

衡者，静也；静者，亡也。

差大，力大，差小，力小。

——"圈论"第五十七

力为动因，力为变因，力为万变之因。

和存为力，相称为力，离杀为力，转归为力也。

——"圈论"第五十八

力力和存为大力，力力离杀为小力。

大力强也，小力弱也；

强弱力有别，内外力有异。

同力同也，异力异也。

天力地力人力，人力乃天地之灵力也。

——"圈论"第五十九

大力小力内外力，大力天地更大，小力针尖更小，万物有力，万物于力中也。

——"圈论"第六十

一、“力”是宇宙的生命

（一）“力”的属性

“圈论”认为，宇宙间的万事万物都在自己的“圈”内不停地运动、变化、生长、消亡，不运动的事物是不存在的。这种运动的终极原因是什么呢？是什么原因促使这种变化和生长呢？是“力”。“力为动因，力为变因，为万变之因”，“力”为物质转化的另一种形式，是物质不灭的客观存在。宇宙的形成、自然的变化、历史的变迁、生命的始终等都是力变的过程。“力”就是宇宙的生命。那么，“力”从何而来？“与日月同生，与天地共存。”它是事物先天固有的，是后天物化的，也是客观存在于自然界的。天有天的“力”，地有地的“力”，人有人的“力”。所以，“力”与物俱生，与物俱存，无时不在，无所不有。

“圈论”认为，“力”具有“阴阳”属性，并且“阴阳力”是合的，且以“中”为母。它们之间此消彼长，往返复无端，相互运转不息，常转不止。

必须指出的是，对“力”的“阴阳”属性的认识，既不能把它们割裂，又不能使它们相等，相等合力为零，等于毁灭，等于死亡，等于“中”。

（二）万物有引力，万物有斥力

从论“力”中可以看出，宇宙万物的产生都是成对出现的，无独有偶。有阴必有阳，有正必有反，有物质就必定有反物质，有引力就必定有斥力。与此同时，事物还被赋予了原始的、固有的特性，即同性相斥、异性相吸。相斥与相吸就是“力”的体现，是推动事物运动变化最终极的原因（详见图 22-3）。

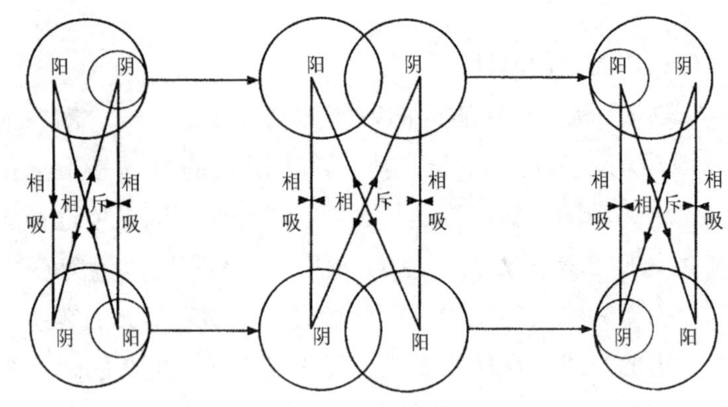

图 22-3　力的运动示意图

对于“力”的认识，“圈论”传人举了不少通俗的例子。如“中”生“天”与“地”，“天”为“阳”，“地”为“阴”，“阴阳”相吸，吸力使“地”围着“天”转。就好像一根绳子吊着一碗水旋转，如果绳子断了，拉力没有了，碗肯定会飞出去。同样的道理，“天”与“地”之间正因为有了这样的吸力，“地”才不可能离“天”而去。

那么，相吸会不会碰在一起呢？不会，既然是两种不同的物体，“天”属“阳”，“阳”里存有“阴”，因为“孤阳”不生；“地”为“阴”，而“两阴”又是相斥的。

另外，“地”面也有“阳”，与“天”的“阳”同样相斥，所以相斥的“力”就使它们之间不会碰在一起。

这个道理作用于人也是一样的，男人为“阳”，女人为“阴”，男人有女人为室，女人有男人为家，男人和女人在一起是各自独立的，男女的“阴阳相合力”客观上不会变成一个人，只是形成一个整体的“圈”——家。

在这个家内，男人有“阴阳”，以“阳”为主；女人有“阴阳”，以“阴”为主。有“阴阳”就有“斥和之力”，就有运动。男人在内在外都运动着，“阳力”大，故主外；女人“阴力”大，故主内。“男女合化”生出了子孙万代，就像“天地合化”产生了世间万物一样，这之间靠的就是“阴阳之力”相互之间的吸与斥。

为了维护“圈”的存在，“圈”内吸与斥的力量必须是适度的。如果“阳力”太大，必须要有相应的“阴力”来补充；如果“阴力”太大，又必须有更多的“阳力”来平衡，否则，这个“圈”将产生“离杀”而毁灭。

譬如，古人为什么把天上的月亮看为“阴”？“圈论”传人就曾经说过，其原因就是太阳的“阳力”太大，光靠地球的“阴”不足以与之抗衡，故把月亮及星辰也算为“阴”，这样才能维持一定的运转速度。

所以，我们认为，宇宙的自然法则就是使产生运动的“阴阳之力”保持相对的适度，而产生这种“适度”的终极原因就是“阴阳之力”的吸与斥。自然界的万事万物既有“引力”，同时又有“斥力”。“引力”大时，“引力”为主，“斥力”为辅；“斥力”大时，“斥力”为主，“引力”为辅。只有“引力”或只有“斥力”的事物是不存在的。

特别值得注意的是“衡者，静也；静者，亡也”。这就是说，“阴阳之力”的差异只能是适度的，不能是相等的，宇宙间一切存在的事物要么呈“阴性”，要么呈“阳性”，只有“中”才是“不阴不阳”。如果“阴阳之力”刚好相等，合为零，那么，它们之间就失去了运动的动力，事物也就等于“转归”，等于毁灭，等于死亡了。从“圈论”中我们可以看出这样的认识思想：追求绝对相等、绝对平衡，就如同追求死亡一样；任何事物只能是选择适度的差异，而不是确保绝对的相等。有了这样的差异，也就保持了适度的发展动力。而调节这个适度，是控制事物发展变化的关键。“阴力”太大不行，“阳力”太大也不行；“引力”太大不行，“斥力”太大也不行。在一个事物中，“阴”太大，大到一定限度，就可能发生质变成为“阳力”，那么“两阳”相斥，同样意味着事物的毁灭；相反，对于“阳”也是如此，物极必反。所以，什么样的差异，什么样的动力，什么样的速度才是事物的最佳选择，此乃宇宙运动之天机也！

二、“力”的四部曲

“圈论”认为“力”从它产生的那一刻起，总是成对（“阴力”与“阳力”）出现的，并始终伴随着整个事物的“和存”“相称”“离杀”“转归”的全过程。自然界事物的变化就是“力”的变化，“力”的变化规律就是事物的变化规律，“力”推动了运动的全过程，真实地体现了事物产生、发展、毁灭的全过程。有“力”就有事物，有事物就有“力”的存在，“力”的发展变化就是事物的发展变化，“力”的转换就是事物的“转归”，整个生命的过程也可以看作“力变”的过程。

所以，人类要探索事物的产生、运动、发展、变化的规律，归根到底就是要探索事物的“力”的产生、运动、发展、变化的规律，这个过程在“圈论”中分为四部曲，也就是四个阶段，即“和存之力”“相称之力”“离杀之力”“转归之力”。

（一）“和存之力”

力存在的“大圈”，其内部必定由无数个“小圈”所组成，而维持“小圈”的运动、稳定，并服从于“大圈”的功能需要靠的是什么？靠的就是“和存之力”。

譬如，“黄家医圈”事业刚刚起步，处于“和存”阶段，这个阶段是怎样产生的呢？“黄家医圈”萌芽于“圈论”的思想理论，其哲学思想与医学思想源于数千年中华民族文化的思想结晶，信息能量无比巨大，这些信息、这个思想，在没有激活之前犹如埋藏在深山中的金矿，看不出任何价值。然而，它的存在形式又是十分独特的，它的继承和发展以各代传承人的身体、意识作为载体。直到三十多年前，才有了激活它的条件，这个条件就是社会制度的变化，改革开放的气氛，合格的传人以及社会各界的支持，使之变家宝为国宝，变家传为国传，使“圈论”真正走出“深山”。从走出“深山”接触外界的那一瞬间起，它就自然而然地开始能量的释放，激发了活力。初始，这个量很微弱，只有一两个人参与，几个人知道，但是这种发展是逐渐加速的呈几何级数的裂变反应。熟知“黄家医圈”发展史的人都知道，自从“黄家医圈（概论）”问世以来，便以其别具一格的施治理论、神奇的诊断手法、良好的医德医风、明显的治疗效果引起了社会的广泛关注，吸引了大批新生力量的加入，成功地通过了政府有关部门组织的专家论证，才得以形成今天的“黄家医圈”（集团）的“形”。如果我们详细地对这一开始进行力的分析，就会发现：

首先，这一理论是由人应用的。人是这一理论的载体，而人又是有意识、有思想、有创造力的，因此，这个理论就富于生机与活力，人的所有属性就被它所应用。换句话说，如果一个人坚定不移地相信这个理论，崇拜这个理论，并为之服务，那么，这个理论就被该人主导，就会产生生命力。赞同这一理论的人越多，这个理论的生命力就越强，其成长也就越迅速。就“黄家医圈”而言，三十多年来，所有的人力、物力、财力都是“医圈”神奇的思想理论及实用价值调动和产生出来的，因此，各个不同部分的“和存之力”是十分强大的。并且，“黄家医圈”理论的哲学思想“圈论”还在进一步整理和开发中，其整个理论的能量才刚刚开始释放。由此可见，随着其理论的全面整理及开发应用，“和存之力”就会越来越大，并逐步走向成熟，进入“相称”的发展阶段。

其次，这一理论指导下的医学实践获得了巨大成功。如果说把自己内在的因素视为母体，那么，外在的因素就为生长要素。成千上万的患者慕名前来求治，其实就是生长要素在不断增加。为了适应这种增加，母体也必须迅速增长，这就需要广招贤才，不遗余力地选拔重用热爱这一理论并愿意将它发扬光大，造福于社会的有用之才，就需要扩建场地、场所、设施等一切物质基础，还需要建设庞大的辅助保障系统。一句话，既需要有强大的硬件基础设施，又需要有优秀的软件配套体系，以适应外部变化的需要。可见，这种内外之力的一来一往，就促进了整个事业的全面发展。

再次，除了其理论派生体系的发展外，理论本身也在进一步发展、完善、丰富、壮大。“圈论”传下来的众多哲学观点需要整理、开发，众多的医理、药理、单方、验方需要进行科学的实验、检测，这部分的开发越充分，其“和存之力”也就越大。

从以上三点可以看出，任何事物都有其“内在之力”，也都需要“外力”，需要越迫切，能量越大，“力”也就越大。不论需要方与被需方谁是母体，谁阴谁阳，它们总是相对应的，总是以“力”的相吸与相斥为动因。在事物刚刚产生之际，因为事物母体是什么都没有又什么都有的“中”（信息），它的成形需要吸取自然界大量的人力、物力、财力，需要以形体作载体，依附于形体并产生“阴阳之力”，再通过“阴阳之力”的此消彼长、彼消此长不断运动的全过程来壮大自己。这个过程对外部力量的吸取是以自己内部的发展为目的的，并且有选择地进行，而这种选择标准是事物内部自身客观固有的规律。

所以，被事物本体选择吸取的外部力量都是为了一个共同的目标走到一起来的，是为壮大一个完整的“大圈”体系而共同奋斗的。因此，其内部是“和存”的。“和存之力”使外部力量进入内部，壮大了本体，而“和存之力”的大小又取决于事物原始固有的“中”的能量。

譬如，在现实生活中，一个公司的诞生，其规模取决于人员素质高低、能量大小、资金多少、社会允许的程度等固有的、先天的内在因素，也就是事物本身固有的“中”的能量。

（二）“相称之力”

当一个“大圈”（整体事物）产生后，“大圈”内各“小圈”开始不断地扩张，这期间主要是规模的发展。当这种发展达到一定程度，其规模相对稳定的时候，整个“大圈”的发展就从规模的发展逐步进入内部功能的发展，维持与协调现有规模以及各“小圈”之间的功能开发应用所需之力，就是“相称之力”。用现代科学观点来看，“相称之力”对内表现为“反应力”“调节力”“修复力”；对外则表现为“应激力”“适应力”“利用力”。这六种力体现了事物对内对外的六个方面，任何一个完整的“大圈”要得以正常运转，就必须充分发挥这六种力的正常作用。

在一个“大圈”内部，各“小圈”与“小圈”之间的关系是双向的相互应用与被应用。它们之间运转效率的高低、运转速度的快慢、运转质量的好坏的综合指标统称为“反应力”。“反应力”的优劣与否，直接关系到整个“大圈”的整体形象和能力。在一个强大的系统里，“反应圈”往往十分强大、十分优秀。在现代管理中，这个“力”完全可以从无形变为有形并把它数字化，建立数学模型，进而变成对量化指标的管理。

“调节力”是“大圈”之中各层次与层次之间——上下前后左右之间的协调控制能力。这个能力是要充分保证事物与事物之间、层次与层次之间有向化、有序化的发展，并控制各“小圈”的发展方向及速度与整体“大圈”的目标高度一致，抑制“大圈”中部分“小圈”“阴阳之力”的过度不平衡。

前面已经讲过，“阴阳之力”的不平衡是造成运动发展的直接动力，不平衡越严重，动力就越大，发展就越迅速，犹如矛盾越大，解决矛盾的进程就越迅速一样。“小圈”的过度膨胀，势必会危及“大圈”的正常运转。但“小圈”的过度弱小同样也会危及“大圈”的正常运行。因此，必须增加“阴阳之力”的失衡度，加速其发展。“调节力”就好比平衡器操纵杆，整体运转正常时，处于适度的位置，需要整体加速发展时，就加大“阴阳之力”的失衡度；需要减速时，就减小“阴阳之力”的失衡度；需要静止时，就使“阴阳之力”完全平衡。但如前所述，“阴阳之力”完全平衡了，静止了，合为零了，实际上也就等于毁亡或“转归”了。

所以，“调节力”就是制造不平衡，控制不平衡，达到适合整体发展的“度”。

“修复力”指的是“大圈”内各“小圈”内部自我修复的能力。任何一个整体“大圈”的发展壮大过程都是极为复杂的，终极原因虽然只是“阴阳之力”的此消彼长，但由此衍生的矛盾却是层出不穷，旧的矛盾解决了，新的矛盾又产生，这个过程的复杂性与某些环节的随机性和突变性，很可能导致“圈内”某些“小圈”功能发生变异或出现空白，这就偏离了“大圈”整体功能的需要，会危及“大圈”运行的安全，因此使“修复力”成为必然存在，以修复变异的功能和损坏的机制。简单地说，就如一个企业内的配电设施由于年久失修或者雷击等内外在因素的影响造成停电，需要企业内部具备自我修复的能力，对它进行修复；再如工人罢工导致停产，同样需要进行自我修复，恢复生产。在一个组织系统内，批评与自我批评就是自我修复力的具体体现。自我修复能力越强大，表明整体“大圈”的生命力越旺盛。

“大圈”外部，存在着一个复杂的自然网，各种各样的因素都能对这个“大圈”产生攻击，这就需要“大圈”本身具有足够的“应激力”，能够对外部的刺激做出正确的反应，以便有足够的能量承受外部突然袭来的攻击，并能组织有效的反击和抗争，最终获得胜利，这就是“应激力”。

“适应力”是要求自身对外部复杂多变的因素，也就是与事物相关联的“网”的影响、气候的影响、地理环境因素的影响、人为的影响等，有足够的适应能力。在这些多种多样的复杂环境中，为了保持自身的纯洁，使整体功能不为其他因素所削弱，内部“小圈”各功能不产生异化或者病变，“大圈”本身就需要具有足够的外部环境适应能力，以维护自身的稳定，这就是“适应力”。

“利用力”则是“大圈”本身在具备足够的“应激力”与“适应力”的前提下，能够充分利用和吸取外部的能量，包括“天之力”“地之力”乃至“人之力”，来壮大自己。我国从国外引进资金、引进人才、引进技术、引进管理、引进文化以发展自己，就是“利用力”的生动体现。所以，整体“大圈”能量的补充，“圈内”的新陈代谢在“大圈”的“相称”阶段同样是十分重要的。“利用力”的大小，对维护“相称”阶段的长短起着不可估量的作用。

由此可见，在“相称”阶段，整体“大圈”的运行，受到对内、对外这六种力的支配，这六种力配合的好坏与否，是检验“大圈”组织结构好坏的标准。在今天的现实生活中，如果某个系统是人为组织的，那么检验这个系统的好坏的标准就是这六种力的应用是否恰到好处。对组织管理者而言，系统形成后的最高境界则是“无为而治”。

不可否认，人的机体是一个相当完美的系统，它由各个子系统（器官）组成，最高领导者是大脑，但大脑对机体的其他部分，基本上采取的是“无为而治”的管理方式。如果从整体的角度，从“小圈”与“小圈”之间的功能相互作用的角度去考察人体的各个组成部分，就会发现这样一些事实。

首先，组成人体这个“大圈”的各“小圈”，没有任何两者的结构是完全相同的，同样也没有任何两者的功能是完全相同的。在这里，“圈论”从中间层次上把人体分成八个组成部分，称之为“内八圈”：包括以循环系统为主的“气血圈”，以消化系统为主的“运化圈”，以生殖系统为主的“命源圈”，以泌尿系统为主的“肾水圈”，以人体形状结构为主的“八位圈”，以组成人体的不同成分为主的“异九圈”，以神经系统为主的“经络圈”，以生命周期为主的“生死圈”。

从以上“八圈”可以看出，人体组成结构的复杂，不亚于任何一个整体系统。人体内各个“小圈”的分工是明确的，各个“小圈”有各个“小圈”的职能，不存在互相扯皮、谁也不管的情况，同样也不会越俎代庖，它们各显其能，各司其职，各尽其责，有条不紊。

其次，人体之内各“小圈”之间是互相配合的，而且配合得十分默契，它们步调一致，其协调能力也是无可比拟的。比如吃饭，就需要人体各部分的配合，手要动、嘴要动、眼睛要动、大脑要动，消化系统要动……绝对不会出现有个别“小圈”有意不动的现象。

再次，人体各“小圈”之间不存在任何凌驾与被凌驾、完全决定与完全被决定的关系。任何“小圈”都是非常有用的，不存在多余的现象。比如过去认为扁桃体、阑尾没有什么作用，这种认识是极端错误的。在人体内，只有层次之间的关系，不同功能的多个“小圈”充分协调统一，为共同的生存发展而努力。

最后，也是最为重要的一点，就是人体内各“小圈”与“小圈”之间对内、对外的各种控制力都是自觉的，绝大部分时间是不需要大脑这个总指挥下达任何命令的。人体内部各“小圈”之间协调配合，对内、对外的反应都处于大脑可感觉的阈值之下。比如，人在吃饭时会自动分泌唾液、分泌胃酸等，而不需要大脑下达命令，说我要吃饭了，赶快分泌胃酸。人的大脑对机体内部各“小圈”之间的运转、机能的调节、自我修复等，基本上处于“无为而治”的指挥状态，只有当机体内某个“小圈”发生重大问题，内部无法解决时，才需要大脑下达命令，采取某种措施：是去医院看医生呢，还是自己找药吃？

古人云：“常将天地来揣摩，妙理终有一日开。”从某种角度讲，似乎可将它改为“常将身体来揣摩，妙理终有一日开”或“常将身体来揣摩，天地终有一日开”。“天”“地”太宏大，普通人难以触及和领悟，而身体极为平常，易于把握，人人皆可感觉体验。“天”“地”“人”是息息相通的，是全息的，从某种意义上讲，懂得了身体的奥秘和道理，也就领悟了“天地”的法则和自然的规律。

由此可见，人体系统的自我管理模式是很值得人类充分研究的。现代社会中，很多人在寻找最佳的社会组织系统管理模式，他们端着金碗讨饭吃。最佳的管理模式到底在哪里？就在我们自己身上。只要我们认真研究人体内部各部分控制力的变化、协调力的变化、平衡力的变化以及其他所有力的变化，就能找到最优化的管理模式。

（三）“离杀之力”

整体“大圈”运行到“相称”阶段后，由于组成整体“大圈”的各“小圈”功能特性不同，生命周期不同，因此，运动不停。在“相称”阶段，整体“大圈”有足够的能量产生足够的“相称之力”来维护各“小圈”的运动，但各“小圈”的运动能量又是不断膨胀的，当膨胀到整体“大圈”的“相称之力”无法与之相适应、控制不了的时候，就从一个极端走向另一个极端，“小圈”所产生的能量反过来成为对“大圈”不利的“离杀之力”。

“离杀之力”的产生是十分复杂的。比如，人体消化系统中的胃功能和胃的设计，是根据人体所能消耗的能量按比例统筹的。也就是说，人的消化功能是有一定限制的，哪些东西不能吃，或者能吃多少，是有“先天定数”的，违背了这个“先天之数”，偶尔几次，在整体“大圈”有足够调节、修复、控制力的阶段，问题还不大，一旦超过这个阶段或者极限，问题就出现了。

譬如，某样东西好吃，你本来感觉已经吃饱了，但大脑未发出强制性的命令（大脑处于“无为而治”的状态，一般不会发出这样的命令），或者说你故意违背大脑的命令继续吃，那么，你的胃这个“小圈”肯定会受到极大的伤害，久而久之，你的胃功能就要减弱，你的胃的生命周期就会缩短，进而产生一系列的连锁反应，加大了“离杀之力”，促进了整个人的提前“转归”。也就是我们常说的“胃（未）老先衰”。“圈论”认为，胃受到损害，对人体的健康和寿命的影响是十分巨大的，而这一点往往为人们所忽视。

再比如，“大圈”中某些“小圈”的生命周期是不一样的，当整个“大圈”到了相称阶段后期，大部分“小圈”的功能已开发到一定的极限，唯独某些“小圈”仍生机勃勃，“和存之力”异常强大，远远超过了“大圈”所能控制调节的能力，而且还在不断发展，这个力反过来就成了“大圈”的“离杀之力”。与此同时，整体“大圈”的调控能力达到极限时，伴随着各个“小圈”有利因素不断地发展，“大圈”的不利因素就不断增强，生命力随着“离杀之力”的强大也就逐渐弱小了。

由此可见，“离杀之力”一方面来自“大圈”本身各“小圈”之间功能的异变，“小圈”耗竭使“大圈”失衡而崩溃；另一方面来自超出“中”极力量所能控制的范围而仍在不断增长的不利因素。

（四）“转归之力”

“转归之力”是“离杀之力”的最终总结。促成“大圈”转归的也许是某个“小圈”的“离杀之力”，也许是数个“小圈”“离杀之力”的总和。总之，“转归之力”就是把整个“大圈”总体的“阴阳之力”推向完全平衡，“力”消失了，促进运动的能量就变为零了；或者，一方把另一方彻底消灭，进而变成两阴或者两阳，同性相斥，“大圈”自然就不存在了。所以，“转归之力”的客观存在，证明了自然界没有万古长存的事物。自然而然的“转归之力”，永恒地存在于事物的演化之中，促使其从适应走向不适应，事物运动的连锁反应从能控制到不能控制，进而“转归”。这种内在的动力，向人类表明了这样一个真理：转归是必然的！

24

万物有时时运转。时者，时空也。

时空者，圈也。时为圈之循环也。

第九部分　论“时”

“万物有时时运转。”

“时”为时空，“时”为时间，“时”是历史的记号，“时”确定了宇宙万物固有的位置和运行轨迹。

没有时间就没有昨天和明天、现在和将来。

时者，时空也。时空者，圈也。时为圈之循环也。

——“圈论”第六十一

中为时之始，中为时之末。一中两向时之形，有始有中时之数，圈网相合时之量，时不可逆也。

——“圈论”第六十二

天有时，地有时。人有时，物有时。生有时，死有时。栽有时，摘有时。杀有时，医有时。知时者益，误时者损。顺天应时，时运转也。

——“圈论”第六十三

时归为大时，时分为小时，时大空大，时小空小。大小时有别，内外时有异；天时地时人时，人时乃天地之灵时也。

——“圈论”第六十四

大时小时内外时，大时天地更大，小时针尖更小，万物有时，万物于时中也。

——“圈论”第六十五

一、“时”的内涵

“圈论”认为，“时”就是“时间”，就是“时空”。“时空”在某种意义上就相当于一个“圈”，每一个“圈”的每一次循环过程就是一个小“时空”，无限个“圈”的“时空组合”就是“大时空”。在每一个“圈”中，以“中”为“时”的开始，“中生万物”，通过产生、发育、成熟，直到“转归”，这个过程就是“时”的过程。“转归”后“万物归中”，就是一次小循环时间的结束。上一个时间的结束同样又意味着下一个时间的开始。所以宇宙间万事万物都有“时”，如“天时”“地时”“人时”“物时”，没有时间的事物是不存在的。时间是时空的单位，无数的时间组成了时空。宇宙间万事万物的产生、存在和消亡都处于时空之中，都受时空的制约，这就是时间的价值。没有时间就没有昨天、今天和明天，就没有过去、现在和将来。

（一）“天时圈”——时运

何谓“天时圈”？“天时圈”就是“天之时”，就是“天”的运行时间和规律。“圈论”认为，“天”是有寿命的，也是有时间的。但由于“天”太大，时间惊人地长，目前人类尚无法测算。所以，“圈论”中才说“圈无限，时无限”。但无论怎样长，总是要归“中”的，只不过遥遥无期，不在今天人类所处的时空之内，人类也大可不必去认真对待它。但是它带给人类的启示，也就是它的运行规律——“时运”，人类却不得不重视。“知时者益，误时者损”。“时运”就是“天时”，就是“天机”，就是“天”的大循环规律，就是“天”的自然趋势。关注“天时”，比如多少年会发一次大洪水，多少年会出现一次较大的干旱，多少年会爆发一次强烈的大地震，什么时候会再现一次天象剧变等，对人类的生存和发展十分重要。

（二）“地时圈”——时机

“地时圈”是“天时圈”的缩影。“圈论”认为，“天时圈”怎样，“地时圈”就怎样，只不过时间的长短有差异而已。论“时”认为“圈网相合时之量”，就是说，“地时圈”由大大小小的“时间循环圈”所组成，不是直线形的，而是有大时、小时的等级之分并由各个小循环的“时圈”叠加而成。

人们常以秒、分、时（古代以时辰计）组成最小的循环时圈，以一天为一个小循环时圈，从一天开始依次为一月、一年、一世、一甲子、一运、一会、一元等。最大的循环时圈为一元，一元等于十二会（一年等于 12 个月），一会等于三十运（一月等于 30 天），一运等于十二世（一天等于 12 时辰），一世等于三十年。

它们的共同特点是暗示事物循环的全过程，从生到归，从归到生，又到归，不断地循环。它们在不同大小的“时圈”中，在不同的时空中次第进行，层层推进，向必归的“中”极方向运行。这一元完了又产生下一元，今天结束了还有明天，今年结束了还有明年。每个时间周期都是一个完整的循环，一个完整的“圈”，而循环的“时圈”却有大有小。

比如说，一天的“时圈”小，一年的“时圈”大，三十年的“时圈”就更大……直到一元，一元结束后再来一元，有限而无限，无限而有限。在最基本的、最小的一天中，同样存在着小“循环圈”，人们把它分为凌晨、上午、中午、下午、傍晚、深夜，又到第二天凌晨，等等。古代把一天分为 12 个时辰：

子时：深夜十一时至凌晨一时

丑时：凌晨一时至凌晨三时

寅时：凌晨三时至凌晨五时

卯时：凌晨五时至上午七时

辰时：上午七时至上午九时

巳时：上午九时至上午十一时

午时：上午十一时至中午一时

未时：中午一时至下午三时

申时：下午三时至下午五时

酉时：下午五时至傍晚七时

戌时：傍晚七时至夜晚九时

亥时：夜晚九时至深夜十一时

传统的十二时辰包含着明确的时间含义：首先，它是向前的，具有不能逆转的含义；其次，它是循环的，循环一次算一天，循环两次算两天，循环三十天算一月，循环十二月算一年，如此下去；再次，它也是古代时间观念中最重要的一点，即每一个循环包含了生、长、盛、衰、死而又生的变化过程。

“子”即孳也，表示种子开始生长、繁殖、滋阴万物。

“丑”即纽也，表示事物被困住了，屈曲着，但是很快就会挣脱束缚，破土而出，是黎明前的黑暗。

“寅”即演也、津也，表示屈曲中的事物开始生长，阳气伸展。

“卯”即茂也，表示万物茂盛，欣欣向荣。

“辰”即震也，表示万物震运生长，即加速生长，此时阳气生发已经过半。

“巳”即已也，表示万物生长已成，阳气到了极限。

"午"即阴阳交替也，表示万物丰满长大，已过极盛之时，阴气开始萌生。

"未"即味也，表示万物成熟已有滋味。

"申"即身也，表示万物都已长成。

"酉"即老也，表示万物老了，开始收敛。

"戌"即灭也，表示万物消灭归土，生气灭绝。

"亥"即核，表示万物生成种子的意思，阴气已达到极点。

可见，一天的变化，暗示着奇妙无比的自然规律（自然界的万事万物在某种程度上受到它的制约，其作用是无比巨大的）。所以，人类总是遵循"日出而作，日落而息"的时间规律。

再如，比一天更长的一年，存在着更为显著的物候循环。人们通常把一年编为12个月，以对应子丑寅卯辰巳午未申酉戌亥的12种变化，并把子月规定为十一月固定不变，就好比把子时固定为深夜十一时至凌晨一时一样。又把12个月分为了春夏秋冬四时，所谓春时言生，夏时言长，秋时言收，冬时言归。春去夏来，夏去秋来，秋去冬来，冬去春又来，往复运转，不断向未来推进。

所以，"圈论"认为，"顺天应时"是人类必须遵循的生活准则。民以食为天，而要有食，就必须不违农时，春耕、夏耘、秋收、冬藏，"机不可失，时不再来""误了一年春，十年理不伸"。要严格地按时令、时节来安排作业，否则将会一无所获。

（三）"人时圈"——命运

人为"天地"所生，"天时圈""地时圈"的循环规律必定是"人时圈"的循环规律。在"圈论"看来，"人时圈”由以下几个“时圈”组成，即“孕时圈”“生时圈”“婴时圈”“幼时圈”“童时圈”“少时圈”“中年时圈”“老年时圈”“升天时圈”。各个“时圈”有各个“时圈”的特点和生长规律。一个人要有所作为，就必须把握好各个“时圈”、时段。孔子说：“吾十有五而志于学，三十而立，四十而不惑，五十知天命，六十而耳顺，七十从心所欲不逾矩”。“圈论”的说法更为精确，认为：“二十八而立，四十二而不惑，五十六而知天命。”这是对人生时段的合理划分。

人的命运就是人的“时运”，人的“时运”好比“地”的“时机”一样，什么时候言生，什么时候言长，什么时候言收，什么时候言藏，都与“时”有着相当大的关系，时间错了，就像误了农时，甚至会颗粒无收。因此，人如何把握命运，关键就在于如何把握好“时机”，然而，“时机”却是最难寻找、最难把握的。“地之时”由于变化有限，人类用四季、十二个月、二十四节气、闰年、闰月等把它成功地显示出来，在实际生活中准确地加以应用，取得了巨大的成功，而“人之时”却始终没有找到。在中国，几千年来，人们几乎用尽了所有的手段，从各个方面进行探索尝试，譬如占卦、拆字、看相、摸骨、称重、测风水、测阴阳、测祖坟等，五花八门，层出不穷，终究未能像“地之时”一样找到可供参照的标准，各种方法均不能被人类所信服，无奈之下，只好归之为迷信。

那么，“人之时”为什么难于寻觅？原因是人是有意识、有思维、有灵气的，其意识的变化是无端的，每个人的思想又是千差万别的，并且受到地理环境、气候环境、社会环境、身体素质、教育程度以及其他无数先天或后天因素影响，可以说，亿万人中几乎找不出一对“时运”相同的人，所以才有商周之际“比干12岁为宰相嫌来得太晚了、姜子牙87岁做宰相说来得太早了”之说。可见“人之时”差距之巨大。“人之时”需要自己去感觉，自己去领悟，自己去把握，他人无法代替。

当然，人的某些“时”还是有规律可循的。就人的很多“生理之时”而言，完全可以测定和计算。

譬如说，人的气血于24小时为一个大循环；在正常情况下，精密的心脏每分钟大约跳动70次，将5700毫升的血液输送到人体各部位；健康人的体温在24小时内呈周期性的变化；人体内多种生物化学物质在一昼夜内完成一次周期性变化；人的脉象春缓、夏洪、秋浮、冬沉；等等。在黄氏家族中，对“人时圈”的探索研究和应用是非常积极、广泛和深入的，并且有着自己独特的见解。从生命和医学的角度讲，“圈论”认为，人的精神、体力和生理（性）都是有规律可循的，也是可以掌握计算的。

“圈论”认为，人始终存在着一个以28天为周期的生理（性）周期，这与月亮的运行周期是相对应的；与人14岁“性”发育成熟，28岁“性”处于最佳状态期是相对应的；与妇女的月经周期为28天是相对应的；与“七天生人”，经过四时运行，四七二十八天也是相对应的。在每个人28天的生理（性）周期中，高潮期时人的情绪较好，低潮期时人容易发脾气，情绪低落。

以28天为“中”，“天五地五”，分别推出人的身体（体力）周期和精神（智力）周期，即人的身体（体力）周期为28天减去5天等于23天；精神（智力）周期为28天加上5

天等于 33 天。

“圈论”认为，23 天是人的体力周期，是物质的周期，是机体的循环周期，它对医学实践的指导有着极其重要的作用。所以，“23”这个数字在“黄家医圈”中占有十分重要的位置。

“黄家医圈”的徽记就是以“23”和“8”创意组合而成的。从徽记的整体外形来看，由八个环形的圈和一个葫芦组成。这八个圈既表示“圈论”中的“天地八字”和“生命八字”，也表示“医圈”中与人体生命有关联的“外八圈”和“内八圈”的“内外合一”，表示这一民间家传医学理论已历经八代等与“8”有关的内容。立在中间的葫芦，由“2”和“3”组成，造型也像“8”字，象征着“悬壶济世”（我国民间自古就有宝葫芦装灵丹妙药的传说），表示“黄家医圈”与民间医学同源。最有趣的是“2”和“3”两个数字组合的“23”正好象征构成人体生命细胞的 23 对染色体，表示“黄家医圈”与人体生命息息相关；“23”又与汉字“巧”字的行书相似，“黄家医圈”的发祥地在云南省巧家县，故“巧”字又表示“黄家医圈”的根在云南巧家县。或许，“黄家医圈”的祖先，正是由于巧家县的“巧”具有“药葫芦”的象形含义以及巧家县有个大药山，才带上“圈论”学说到此落户扎根的。

由此可见“23”这个生命的数字在黄氏家族中的重要地位。

“圈论”认为，人在 23 天身体（体力）周期的高峰期，体力充沛，干劲十足；在低潮期则疲乏无力，无精打采。人在 33 天精神（智力）周期的高潮期，思维敏捷，记忆力超群；在低潮期则反应迟钝，容易健忘。这一点，虽没有明显的确切界限和标志，但在人的日常生活中，每个人只要细心观察，都是可以感觉和把握的。

事实上，“人时圈”除了有明显规律可循外，人的命运在某种程度上也是可以把握的。对每一个人来讲，关键问题不在于“命运之神”能否到来，会不会到来，而在于“命运之神”到来时，你是否具有一个有准备的头脑，去迎接“命运之神”的降临。而这个有准备的头脑就是你的精神的准备、知识的准备和物质条件的准备。只有这一切都准备好了，“命运之神”到来时，才能发现和把握，否则，即便“命运之神”迎面而来，也只能失之交臂。

（四）“物时圈”——物候

从论“时”中的“生有时，死有时，栽有时，摘有时，杀有时，医有时”里，我们可以领悟到任何植物、动物乃至事物都是有寿命的，那就是时间，它们与“天地人”的时间运转规律一样，要经历形成、生长、发育、死亡的全过程。植物的冬芽萌动、抽叶、开花结果、落叶；动物的冬眠、复苏、始鸣、交配、繁育、脱壳、换毛、死亡；山石土地的风化等等，都是有时间规律的。果木几年开花，几年结果，母鸡几时生蛋，各类物种几时成熟，都是有时限的。

所以，“物时圈”也就是“物之时”，是人类认识事物的一种规律，是确定农作物栽培时间的重要依据。

在民间，关于物候的知识数不胜数。

有关水果节令的俗语有：

正月甘蔗节节长，二月橄榄两头黄，三月樱桃粒粒红，四月枇杷如蜜糖，五月杨梅红似火，六月莲子满池塘，七月南枣树头白，八月菱角如刀枪，九月石榴露齿笑，十月金橘满园香，冬月柚子黄金金，腊月龙眼荔枝凑成双。

有关果树结果年数的俗语有：

桃三杏四李五年，核桃柿子六七年，酸枣当年能卖钱，无儿莫种白果园，要吃白果还得六十年。

有关医生的俗语有：

枇杷黄，医者忙，橘子黄，医者藏，萝卜上场，医者还乡。

这段话的意思是说，枇杷熟于农历四五月间，此时正是苍蝇繁殖的季节，病菌蔓延，人很容易感染生病，所以是医生繁忙的时候。橘子黄、萝卜上市已经是秋冬时节了，这时病菌少，人很少患病，所以医生只好还乡了。

二、"时归为大时"

论"时"中认为"时归为大时，时分为小时""时为圈之循环也"。这就是说，大的时间是由小的时间组成的，而每个小的时间又由循环封闭的"时圈"所组成。今天看来，时间之流好像千层饼一样，越叠越高，越去越远，一经运行，就犹如一条奔腾不息或者静静流淌的河流，一如既往地向前流动，人类无法使它停止或者倒流。时间载着这个世界，沿着固有"时圈"的运行轨道匀速前进。遗憾的是，以人类目前的能力，远远未能认识到何时为这一"时圈"的起点、何时为这一"时圈"的终点，以及目前运行到何种时段、处于什么位置。

（一）"圈网相合时之量"

一天 24 小时，代表一个白天和夜晚的循环，一个月是 30 天的循环，一年是 12 个月的循环，意指春夏秋冬的循环。

有人说度过了 50 个春秋，在时间上，他活了 50 年，而每一年又有 365 天，自然就可知道他活了多少天。所以，时间就是每一个最小循环之数的相加。

在有文字记载的史料上，人类经历了六千多个循环年，但人类史最早源于何时，至今仍无从准确知晓。所以，就时间本身而言，必须被人类认识才有意义，必须有记录才有意义，必须有生死循环才有意义。如果任何事物一经产生便永恒，没有生与死的循环，那么就时间而言，也就失去了存在的意义。正因为时间存在循环，人类才能领悟出时间的真谛，而赋予其高昂的价值和伟大的意义。

（二）“一中两向时之形”

时间有 3 个方面，论“时”中认为“一中两向时之形”，就是说时间有 1 个中点、2 个方向。何谓 1 个中点呢？中点是“中”的替身，在时间上“中”代表现在，现在又是不断向前流动的，故其后的、与前进方向相反的就称为过去；其前面的、与前进方向相同的就称为未来。而中点（现在），正是连接过去与未来的流动平衡点。

因此，每个时间都具有过去、现在和未来 3 个方面。这 3 个方面象征着时间奇妙无比的特点。过去的已经过去，不再回来；未来的尚未到来，还不知道；只有立足现在，而现在又将瞬间成为过去，未来马上又会成为现实，人类每时每刻都在辞旧迎新，迎接着未知的未来。

因此，在对事物的认识上，人类都是总结过去，立足现在，放眼未来。但由于现在时的中点流逝非常快，分分秒秒都在成为过去，因此，要求人们只争朝夕，分秒必争，与时间赛跑，具有超前意识，赶在时间的前面，争做时间的主人。

（三）"生命时间"的再循环

论"时"认为"中为时之始，中为时之末……从始到终不可逆也"。就是告诉人们，时间对于人来说是十分宝贵的，宝贵之处就在于时间的不可逆转。同时，时间又是十分可恶的，可恶之处同样在于令人绝望的不可逆转，它带给人的是十分沉重的压力，因为人的生命周期是有限的，寿命是短暂的，过一天就少一天。因此，古人才说："一寸光阴一寸金，寸金难买寸光阴。"时间对于生命来讲，只有一次性使用的机会，有限的生命只有一次，时空中的时间也只有一次，不可重复，成功的事情就永远成功了，错误的事情就永远地错了，"一失足成千古恨"，想改正只不过是妄想。对过去，要么是充满成功的自豪和喜悦，要么是悔恨交加而又无可奈何。时间之流逝处处体现着不可抗拒的运动轨迹，荣华富贵成了过眼烟云，高楼大厦成了一堆废墟，美貌少女成了白发老妇，万事万物都被时间的车轮碾得粉碎，难免令人唏嘘不已。但时间对每一个人来说又是公平的，只要抓住机遇，珍惜大好时光，充分利用时间，就能与时俱进、勇往直前。

从另一个角度讲，人类的时间又被生命的循环所延续。人的后代，无疑就是人的生命时间的再循环。肉体的死亡只不过是生命意识的一次回归，回归前，新的生命时间已在下一代人身上体现出来。因此，生与死对人来说是十分自然的，自然得就像人每天睡觉、起床一样。死只不过是整个生命的一个环节，是生命过程的另一个方面。

所以，时间的不可逆性和时间的循环，与人生命的不可逆性和人生命的再循环相一致。对自然时间的体验也就是对生命时间的体验，对生命时间的体验也就是对万事万物时间性的体验。

从某种意义上讲，时间是人类创造的，是为人类服务的，历史的渐进就是“时圈”小循环的叠加积累，没有循环就没有起止，没有起止，就没有时间。但是，仅纯粹地重复循环，没有渐进、积累，历史就将变得毫无价值，生命就将变得没有价值，时间也就失去了自身存在的价值。因此，每个渐进中的循环并不是上一个循环简单机械地再现或者毫无二致地重复，而是前一个循环中“圈、网、族、形、数、向、力、时”等八因素向更高层次的循环。现实生活中，我们发现，历史会出现惊人的相似，但绝不会简单地重演。

第 23 章

生命八字是“圈论”的生命论主体
生命八字统领自然世界生态圈

生命是哲学存在的对象
生命是哲学深化的桥梁
生命是哲学论价的归宿

第三卷　生命八字

“生命八字”者，即“物、神、性、气、血、道、光、温”。

“生命八字”是“圈论”的生命论主体。“生命八字”以“命”为核心，以“生命八字”为内容，统领自然世界“生态圈”。

“生命八字”囊括了生命世界的内涵与外延，是生命产生、存在和转归的高度概括。

“生命八字”强调人与自然、生命与自然的协调发展。

25

神话里蕴藏着事实，
迷信中暗含着科学。

第一部分　总论万物有命

宇宙有命，万物有命。“物”“神”“性”是生命之本；“气”“血”“道”是生命的内环境；“气”“光”“温”是生命的外环境。

生命是一个过程，万事万物从产生到转归的存在过程就是生命。

生命运行的轨迹是产生、存在和转归。

生命有层次，生命分种类。

一、天上不落，地下不生

天者，万物之父；地者，万物之母；中乃万物之源。天播其种，地育其形。故天上不落，地下不生。水气往复，命在其中。

——“圈论”第六十六

“圈论”认为：“天者，万物之父；地者，万物之母也。”就是说，“天”是万物的父亲，“地”是万物的母亲，“地”上的万事万物都是天地交合产生出来的，天地孕育了万事万物。那么，天地产生万事万物的终极原因是什么？“圈论”

认为："天播其种，地育其形。中乃万物之源也。"地上万物最初的种子是天上播下的，最早的生命来源于宇宙中。正因如此，"天"属阳，"地"属阴，"天"为父，"地"为母；阴阳交合（父母交合）生成了世间的万事万物。所以，才有"天上不落，地下不生。水气往复，命在其中"之说。这里的"水"与"气"是生命最基本的存在条件，生命要在有水、有气的条件下才能生存、发展、壮大、转归和延续。

在这里，"圈论"想说明的是自然界最初演化的进程，但遗憾的是，"圈论"没有传下来有关这方面更多的思想，致使我们在整理的过程中也感到困惑。在"圈论"的其他方面，也有类似的情况存在，甚至是一些比较奇怪的现象。从而，我们不由地问自己，读者也会问我们：古人的有些说法可信不可信？是凭直觉经验的总结，还是迷信？或者是未被破译的科学？抑或是其他？今天还有没有实用价值？如果不对这个问题做出明确的回答，我们就不可能有继续阐释"圈论"的勇气和力量；不弄清类似的问题，"圈论"就可能失去应有的价值和意义。

然而，要圆满地回答这个问题，却十分困难。所幸的是，随着现代科学技术的高速发展，其中的一些问题得到了验证，有了科学的结论，它们无疑将成为回答这些问题最有力的佐证。

那么，古人的说法到底可不可信呢？固然，他们得出结论的根据我们不得而知，但他们的认识却是有迹可循的。

●古人认为，天地形成之初是混沌状态的。现代天文学家也证实，宇宙是由稀薄弥漫的星云经过凝聚逐渐演化形成的。新星云说则认为，宇宙形成经历了 3 个阶段：星际弥漫物质阶段、星云阶段、球体状阶段。由此可见，弥漫物质阶段即是古人所谓的混沌状态。

●古人认为，三才（天、地、人）之道变六爻，六爻为演绎每一事物全过程的基础。当代物理学家已证实，物质最小的基本粒子夸克有六种，分别为：上夸克、下夸克、奇夸克、粲夸克、底夸克和顶夸克。1995 年，美国费米实验室正式宣布，他们发现了最后一种夸克，也就是顶夸克。我们据此猜想，物质分到夸克为止，已经接触到物质最本质的东西，这一观点恰恰与古代最基本的六爻相吻合。

●古人有三数之说，周易止于三爻，天、地、人三才为古代之标准概念。而现代物理学家同样证实，一对夸克可组成介子，这对夸克必定是一正一负；三个夸克可以组合成重子，这三个夸克必定是一正一负一中；在一个原子里，同样存在着三种粒子，那就是质子、中子和电子。质子为正，中子为中，电子为负，中子是物质的原始状态，质子和电子是中子分裂的产物；而原子与原子结合又必须是正原子与负原子的结合。所以，组成物质的粒子如果是两个，必定是一正一负；如果是三个，必定是一正一负一中。由此可见“三”的科学性和客观性。

●古人有一生二，二生四，四生八，八为八卦，“八卦生，万物之数备”的说法。今天，世界上已经有越来越多的科学家相信，八卦演绎法道出了事物的本质。比如，现代科学证实，构成生命密码的分子——核糖核酸的分裂法与八卦演绎法是完全一致的。八卦演绎法对当代计算机的发明功不可没，现今仍有众多学者用八卦演绎法来论证事物。科学家刘子华利用八卦宇宙论对太阳系中另一颗新星进行的预测已经被证实，就是有力的佐证。

●值得一提的是，“圈论”中有“中生万物，万物归中”一说，而现代天文学家、物理学家则初步证实了“宇宙起源于大爆炸，而这个爆炸物体就称之为中子球”。宇宙毁灭之时，也要收缩为“中子球”，岂不是惊人的巧合？

上述种种结论说明，古人的理论并不是随便臆造的，虽然我们不知道古人是怎样得出它们的，但实践已经证明很多东西的确是客观的、真实的、可信的，甚至我们可以大胆地说：现代人对物质的认识过程，是古人对物质世界认识后的又一个时空再循环。换句话说，古人早已对物质世界的奥秘进行了一次完整的认识，地球上也存在过较为发达的“史前文明”，可惜由于各种原因，只给“近代”人类留下一些难以解释的只言片语。今天人类对物质世界的认识，只不过是上一次认识的再循环。古人的很多思想，具有极其宝贵的价值，是人类共同的精神财富，值得今人高度重视。

既然古人的很多思想是可信的、值得重视的，那么，我们回到“圈论”中去研究“圈论”的看法就是很有意义的事了。人们常说：天有365日，人有365个关节；天有风雨阴晴，人有喜怒哀乐；天有四季，人有春耕、夏锄、秋收、冬藏；天地为一大宇宙，人体为一小宇宙，大小宇宙之间对应相合。正因如此，“圈论”中把大地看作母，是把自然界拟人化了，那天父地母能不能与人类的父母等同起来呢？它（他）们之间是否存在“同一”之处呢？

其实，这个问题我们在论“数”中已经做了回答，回答是肯定的：它（他）们完全可以同一。这个结论似乎有主观臆造之嫌，但我们仍可以通过自然界无数客观存在的事实加以佐证。

比如，我们发现，在自然界中，所有的大小圈内外圈，也就是大宇宙、小宇宙、大社会、小社会、人类、动物类、植物类等，它们在很多方面具有惊人的同一性，其组织原则、结构模式、运行规律具有令人难以置信的相似之处。这是偶然，还是巧合？或者是自然界客观存在的固有本质——“先天之数”？我们虽然还没有足够的科学证据来下这样的结论，但事实却是这样演绎的。

以人为例，从表面看，可分为左右、上下、前后、两极、阴阳；从功能上分，有对内和对外两大功能；从系统上看，体内有指挥系统（大脑）、摄入系统（五官）、消化系统（肠胃）、能量传输系统（气、血、道）、繁殖系统、排泄系统，等等。

我们尝试着把人与家庭、社会、地球进行对比，以寻找其共同点（见表23-1）。

表23-1　人、家庭、社会、地球情况对比

类别	人	家庭	社会	地球
左右	左手右手	男左女右	经济政治	东西半球
上下	头和脚	上辈下辈	中央地方	上南下北
前后	胸和背	前有事业 后有家庭	工业农业	陆地海洋
两极	百会穴会阴穴	老和小	贫富贵贱	南极北极
阴阳	外阳内阴	男阳女阴	光明黑暗	昼阳夜阴
内外功能	意识行为	对内组织 对外联系	内管外联	自转公转
指挥系统	大脑	家长负责	政府部门	——

续表

类别	人	家庭	社会	地球
摄入系统	五官	物质来源	情报外贸	阳光和热
消化系统	肠胃	衣食住行	消费市场	自然循环
传输系统	气血道	感情交流	交通部门	江河湖海
繁殖系统	生殖器官	产生后代	组织诞生	地质形成
排泄系统	泌尿器官	自然死亡	组织瓦解	火山地震
时空循环	生壮老死	组成、发展、解体	合久必分 分久必合	形成毁灭

从表23-1中可以看出，人的模式与家庭、社会、地球的模式，在相当程度上是吻合的。换句话说，整个大自然产生、形成、发展乃至毁灭的全过程，以及任何事物都具有对应性、同一性，包括所有的植物和动物，甚至连所谓的非生命物质也必然如此。不过，非生命物质是否就真的没有“生命”，还要带个问号。如果它们真的没有“生命”，那么，它们为什么会进化？换一个角度看，如果它们没有“生命”，是否就意味着永恒与永存，彻底摆脱了生与灭的大自然法则？然而，宇宙间还没有找到永恒不变的事物。

所以，“圈论”认为，所谓的非生命物质同样是具有“生命”的，只不过其“生命”存在形式的层次不同，不在人类大脑感觉认识的阈值以内而已。

天体—地球—物质—植物—动物—人类及人类社会，如果把它们看成是同一大类、不同层次小圈的组合，那么，它们各自演化发展的同一性也就不难理解了。按现代观念讲，无论是宇宙、宏观微观世界中的任何物质，都应是按同一种统一的思想、统一的模式、统一的运动方式、统一的节奏

（循环周期不同）、统一的计算公式产生的。当代科学家一直试图寻找有效的证据来证明这一结论，这里试举以下几例加以说明：

●太阳（属阳，能量中心）为什么需要八大行星（属阴）来协调它？多点行不行？少点行不行？其是否经过某种计算？我们知道，太阳系共八颗大行星，分为类地行星（四颗，水星、金星、地球、火星）与类木行星（四颗：木星、土星、天王星、海王星）。而古人把“天地数”看成“始于一”“终于十”“天数五”“地数五”“天九地六”，这与太阳系的星数有何关联？我们认为古人绝不是毫无来由地臆想，其中必有难解的奥秘。

●宇宙是由大爆炸这个“中”产生的，大爆炸是时空的起始。目前科学家推断这个大爆炸始于150亿～200亿年前，也就是说宇宙的生命大约已有150亿岁，目前尚处于成长阶段，因为宇宙还在膨胀之中，要等到膨胀结束，开始收敛（收缩）时才进入衰老阶段（与人的生长过程何其一致）。从现在起到宇宙死亡（收缩为“中”，科学家称之为黑洞，黑洞是一个宇宙周期的终结，是为下个宇宙周期开始的准备），大约需要100亿年，而太阳的冷却将在50亿年后开始。科学家还证实，星球的寿命就像人的寿命一样，是各不相同的，有长有短。科学家认为地球的寿命为96亿年，目前已存在46亿年，还剩下50亿年（不知道科学家是怎么样计算出来的，按古人天地间大衍之数的说法，应该是49亿年、50亿年和55亿年之中的任何一个数，49亿年的可能性极大），就会毁灭。那么，整个人类也将随着地球的毁灭而毁灭，甚至提前毁灭，或者再以另外的生命形式跻身于另外的星球。以上种种，难道不就是“天”“地”“人”同生存、发展、死亡的模式吗？

●人类赖以生存的地球环境，在太阳系中的位置是巧合，还是偶然？是高智能生物的杰作，还是二者兼而有之？

首先，星球上产生人与生命的概率只有几亿亿亿万分之一。谁能告诉我们，为什么只有地球能产生人类，出现如此巧合的亘古奇迹？

其次，地球刚好有太阳这颗恒星，既不远，也不近，恰到好处地提供着人类及其他生命物质所需要的光和热。人的生命是脆弱的，过冷不行，过热也不行。印度发生过一次49℃的极端热浪，死亡数千人，如果温度再升高几摄氏度，其结果可想而知。所以，太阳对地球的引力稍微大点、稍微小点都是不行的。

再次，地球刚好有木星作为挡箭牌，恰到好处地挡住了太阳系以外飞来的各类天体。科学家测算，如果没有木星以及木星与地球相对适当的位置，较大天体撞击地球的可能性会比目前增加一千倍。1908 年 6 月 30 日，在西伯利亚的通古斯，发生了一次天体撞击地球的强烈爆炸事件，地震强度达 5 级以上，烧毁了 1600 平方公里的森林。这种天体撞击地球的概率是每 2000 年一次。如果没有木星的存在，恐怕每 2 年就会有一次，那时地球的生命能否生存，恐怕将成疑问。

最后，地球刚好有月球作为卫星，其潮汐力恰好使地球自转轴保持相对稳定，其倾斜幅度调节在 5 度以下，数百万年才发生 0 ～ 5 度的变化，不像离地球最近的火星，变动幅度高达 30 度。假如月球飞走了，地球将会变化无常，一时

"天倾东南"，一时"地倾西北"，洪水泛滥，气候异常，无周期规律，生物将无所适从。

●地球生命的存在，依赖着无数个生存的自然法则。譬如，有阴必有阳、有正必有反、有生必有死等。

●地球生命的存在需要无数个非常精确的先天之数或者自然参数，这些数值大多是人类至今无法理解的，人类能够掌握的只是屈指可数的极少部分。比如，地球公转为什么是365天？自转为什么是24小时？万有引力为什么是个常数？多一点少一点生命都无法产生。它又是谁统一设计的？

●在时空上，自然界的万事万物具有周期性与时空循环性，这在"圈论"的论"时"中已做过初步说明。大量的科学研究表明，宇宙中客观存在着天象周期、社会周期、思维周期、生物周期、生理周期、人体的生物钟，如天象周期中星系的生灭转化胀缩交替、昼夜交替、季节变化、星体脉动等；社会周期中的改朝换代，即所谓"分久必合，合久必分"等。

可见，万事万物的周期循环是客观存在的，同时又充满了疑问。以上奇妙绝伦的、令人难以置信的客观事实令人大惑不解：宇宙是"为人"创造的？宇宙是"人为"创造的，还是"上帝""道"或者"中"创造的？是巧合，是偶然，还是原本就这样？……但有一点可以肯定，自然界的万事万物是同一的，是有规律可循的。无论是大宇宙、小宇宙或者是微宇宙，都是全息的、统一的。小是大的缩影，大是小的延伸，研究小宇宙的变化可预见大宇宙的变化规律，研究微宇宙可借鉴大宇宙。

总而言之，大小宇宙息息相通，自然世界和人类社会均在其中，它们之间可以互相借鉴、互相参照，因为它们都具有整体的全息特征。

既然大自然的法则是有阴必有阳，生命中必然是有雌必有雄，有女必有男，有母必有父，这样一来，对“圈论”的“天播其种，地育其形”也就不难理解了。“地”既然是母亲，那么“天”就是父亲，结论肯定就是“天上不落，地下不生”。问题在于“天播其种，地育其形”，即“天为父”“地为母”在今天是否需要做进一步的验证。

众所周知，地球上的生命来源于水，孕育于海洋，但科学家证实，地球上的水并不是地球本身固有的，而是来源于遨游太空的彗星。彗星中含有大量的冰块，在地球形成之初，含有大量冰块的彗星撞击地球，促使冰块融化，进而产生了海洋；与冰块同时落入地球的，还有大量的有机物质。科学家测算，一颗半径约一公里的彗星落入地球，就能提供地球上全部生物所含有机物的1%，而当初撞击地球的彗星却是数不胜数的，因此，几乎所有的科学家都认为，生命物质来源于太空，到了地球后，在得天独厚的优越自然环境条件下逐渐地分裂繁殖，经过数亿万年，形成了自然界数以万计的植物和动物，当然包括人类在内。这不已经证明了“天上不落，地下不生”的命题了吗？理解了这一命题，“圈论”中的其他命题也就不难解释了。

二、“万物有命”

地生万物，万物有命，万命不同。物有命，草有命。畜有命，人有命。人命乃万命之首命也。

——“圈论”第六十七

生命是什么？似乎不难回答，但要真正明白无误地回答却不那么容易。

“圈论”认为，生是变的结果，命是变的过程。生命就是一个过程，万事万物从产生到转归的存在过程就是生命。

“圈论”中所指的“生命”，是广义的，是指事物从产生、存在到“转归”的全过程，“过程就是生命”，这是“生命”的广义概念，也是“生命”的哲学概念。“生命”具有产生、发展、死亡的内涵，同时具有时空周期过程的概念。所以，广义的“生命”，就是指万事万物在时空中进行周期循环的过程。

任何事物都摆脱不了从产生、发展、毁灭到再产生、再发展、再毁灭的循环过程，大到宇宙天体，小到微观物质，都具有客观同一性。因此，“万物有命”也就不难理解。自然界的万事万物从产生到转归就是生命存在的一种体现。

任何物质都是碳、氮、氢、氧和一些微量元素的有序组成，不同“生命”存在的形式不同。“生命”与“生命”之间有着较大的差异，它们分层次、分种类：差异在于各种事物的“圈、网、族、形、数、向、力、时”不同，这种内外因素的不同，决定了各种事物“生命”表现形式的不同。

根据“圈论”的总体思想以及“万物有命，万命不同”的论点，可说明万物的生命组织形式是这样演绎的：

万物产生于“中”，产生的过程是有向有序的，在时空上有先后次序之分，最先形成的应该是层次最低的生命组织形式，也就是“水”和“土”，因为它们的层次低，所以十分稳定，寿命也特别长，几乎与“天地”同寿。而其他万物则是在此基础上逐渐有序演化而成的。“水”和“土”中含有万物的种子（信息），各种物质的显现过程是分层次的。先从最低层次开始，逐步向高层次推进。演化到今天，人应该是现阶段的最高层次，而“水”和“土”则是最低层次。在高低层次之间，存在着数以万计的各种不同的物质层次，其整个结构就犹如一座圆锥塔。一般来说，层次越低就越稳定，所受的干扰因素就越少，因此，寿命也就越长；反之，层次越高，灵性就越强，干扰因素也就越多，可变性就越大，因此，寿命也就越短。这是事物的普遍规则。但是普遍性包含着特殊性，演化过程又有其复杂性。一般说来，事物的体积、质量是与其寿命成正比的，但也有例外。譬如乌龟的形体不大而寿命绵长，恐怕是由它的灵性层次低决定的。有的灵性层次高的动植物，由于其形体太小，寿命也就变短，所以，对于特殊情况要做具体分析。

海洋、天空与陆地共同构成了我们生活的这个世界。人究竟该如何与这个世界相处呢？越来越多的事实告诉我们，大自然母亲也是会发怒的，如果我们违背她的意志，必然会受到她的惩罚。自然界是一个充满神奇与灵性的世界，当我们以一颗谦卑的心去重新审视这个世界时，竟然发现地球就是一个巨大的生命体，它有进化，它有发展，它有寿命，它更有喜怒哀乐。

自然界的各种事物都有“命”，其生命的要素由事物所在的“圈、网、族、形、数、向、力、时”所决定。目前，生命的最高层次是人，最低层次是万事万物的基础水和土，也就是“圈论”所认为的“人命乃万命之首命”。与此同时，生命的层次与层次之间是相互依存的，高层次必须以低层次为基础，这与“万丈高楼平地起”的原则是一致的。反过来说，低层次生命应该是以高层次生命为目的的，低层次生命为高层次生命的存在而存在。这似乎又得出了“万物都是为了人类的存在而产生的”的结论。我们认为，宇宙的存在正是因为有了人的存在才具有存在的价值和意义。人为万物之灵长，人是物质发展的高级形式，是一切物质的最高代表，是“天地”化育的结晶，所以“天地人”才得以并列。人非天而具天性，人非地而具地性，人非物而具物性，人是“天地物”的综合产物。

三、“生命八字”

生命有八字：物、神、性、气、血、道、光、温。

——“圈论”第六十八

万物有物，物为根本。万物有神，神为物化。

万物有性，性为分合。万物有气，气通表里。

万物有血，血供营养。万物有道，道通内外。

万物有光，光照天地。万物有温，温藏万物。

——“圈论”第六十九

“圈论”认为，构成生命的八要素是“物、神、性、气、血、道、光、温”，因其对应于“天地八字”，所以称之为“生命八字”。

“生命八字”不仅仅只是针对人类提出来的。种种迹象表明，“生命八字”的外延已经扩展到自然界的所有物质，整个物质世界都统一在生命世界之中。换句话说，整个世界就是生命的世界，而整个生命世界又可以被“生命八字”所囊括。也就是说，自然界的万事万物统一于自我本体“物、神、性”，并依赖于内环境的“气、血、道”，外环境的“气、光、温”而生存、发展。

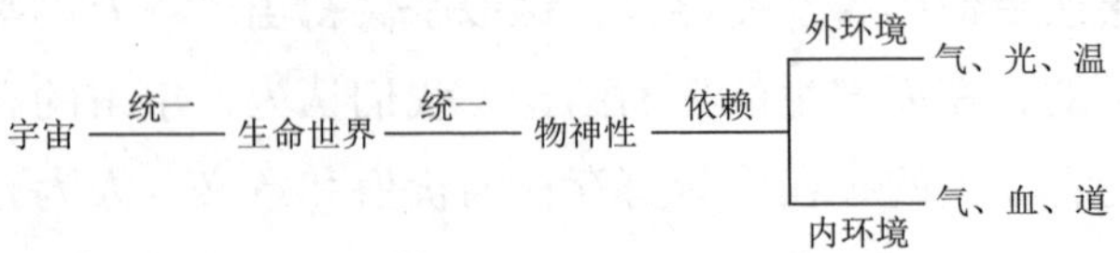

这样的观点虽然需要进一步研究和探索，但客观地讲，“圈论”的“生命八字”实际上就是人类生命世界的衍生物。

“圈论”的“生命八字”是以研究人类生命过程的全部内涵与外延为主要对象的，“物、神、性、气、血、道、光、温”是生命产生、发展、延续的条件，也是疾病产生、发展和“转归”的条件。因此，我们仍然以人类的生命世界为主，其他类型的生命为辅，对“生命八字”进行剖析。

生命的存在需要诸多的条件，更何况是人类这种最高层次的生命。按“圈论”的观点，生命存在必须具备的客观条件是“生命八字”，即“物、神、性、气、血、道、光、温”。“生命八字”分为三个部分：内部要素、中间要素、外部要素。内部要素我们称之为生命内环境，包括“气、血、道”；中间要素我们称之为生命本体，包括“物、神、性”；外部要素我们称之为生命外环境，包括“气、光、温”。

在“圈论”中，中间部分就好比“天地八字”中的“形”一样，由“形”决定了所在的“圈”、所在的“网”、所在的“族”。而这个“形”，就是生命本体的外在表现。对人而言，也就是“人形”。“人形”又由三个部分所组成，那就是物质、精神和性！

“圈论”认为，生命世界的本体是物质、精神和性。物质为阴，生于天地；精神为阳，源于万物；阴阳为性，命在其中。物质是生命存在的基础，是生命的后天之本；精神是生命存在的反映，是生命的后天之魂；性是生命的先天之源，是生命延续的根本。

物质使性发育成熟；精神使性进化理智，有道德有规范、有序有向；性使生命产生和延续。物质、精神和性三者既独立，又统一；既可分，又复合；既能相互转化，又能相互依存，也能相互制约和毁灭。

物质、精神和性，是生命产生、存在、转归和延续的三要素。三者之间不断地依存和发展，构成社会三角的稳固，构成生命产生、存在和发展所必须具备的前提和条件。如果其中任何一个要素有缺陷或发生障碍，必然会干扰生命的正常运转和造成社会的动乱或疾病蔓延。

故“圈论”认为：

精通三者能治国，了解其一能治病，全然盲医便杀人。

——“圈论”第七十

人的精神系统是人与其他动物相区别的重要标志，人的精神是人固有的本质特征，是与其他动植物在层次上、本质上的重要区别。从某种意义上讲，人失去了精神，也就失去了做人的资格。

人的内部要素主要包含“气、血、道”，指的是整个生命机体的内环境。

“气”有内气与外气之分，内气指身体内部的“气”，与外气即外环境中的大气循环遥相呼应。

“血”指血液，是身体内部能量转换的载体。

“道”指身体内部各系统之间能量、信息、物质联系的通道。

“气”有气道，“血”有血道，经络亦有道，是身体内部各器官相互联系、相互依存的桥梁、纽带，是能量的运输线，是感觉与信息交流的通道。“道”好比“天地八字”中的“网”一样，是连接“小圈”与“小圈”之间的网线，离开了“网”（道），“小圈”与“小圈”就将会各自为政，一个统一的机体便不复存在。

人的外部要素主要包含“气、光、温”，是指整个生命机体的外环境。

这里的“气”指外气，外气指的是整个大自然之气。人需要呼吸，需要外气与内气的出入交换。人离不开外气，离不开整个大自然。

“光”指阳光。没有阳光，整个自然界就会处于黑暗之中，黑暗之中的生命是有局限性的，层次低，很难向高层次的生命发展演化。现代科学证实，光合作用是生命成长至关重要的因素。

“温”指温度、热量。太阳给予了生命光和热，但是，光和热对生命而言必须适度，没有不行，过多、过量也不行，它必须与生命所能接受、适应的“先天之度”相统一，或者说所有的生命物质都统一在太阳所能提供的光与热的幅度范围之中。如果太阳提供的光与热的幅度有较大改变，那么，自然界绝大多数生命包括生命世界的最高层次——人类都化为乌有。

从以上分析中不难看出，“生命八字”的确是人类生命现象赖以生存的主要因素，是生命赖以存在、发展和转归的客观条件。

四、生命的轨迹

宇宙有命，万物有命。生命运行的轨迹就是产生、存在和转归。在自然界中，生命有层次，生命分种类。针对人类社会而言，生命的内涵与外延泛指“物、神、性、气、血、道、光、温”，这八个字概括了人类的生命现象，是人类认识自身生命的轨迹。

认识“物”，就认识了形成生命形体的材料是什么，认识了生命形体由什么结构组成，了解了促进生命成长发育需要些什么内外在的物质与能量。

认识“神”，就认识了生命所存在的精神意识，即意识继承、发展、遗传的全过程。

认识“性”，就认识了生命产生与繁殖的全过程，包括如何优生优育，提高生命质量，避免产生带有先天性缺陷的个体生命。

认识“气”，就认识了内外气对于生命存在的作用，以及生命需要什么样的“气”。古人把练功的地方选在深山幽谷，就是对“气”的一种选择，当然，这个“气”还包括自身体内的“气”对生命成长的影响。

认识“血”，就认识了“血”对生命循环生长的作用，“血”对身体内部温度的影响，以及对能量转换的影响，等等。

认识“道”，就认识了生命内部气道、血道、经络道等对生命正常运行的影响。

认识“光”和“温”，就认识了大自然的“光”和“温”对生命自身生长的影响。“光”和“温”同时包含生命本身所具有的“光”和“温”。生命本身不但具有温度，而且（从某种意义上讲）生命本身也会发光。

综上所述，无论是广义的生命现象，还是狭义的生命现象，“生命八字”都能将它们囊括其中，差异只不过是层次的高低不同而已。

五、生命的转归

“生命八字”对生命产生和发展的影响不言而喻，“生命八字”同样也揭示了生命“转归”的主要原因。“圈论”中有这样一段口诀：

生命八字定人生
和存离杀与转归
八字相称命和存
八字离杀命待亡
八字弱一离杀生
药食补之医者忙
人心不老命已老
天意人意归何妨

——“圈论”第七十一

“生命八字”的“和存、相称、离杀、转归”的作用从中可见一斑。

值得注意的是，“生命八字”的“物、神、性”在生命的“转归”中是有特指的。

第一，生命的“转归”以生命机体内部运动停止为指标，针对组成生命机体这种特殊物质结构层次本身比较高的特点，它所能生存的每一个循环时空就比较短。这是现代生物学已经证实了的。因此，生命机体这种特殊物质本身所固有的特性就决定了人类生命“转归”的必然性和生存时空的短暂性。

第二，人的肉体依赖水、土而产生，最后也必将回归到水土。生命来源于大自然，最终也必将回归于大自然，这也因应了千百年来民间流传的一句哲学内涵深刻的话：“从哪里来，必然回到哪里去。树长天高，叶落归根。”

第三，伴随着人类物质形体而存在的精神需要不断地进化和升华，但每个人的精神的发展又是十分有限的，它受到个人生存环境、教育程度、认知程度、思维能力和寿命等诸多因素的影响。因此，精神从低级到高级的发展进化是很困难、很缓慢的。作为载体的肉体仅仅是一个小循环时空，远远不能适应精神发展的需要，所以需要用无数个生命载体的小循环来贯通完成。从小范围来讲，每一个家庭一代又一代的继承和发展起到了精神进化发展的作用；从大范围来讲，一个时代向另一个时代的变迁，人类物质文明与精神文明的进步升华，是数以亿万计的人精神集合的最佳证明。精神的这些固有特性，说明了人的生命需要“转归”，只有每一代人生命的延续“转归”，才能给精神带来更高层次的发展和升华。

第四，“性”在生命“转归”中所扮演的角色是显而易见的。一个个体生命的“转归”，意味着下一个个体生命周期的开始。换句话说，每一个新生命的开始，就意味着老的生命的“转归”。而“性”，就充当了繁殖新生命的重要角色。以人而论，无“性”，新的生命无法诞生，组成人体的信息无法自动合成和遗传。“性”的固有特性，决定了“性”与

“转归”的密不可分，从某种意义上讲，“性”是“转归”的桥梁，“性”是连接上代人和下代人之间的“网”。

除此之外，“生命八字”中的“气、血、道、光、温”，同样对生命的“转归”起着重要的作用，都是考察“转归”的重要项目。

关于“气”，人无气则死，气大、气小、气无都是考察生命的重要指标。

关于“血”，“血”是能量的载体，是产生人体温度的源泉，是交换人体各部分所需营养的中介。“血旺则命旺，血弱则命弱，血竭则命亡”。“血”是导致生命“转归”的重要原因。

关于“道”，“道”是构成生命机体各组成部分所必需的联系通道，是能量传输和信息转换的通道。“道”通与否，关系到生命的生存和发展，也是生命健康与否的重要指标。以疏通生命机体的“道”的思想为指导，是治疗疾病和保健身体的重要方法。

关于“光”，就生命的外部环境而言，“光”的强弱直接影响着生命的存亡、旺盛和层次。“光”同样是导致生命“转归”的重要因素之一。就生命本身而言，“光”可以表示人体表面皮肤光泽的好坏，是考察生命的生机与“转归”的重要指标。

关于“温”，就生命的外部环境而言，气温的高低对生命产生的影响是明显的，热死人与冻死人都是有的。就生命本身而言，当体温超过正常范围时，人体的“转归”就拉开了序幕。

凡此种种，以下将做详尽的解说。

26

生命世界的本质是物神性，
物质是生命存在的基础，
精神是生命存在的反映，
性是生命延续的根本。

第二部分　论“物”“神”“性”

生命世界的本质是“物”“神”“性”。

物质、精神、性，是生命的三要素，是生命产生和存在的必要条件。

物质是生命存在的基础，精神是生命存在的反映，性是生命延续的根本。

物质使性发育成熟，精神使性进化理智，性使生命产生并延续。

物

万物有物，物为本源。物有形态，物有万状。

——“圈论”第七十二

神

万物有神，神为物化。神存于万物之中，神为万物之魂。

——“圈论”第七十三

性

万物有性，性为分和。性为生命之源，性为延续之本。

——“圈论”第七十四

生命三要素

物质为阴，生于天地；精神为阳，源于万物；阴阳为性，命在其中。

——“圈论”第七十五

“圈论”认为，“物、神、性”是生命存在于世界的三个方面。“物”相当于“阴”，“神”相当于“阳”，“性”相当于“中”，“阴、阳、中”三个方面统一于同一事物之中，构成事物、生命的同一性、统一性，为认识世界、认识事物、认识生命提供了宝贵的参照系数。

在“圈论”的“生命八字”中，“物、神、性”三者排在八个字的最前列，如果暂时撇开内外环境（气、血、道、光、温）不谈，那么“物、神、性”三者就构成了生命世界的主题。“物、神、性”相当于组成一个整体事物的“阴、阳、中”，即物质肉体为“阴”，精神意识为“阳”，性的繁殖生长为“中”，“阴、阳、中”的结合为“命”。

一个整体生命世界，由物质世界、精神世界、性世界（中）所组成。如果把生命世界看成一个完整的“圈”的话，那么，物质世界就是这个圈的一部分，而另一部分就是精神世界，性世界（中）则暗含于其中。

就人体而言，黄氏祖先继承了道家关于人体是一个小宇宙的说法，认为这个小宇宙中只有物质肯定是不行的。我们知道，人的身体是属于物质的，但只有物质的身体构不成一个完整的人，还须有精神、思想、意识，以及性，才能构成一个完整的、独立的、真正意义上的人，这也就是人之所以为人的“先天定数”。缺少了任何一个方面，就不可能成为与大宇宙对等的小宇宙。反之，一个完整的大宇宙，也必然包含这三者的全部。

“圈论”认为：

物有形，神无形。物在神中，神在物内。孤物不生，独神不存。性乃物神之和。

——“圈论”第七十六

就是说，物质的东西是有形体的，而精神的东西是无形的（这里所指的“形”是广义的“形”，“无形”是相对的。前文论“形”中已有论述）。只有物质没有精神的生命是不存在的；同样，只有精神而没有物质的生命也是不存在的，二者融为一体。性为“中”，是物质和精神的总和，物质和精神的信息都包含在“性”中。

阳光雨露不仅惠及于人，也会惠及万物。“万物生长靠太阳”。人之灵得天独厚，化为“智”，脱颖而出，置于万物之上，万物也会得“天地之灵”而“长”，化为“神”。“万物有神，神异物异”，“神”有其普遍性，即万物存在的坚定性、不可否定性和对造化的感应性。万物的“神”又有其特殊性，以视之见微，以存之见显。物之形态，是“神”的载体和表征。

我们以一块石头为例：

物：石头本为物，由矿物元素构成。

神：石头的硬度，构造物质的特性、色泽，物质的信息、能量等。

性：石头的化合性（主要为氧化性）。

气：空气，主要是氧气，氧气是物质生化的根本原因。

血：为输入介质，主要是水，还有酸、碱等物质。

道：通道，是物质内部结构的间隙，是物体与外部连接的通道。

光：物质化合的光学条件。

温：物质化合的温度条件。

“圈论”进一步认为：

物神性者，亦生亦存，亦转亦灭。生者生发，存者相依，灭者转归。

——“圈论”第七十七

神以物为本，物以神为标，性在物神中。

——“圈论”第七十八

众所周知，物质可以再生物质，由一种物质生发为同种物质或者转化为其他不同的物质。比如人死了以后，肉体可以转化为土和水，土和水是生命世界的最低层次。反过来，土和水经过转化又成为组成人体的构件。人的身体就是靠土和水中生长出的物质养大的，因此可以说：物质生物质。物质与物质之间互相生发，相互壮大，相互转化。

那么，精神是否能生精神呢？答案也是肯定的。我们知道，人的思想、智慧不但可以遗传和继承，而且可以再生和创造。后人在前人的思想基础上创造出更新、更成熟的思想，就是精神的再生，就是精神生精神、思想生思想。

至于性生性，就更容易理解了。性为“中”，性为命源。无性就无“中”，无“中”就不生，不生就绝后、就绝世，走向毁灭。

在“圈论”的思想中，物质、精神和性是自然界客观存在的3种不同产物，物质是有形的，看得见，摸得着，实实在在；精神是看不见、摸不着的，只不过以人类未知的形式存在着；性则包含在二者之中。

值得一提的是，黄氏家族中留传下来的“图环命理走势图”（即“图环命理图”）对精神世界的研究提出了极其重要的立论。我们在整理“命理走势图”时发现，属阳的方向（精神属阳）走势与属阴的方向（物质属阴）走势完全相反，这是否意味着对精神世界的研究应该采取与对物质世界研究相反的途径，应用与认识物质世界相反的思维模式？

对物质世界的认识，走的是从表到里和从宏观到微观的集合型模式，那么，对精神世界的认识是否应采用从内到外离散型的研究方式呢？当然，这只是一种猜想，真正的认识过程，还有待于人类付出更为艰苦的努力。

27

气正则命生，气顺则命旺，
气滞则命衰，气绝则命亡！

第三部分　论“气”

“气”通内外。

“气”为天地人之灵。

“气”为生命之师。

内气出，外气进，内外循环有序，命为整体。

气使天地合一、内外合一、人与自然合一。

“气”是中国传统文化的源头，是中国古代哲学中最基本、最广泛、最复杂的范畴之一。“气”的学说几乎渗透人类社会的各个角落。中国传统文化中的“气”具有巨大的包容性，宗教、哲学、艺术、军事、政治、医学及其他自然科学都对“气”有特殊的解释和应用。因此，“气”在东方文化中几乎无所不包、无所不有、无处不在，其名目之繁多令人叹为观止。例如，天气、空气、雾气、地气、人气、阴气、阳气、精气、水气、正气、邪气、元气、淫气、清气、浊气、湿气、寒气、温气、热气、燥气、火气、文气、韵气、心气、运气、志气、真气、海气……数不胜数。

要解释清楚中国传统文化中的“气”，绝不是一人一时之力能够办到的，也不是十载八载能够完成的，必须首先对“气”进行“族类”的界定，例如，把“气圈”界定为自然之气、生命之气、精神之气、物质之气，等等，再有范围、有目的、有针对性地去研究。

“圈论”创始人也许正是基于这样的考虑，在唐末五代初“气”论研究极为发达的时候，在“圈论”中引入了人类的“生命之气”，并将其归纳在“生命八字”中，作为生命能够“和存”“相称”“离杀”“转归”的最重要条件之一。

因此，“圈论”中的“气”，是有特定“圈”属的，是以“生命之气”为主题的，而非泛泛之论。

“圈论”指出：

人以气生，气伴命行。清气升，浊气降。

——“圈论”第七十九

气正命和存，气顺命相称，气滞命离杀，气绝命转归。

——“圈论”第八十

气正体正，气邪体邪。内气为本，外气为用。内外合一，生命和存。内外离杀，生命转归。

——“圈论”第八十一

“气”产生于水，循环于“天、地、人”之间。生命依存于“气”，“气”是生命产生、存在和“转归”的重要条件。

在大自然中，要深层次地认识生命，首先要认识生命赖以存在的内环境和外环境，以及它们之间的相互关系，探讨“气”在生命世界中的特性及其在生命内、外环境中的地位和作用。

事实上，在生命世界中，生命的内环境和外环境是相互对立、相互统一的。譬如，在外环境中有“水”、有“气”，水为阴，气为阳，水上升为气，气下降为水，它们之间相互统一又相互转化，从而形成整个生命世界的外环境。

另一方面，物质运化产生生命体，生命体的血液（包括其他体液）为阴，产生的内气为阳，形成生命的内环境。

一、“气”是外环境之主

“圈论”认为“人以气生，气伴命行”，说明了“气”对生命的重要性。自然界的客观存在告诉我们，宇宙间的生命体都在以不同的形式呼吸着，都离不开内气、外气的互换。所以，“气”是整个生命世界中最基本也是最重要的条件之一。“气”的数量多少和质量优劣，对生命的影响很大。

在人类赖以生存的地球上，“气”和“气”关联的其他方面组成了生命世界的外环境，主要是“水、土、气”。

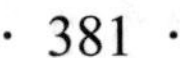

"圈论"认为：

水土相生土养水。水气相生水养气。

——"圈论"第八十二

水生气为升，气生风为动，风生云为浮，云生雨为沉。

——"圈论"第八十三

"水、土、气"相依相存，互为循环，命在其中。"水、土、气"是生命产生、存在、发展和延续的前提和条件，是生命世界重要的外环境。人类对"水、土、气"的依赖和保护至关重要。对"水、土、气"的破坏，无异于自毁家园，自毁人类生存的空间。这一严重的问题至今还没有引起所有国家和人们足够的重视；我们还不能做到使每个人、每个国家都自觉地保护人类生存所需的水源、土壤和空气。

首先，化学工业是"水、土、气"最凶恶的敌人。过去人们认为，"水、土、气"是大自然赐予人类最珍贵的、完全无偿的礼物，是取之不尽、用之不竭的宝藏，可以肆意掠夺和挥霍。近几百年来，人类在商品经济及物欲追求的刺激下，对"水、土、气"随意践踏而不知珍惜，以为"水、土、气"是绝对无知的自然，岂不知"水、土、气"在某种层次上也是有知的，是有其自己在最宏观的范围内和最低的感知层次上的运行规律的。"水、土、气"在宏观上的循环足以证明，人类在大范围内污染了水，水升浮为气，进而污染了气，污染的气扩大了污染的空间，气的下沉又再一次污染了土，这一切带给人类的将是灾难，将是毁灭！

人们虽然已经认识到这一后果的严重性，但没有认识到这一后果的产生正是"水、土、气"的严正"抗议"，是大自然对人类社会肆意践踏环境的无情报复。

●几乎所有的人都能够发现，在世界许多城市的上空，已难以看见碧蓝的天空、美丽无瑕的彩虹、清澈见底的河流，大多数城市的上空都是灰蒙蒙的，好像一个苍白无力的患者，随时都要倒下似的。空气中弥漫着莫名的异味和噪声，人们心烦气躁，犹如一个即将引爆的炸弹。人类优美的生存空间和环境几乎从蒸汽机发明时起就已遭到破坏。

●人类长期饮用着被严重污染的水，呼吸着大工业生产带来的各种有毒气体，以致顽疾滋生，危及寿命。各种疾病四处蔓延，防不胜防。什么癌症、艾滋病、精神病、吸毒后遗症、“非典”、动植物的变异，等等，天知道是否很快又会冒出一种人类从来没听说过的什么疾病！

●土地和海洋大量被化学产品毒害，人类很难再吃到具有纯天然营养、鲜美可口的食物，取而代之的是变异的科技食物。

●工业化产生的大量废气，不但污染了环境，而且破坏了保护地球环境的大气层。臭氧层的减少，使宇宙有害射线侵入地球，侵入人体，造成地球温度上升，气候异常变化。近几年来，日益频繁的自然灾害给人类造成的危害日益增多，防不胜防，大自然对人类报复的警钟早已敲响。

其次，人类大面积地砍伐森林和破坏植被，造成了大范围水土流失，能够涵养水、储存水的土地减少了，严重地破坏了水、气大循环的关键媒介，水和气失去了正常循环规律，整个环境只能是燥热和干旱，土地沙漠化越来越严重。人类赖以生存的“水、土、气”受到了严重破坏，因此，“气滞命弱为离杀，气绝命亡为转归”。近百年来，世界上由于人为因素造成的土地沙漠化已达到数百万公顷，难以计数的河流和湖泊干涸或者断流，十几年来黄河也数次断流，这些都在警示人类：生存危机已经开始。

由此看出，“圈论”在“生命八字”中对“气”的重视，“圈论”将“气”提到整个生命世界外环境的高度去认识，在今天有着极为现实的警示作用。它告诉人们，生命要生存、发展、延续，就必须具备良好的外部环境。只有有了优良的外环境，才可能有旺盛的生命力；没有必备的外环境，生命不可能产生、存在和发展。这个外环境的代表就是“气”，而“气”与“水、土”又密不可分，共同组成了一个有机的生态大循环，为整个生命世界提供良好的外部条件。因此，在现代生活中，必须严厉禁止有害的化学工业、核工业，防止水污染、空气污染、土壤流失，控制生态平衡。

近年来，一系列新的疾病频繁出现，其原因就是环境的污染，“气”的污染。新病毒出现的频率在加快，如“非典”“禽流感”“新冠”等病毒的出现。虽然谁都不希望这样。如果人类再对此熟视无睹，任意放纵，无疑将会受到大自然更加严厉的惩罚。我们能否幸免于难还不得而知。退一步讲，即使我们战胜了已知的各种疾病，未知的疾病不知何时又会出现。我们又将如何面对？面对如此严峻的现实，人们难道还不应猛醒？

二、“气”是生命世界之场

“圈论”在“生命八字”中所讲的“气”，相当于现代物理学中的“场”。

为什么？

人的生命是需要内、外环境的，当外环境和内环境融为一体，生命就得以生存，得以发展，所以，“内外合一命和存，内外失衡命离杀”。

内、外环境相融合的媒介就是“气”，也就是内气与外气的交换、交融，交融的范围就是“场”。为了与“大气场”相区别，我们称之为“体气场”。

人是被整个“大气场”包围着的，“大气场”无边无际，大至无外，小至无内。每个人都和这个“大气场”有一个相互渗透的结合部，就是说，每个人有每个人的“体气场”。在靠近自己的范围之内，围绕着整个身体有一圈不同于圈外气体的“体气场”，这层“体气场”是肉眼无法分辨的。这一“体气场”的组成部分与其他“大气场”的组成部分不同。除了有“大气场”中的气体成分外，还具有自己本身的体气和信息；它和整个“大气场”相互融合，相互渗透，但又各为整体。人呼吸时，皮肤、肉体也在呼吸，从而在自己身体周围形成了自我的“体气”，其成分受到自我身体散发的气味的影响，受到自我体温的影响，受到神经系统所发出的感触波的影响，甚至受到自我思维意识的影响。这个“体气”就是本文即将讨论的“场”，也即人体“内外气场”的“交换”。人体的内外环境就是通过“场”进行交换的。

只要人们平心静气地去感觉，就能感觉到“体气场”的客观存在。当另一个人逼近你，撞入围绕和保护你的“场”时，无论你看到与否，身体都会自然而然地感知到。当然，感知程度与每个人身体的“场力”的大小和强度密不可分，“场力”包括“应激力”“适应”和“利用”。一般来说，“场力”强弱与围绕自己身体“体气场”的大小密切相关。身体强壮的、素质好的人，其散发辐射的“体气场”范围就大；

反之，身体弱的，甚至是有病的人，其散发的“体气场”范围必定就小。因此，从某种意义上讲，每个人“体气场”范围的大小，也可间接地反映出其生命力的强弱。如果某个人的生命力极强，那么可以肯定，他的“体气场”范围也很大，“气圈”就大，其“感知力”必定就强。

在现实生活中，我们常常会对某些素不相识的人产生好感，或者是厌恶，或者无所谓，排除视觉、听觉、语言交流的因素，这在很大程度上取决于对方和你的“体气场”的接触与交换。他（她）离你太近，也许你会产生亲近感或者不适感。这就是相互间“体气场”的作用及交换的结果。

到目前为止，人类还没有寻找到人与人之间心灵感应的传导途径，可能“体气场”的频率就是人类心灵感应的传导途径和媒介。中国古代的气功，可能就是人类利用自身的内循环功能调节其潜能，将其向外辐射，扩大自身的“体气场”范围，以达到控制、帮助和打击他人“体气场”的目的。

从某种角度讲，一个人的“体气场”是个体生命对外的第一道屏障，“体气场”的强弱对“正气”“邪气”相争起着至关重要的决定作用。

“黄家医圈”的医学理论部分有“识病八圈”，其中第一圈和第二圈分别为“交点界圈”和“碰吸因圈”（其他圈分别为经络道圈、气血沿圈、物质本圈、精神标圈、先天根圈、相称变圈）。

什么是“交点界圈”呢？这里举一个例子：拿两个盆，一个盆盛热水，一个盆盛冷水，将两只手分别放入两个盆中，等待一段时间后，将两只手交换放入另一个盆中，这时会感觉到从热水中换入冷水中的那只手突然很冷，而从冷水中放入热水中的手却很烫，这一感觉意义深奥，它证明疾病的产生就在这寒热交错的瞬间。“寒热交错、交点杀命”，正是疾病产生的根本原因，这就是“交点界圈”的范围。

关于“碰吸因圈”。

在每个人的生老病死过程中，总是对外界有一种亲和力，就像鼻子吸进空气一样，这就是亲和力的反应，也就是自身主动的“吸”。任何一种物体与另一种物体相遇的时候，亲和就叫“吸”，以吸取对自身必需的和有利的气息；不亲和就叫“碰”，“碰”是被迫的，不情愿的。生命体普遍具有“碰”这一条件反射功能，当身体很好时，外界的任何有害物质（不良气体、信息）接近身体时，身体的“体气场”就会把它挡住（个体生命有自动识别对自己有利或者是不利气息的功能），把它“碰”回去；当身体的“体气场”不能有效地阻止外来物质而被其“碰入”，导致被动地吸取时，人就生病了。所以，“交点”是产生疾病的接触部位，“碰吸”是身体失衡、产生疾病的原因之一。

可以看出，“黄家医圈”对生病起因的论述，无异于是对有害物质进入人体第一道屏障——“体气场”最为生动的描述。

当外界对于个体生命十分不利的风、寒、暑、湿、燥、热及其他有害物质接触到个体生命的第一道屏障“体气场”时，如果身体十分强壮，那么，“体气场”就十分庞大，“体气场”对有害物质的“碰”力也十分强大，所有对身体有害的“邪气”根本无法穿透这个屏障，并全部都被“碰”了回去，被阻止在自身的“体气场”之外。反之，如果身体十分虚弱，甚至是有病，那么，本身的“体气场”就必定很弱，碰力也就很小，根本上无法阻止“邪气”的侵入，生病或者病情加重就在所难免。

因此，“体气场”对个体生命的作用是十分显著的，加强“体气场”的保护，对于个体生命的健康就显得十分重要。每个人要保证自身的健康，就必须认识和重视自身“体气场”的作用，保证自身“体气场”的强大。

要达到这一目的，还需要置身于优良的大气环境之中。道理很简单，假如经常置身于污秽的、有害的空气环境中，“体气场”就会被削弱，即便“体气场”再强大，也难免有被侵入的可能。这与“常在河边走，哪有不湿鞋”的道理一样。从宏观上讲，整个人类、整个生命世界的身体素质应该提高，在提高自身内体素质的同时，最重要的莫过于有一个优良的大气环境，有一个清新、有营养、优良的“大气场”。因此，保护、珍惜人类自身赖以生存的大气，是人类最崇高的使命，也是人类义不容辞的责任和义务。

三、“气场”的哲学意义

“体气场”在人身上的显现，具有普遍性的意义。任何一个客观存在的事物，都具有其自身特定的“体气场”，这个“体气场”受到自身“圈、网、族、形、数、向、力、时”的影响。

例如，在一块磁铁周围，有它自身的、形成的一个特殊形态的“场”，离它越近，其“场力”就越大；离它越远，其“场力”就越弱。它同时又与其他事物有着“网”的联系。比如与地球磁场等。“网”的联系并不妨碍其自身“体气场”的客观存在，自身的“体气场”仍然是与外界其他任何事物接触的第一接触点，是自身的屏障。只不过这种屏障的功能层次与人的“体气场”的屏障功能层次截然不同罢了，但作用原理是一致的。

也许有人会问，石头是不是也有这样的“体气场”？回答是肯定的。这样的“体气场”同样是由石头的材质、质量、温度、时间所决定的。把石头置于大气中，石头周围就肯定存在着一圈围绕着石头本体、与整个大气有所不同的“体气场”，尽管这个“体气场”可能有大有小，但它是绝对存在的。

所以，自然界的万事万物，都有其自身“体气场”的存在，这是不言而喻的。关键在于人类要去进一步研究各种事物的“体气场”对自身、对人类、对外界的功能和作用。

以人类而言，人的“体气场”是否包含有精神的属性？每个人是否可以通过自身的“体气场”接收和发射某种信息，并对一定的信息做出某种反应？这种反应又在很大程度上处于大脑感知的阈值以下，属于自我条件反射的范围？在这一思维方式的指导下，我们完全可以通过现代科技手段来对这样的“体气场”进行识别和研究，以求破解生命世界中精神世界的本来面目。

“圈论”认为：精神世界来源于“气”，“气”中蕴藏了精神世界，这应该是正确和有道理的，按这样的思路继续深入研究，必定会取得重大的突破。

28

血为命母，生于天地，

源于万物，寿在其中！

第四部分　论“血”

“血”为命脉，是生命在内环境中所必须具备的极其重要的条件。

“血”与“气”“道”共同构成支持生命正常运行的内循环圈。

“血”在“生命八字”中有着极其重要的地位和作用，是生命在内环境中必须具备的重要条件之一。

“圈论”指出：

血为命脉，生于天地，源于万物。

出入于心，循环有序，往复无端。

营养腑脏，播润全身，寿在其中。

——“圈论”第八十四

“血”，好比大自然有机整体中的水一样，是个体生命在内环境中的重要组成部分。在内环境中，“血、气、水、道”构成了一个层次的循环圈，一个有机的循环体，并与外环境中的“气、水、光、温”遥相呼应，各自对应。它们在一定的条件下，相互依存，相互制约，相互转化。

在外环境中，“水”可以转化为外气；在内环境中，“血”同样可以转化为“气”，为内气。“血”犹如外环境中的“水”；气血道、经络道犹如外环境中的江河湖海和大小道路；体温犹如外环境中的气温……

因此，“血、气、水、道”就是组成生命内环境的“网”和“族”。认识生命的内环境，也就是认识“血、气、水、道”的本质和作用。

“圈论”十分重视生命世界的内环境中“气”“血”之间互为依存的作用，强调指出：

血以气生，气以血存。气血双生，互为依存。长消生命，不可离杀。

——“圈论”第八十五

这段话说明了“血”对生命的重要性，同时阐述了“血”的产生及“气”“血”之间的关系。“生命八字”中对“血”的研究，主要是针对和应用于医学实践，在本书的医论“黄家医圈”中有较为详细的论述，这里就不再赘述。下面从另外一个角度探索“气”“血”之间的关系和规律。

一、“血”与“水”

用“天地八字”观察和认识事物时，有一个普遍的规律：“在一个统一的整体大圈中，相同的类族，在不同的层次中总能找到其相互的对应物。”这里，我们就找到了外环境中的“水”与内环境中的“血”这一对相互对应的物质。

在内环境中，“气”与“血”是组成循环系统的两个重要方面。“气”为“阳”，“血”为“阴”，“气”与“血”之间相互作用、相互依存、相互转化。“血”在内循环中主要起到转换物质、转换能量、提供营养的作用，“气”则主要起到传递信息、传递命令、疏通转换渠道、沟通内外的作用。

有足够的证据表明，“气”和“血”在内环境中的功能和作用，同“气”与“水”在外环境中的功能和作用有着惊人的相似之处。从某种程度上讲，它们的功能和作用是一致的。在自然界这个大的有机整体中，“气”和“水”同样承担着传递信息、提供能量的作用。

“水”是生命世界的重要条件，生命依赖于“水”、存在于“水”。自然界的物质中都含有“水”，灵性及层次越高的物质需要的水分越大，人的身体75%左右都是“水”。因此，组成自然界绝大多数物质的能量和成分都来源于“水”。

“水”少的地方只适合对“水”需求极少的沙石、金属等的生存。而层次相对高、有一定灵性的动植物没有“水”是难以生存的。事实上，从自然界几乎所有的动植物都靠吸取水分而成长壮大这一事实，就不难看出“水”对生命世界的重要性。

基于以上思维，可以描绘出这样一幅模式图：自然界这个有机的整体，好比人体一样，大大小小的河流沟渠就相当于人体内大大小小的血管，水流到哪里，就相当于血液流到哪里，地球上的大江、大河相当于人体内的大动脉、大静脉血管；小河、支流相当于人体内的小血管和毛细血管；湖泊、海洋相当于人体内的血海。水流滋润着大地，为所有的动植物提供水分及营养，而血液在人体内也起着同样的功能和作用。血液滋润着机体，为机体的代谢提供物质和能量。外界的“水”与机体内的“血”有着十分相近的可类比性。

根据以上的论点和论据，可以得出如下的结论：“水”发生问题的地方，动植物身上的“血”就出现问题。人需要饮水，外环境的水变成了内环境的血，某个地区的“水”有问题，如污染问题或者是缺水、水质等其他问题，这个地区有关血液的问题或者是由血液引发的疾病问题就特别突出。近几年，内陆地区的水患和水污染十分严重，这也是导致这些地区血液引发的疾病逐渐增多的重要原因。

当然，除“水”的影响之外，“气”也是重要原因之一。因为在整个大的生态圈中，“水”和“气”是互为阴阳、相互循环的，“气下降为水，水上升为气”。所以，“水”和“气”是统一的，这与机体内的“血”和“气”相统一是完全一致的。无论是哪个环节的因素，都可能造成连锁反应，最后导致恶性循环。“气”污染影响“水”，“水”缺少或“水”污染影响“气”，“气”有问题毒害“血”，“血”有问题毒害“气”，“气”“血”“水”都有问题，生命也就难以存活了。

二、“心”与“泵”

在内、外环境中，“血”与“水”分别受到地球引力的影响，“水”往低处流，机体内的“血”往低处淌，都是一致的。

在外环境中，地球上有高山、河谷、平原和丘陵之分；在内环境中，人有头顶、脚下和脏腑经络之分。那么，“水”和“血”怎样能够分别上到高山和头顶呢？这就需要一个具有共同功能的物体——泵，泵能使低处的水到达高处，再由高处顺势流下，进而达到水源的平衡分布，即根据需要有效地分布，以维持自然界这个有机整体的正常运行。而人体中同样需要泵，使血液能够到达头部，用以供给大脑营养和能量，同时使血液能够在全身进行有效分布，维持整个机体的正常运行。可见，这个泵具有客观的存在性。

这个泵是什么呢？

在外环境中就是太阳，在内环境中就是心脏。

为什么会这样呢？先从人体内环境中的心脏来看。人的心脏功能是供血的，是产生血压、促使血液循环的重要器官，它的正常作用，可以使血液从低处（胸腔中的血海）到达高处，为大脑提供足够的血液，使大脑的运动具有足够的动力、营养和能量。并且可以使血液到达身体的每一个角落和末端，为身体的每一个部分提供生长的物质基础。心脏使血液产生一定强度的压力，确保无论身体处于任何位置和状态，都能够有血液循环流动于全身而不至于因某些地方缺血而导致局部死亡。由此可见，心脏的确起到了精密的、全自动的“泵”的作用。

外环境中的水又是怎样运动的呢？通常自然界中水不停地从高处往低处流，从高原流向平原的江水日复一日，年复一年，永无止境。

地球上大量的水都储存在地球表面的最低处大海中，那么水是怎样到达地球表面的高处呢？这就需要一个大水泵，这个全自动的大水泵就是太阳。太阳通过其对地球辐射的大量热能，把水分蒸发为气体，间接地把水从低处搬到了高处，然后，气受到高山气流及温度的影响，凝聚成水，降落在地球的高处，如此不断地循环，使水永远不停地从高处往低处流，周而复始，永无止境。

从这个过程来看，太阳充当了一台巨大的水泵的作用。

在认识了太阳与水的关联作用后，我们就可以把内、外环境拿到一个共同的“圈”中来分析。外环境中太阳的功能和作用同内环境中心脏的功能和作用是基本相同的。心脏为血液提供了压力，太阳为水提供了热能、势能、动能。由太阳与心脏之间如此类同，进而联想到太阳的活动与心脏的活动也有着极其密切的关联。具体地说，从整体的网络性和医学的针对性来考虑，高血压、心脏病是不是与太阳的活动有着某种神秘的联系？这个思路同上面讲的血液病和“水”与“气”的污染密不可分是不是同出一辙？如果这个思路正确、结论正确的话，就一定可以从一定范围内的病案中找出答案来。

结果印证了我们的预料，高血压与心脏病的确与太阳的活动有着密不可分的关系。太阳活动异常时，高血压、心脏病的发病率，以及由心脏病导致的死亡率往往显著增加；与此相反，太阳活动正常时，高血压、心脏病的发病率和死亡率就明显降低。这一结论，已经有不少的专家学者进行过研究和分析，取得了显著的成果。

广东的黄惠杰曾经将北京市1973—1983年、上海市某街道1960—1979年有关太阳黑子活动指数与冠心病死亡率进行了对照研究，结果表明，太阳黑子活动指数越高，冠心病的死亡率就越高；太阳黑子活动指数越低，冠心病的死亡率就越低，它们之间呈正比例的直线关联性。我们把有关的重要数据摘录如下，见表23-2、表23-3。

表23-2　北京市1973—1983年冠心病死亡率与太阳黑子活动指数相关性分析

公元纪年	1973	1974	1975	1976	1977	1978
冠心病死亡率	21.7/10万	48.1/10万	49.5/10万	51.4/10万	57.0/10万	62.6/10万
太阳黑子指数	38.7	33.8	15.4	12.0	27.8	93.3

公元纪年	1979	1980	1981	1982	1983
冠心病死亡率	70.0/10万	74.5/10万	68.8/10万	66.3/10万	62.0/10万
太阳黑子指数	189	159	51.8	129.8	65.6

表 23-3　上海市某街道 1960—1979 年冠心病死亡率与太阳黑子活动指数相关性分析

公元纪年	1960	1961	1962	1963	1964	1965	1966
冠心病死亡率	1.21/10 万	1.19/10 万	1.20/10 万	4.84/10 万	3.65/10 万	10.27/10 万	2.62/10 万
太阳黑子指数	112.3	53.9	37.5	27.9	10.2	15.1	47.0

公元纪年	1967	1968	1969	1970	1971	1972	1973
冠心病死亡率	7.95/10 万	8.12/10 万	17.01/10 万	4.5/10 万	10.8/10 万	14.13/10 万	23.78/10 万
太阳黑子指数	93.8	105.9	105.5	104.5	66.6	68.9	38.7

公元纪年	1974	1975	1976	1977	1978	1979
冠心病死亡率	11.18/10 万	25.63/10 万	25.95/10 万	13.07/10 万	39.47/10 万	36.27/10 万
太阳黑子指数	33.8	15.4	12.0	27.8	93.3	189.2

在国外，也有不少学者的研究表明，心血管病的发病率和死亡率，与太阳黑子激烈的活动有关，在太阳黑子活动的高峰期表现最为明显。

按照“圈论”的思路进行研究分析，这一结论也是可以让人深信不疑的。资料表明，从 1997 年开始，太阳黑子又进入了一个频繁活动的高峰期。德国马普学会天文学研究所和芬兰奥卢大学科学家的研究发现，这一太阳黑子活动高峰期是过去 1000 年中最强的。科学家们对取自格陵兰岛和南极洲的冰核中铍同位素进行分析，认为自 20 世纪 40 年代以来出现的太阳磁暴量，比过去 1000 年中其他相等时间段内出现的太阳磁暴量高出 1 倍以上。

可以预料，未来几年之内，就外环境而言，将爆发较大的洪涝灾害与传染性疾病；就内环境而言，人类的高血压、心脏病的发病率与死亡率将大幅度地增加，因此有必要提前做好准备和预防。

29

道为有序，道为规律，
道为轨迹，道为通道。

第五部分 论“道”

“道”为秩序，道为规律，道为轨迹，道为通道。

“道”是自然万物产生、发展、转归的轨迹。

“道”是生命循环的客观描述。

“道”存于天、地、人中，“道”通与否，命之福疾也。

“圈论”在“生命八字”中所讲的“道”，与中国古代道家的“道”是两个不同的概念。“生命八字”中的“道”指秩序、规律、轨迹、通道、渠道，犹如血道、气道、经络道，它能存在于更大、更重要的范围包括生命的循环过程。古代道家所指的“道”，则是“道生天地万物”之“道”。

“圈论”认为：

天地往复有道，生命转归有道。气血运行有道，经络传递有道。道存于天地人中。

——“圈论”第八十六

道为有序，道为有律，道为有迹，道为通道。

——“圈论”第八十七

“圈论”认为，“道”为秩序，“道”为规律，“道”为轨

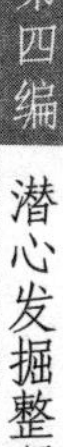

迹，“道”为通道。“道”是自然界万事万物产生、发展、灭亡的必然过程。

外环境的“道”，是指从个体生命的体表到无限的宇宙空间所产生的存在事物的规律和轨迹。

内环境的“道”，是指个体生命的生理结构系统和系统与系统之间的联系网络。

外环境的“道”与内环境的“道”都有全息性和相关性。“圈论”的“道”不仅是一个医学概念，而且是一个哲学概念，故而把“道”看成万事万物运行的轨迹和过程。以“路”为例，人类开发了陆路、水路、空路，发展到思路，并把思路提升到前所未有的高度，人类社会的道路因此显得更加无限广阔。

“圈论”的传承人曾经对“道”有过这样的描述：“所谓道，就好比世上人们所走的道路一样，弯弯曲曲，连绵不断，四通八达。通过这个‘道’，在我们居住的范围内，个人与个人之间，家和家之间的人就可以互相往来、互相帮助，还可以运送粮食，运送燃料，运送一切东西。通过这个道，居住在这里的人可以到达其他的地方，与别的人交往，其他地方的人也可以顺着道来到我们这里，与我们交朋友，做生意，互通有无。通俗地讲，这就是‘道’的作用。没有‘道’，人与人之间，事物与事物之间就孤立了，就没有‘网’的联系了。”

这里已经很清楚地明确了“生命八字”中“道”的所指及其作用。现实生活中，“圈论”主要是把“道”的原理法则应用于医学实践。在“黄家医圈”中，“道”指“气血圈”“经络圈”“运化圈”，等等。这些“道圈”在人体中的应用将在第 25 章中逐一阐释，这里，我们只是从大环境也就是自然界这个有机整体中来认识“道”的作用。

“圈论”对“道”的认识并不局限于微观医学实践，而是立足于整个大自然，高屋建瓴地认识“道”。“道为天地往复，道为生命循环”，就是把“道”看成万事万物的一个运行轨迹，进而推广到大大小小的环境中。广义的“道”是一种事物的运行规律和轨迹；狭义的“道”是一种实实在在的运行路线，即现实生活中无处不在、无所不有的道路。

一、“道”与“气”“血”

在“生命八字”中，“道”与“气”“血”“水”是截然不同的，它们有着本质上的差异。从上一部分可以看出，“气”“血”及外环境中的“水”具有产生能量、产生新物质的功能，具有提供营养、提供信息的作用，“道”却不产生新的物质，只保证物质从它的道路上通过。“血”从人体的血管中通过，“气”（信息）从经络的通道中通过，食物从“运化圈”的道中通过。“道”本身并不产生新的物质，却能够使产生能量、产生新物质的“气”“血”“水”从其“道”中通过。通过“道”，“气”“血”“水”顺利地到达身体的各个部分，及时为整个机体的各个部分，甚至是每一根毛发、每一个细胞、每一个角落提供一切必需的物质能量和信息，确保生命机体的各个组成部分正常、有效地生长、成熟和运行，及至死亡。所以，“道”与“气”“血”“水”生死与共，紧密相关。

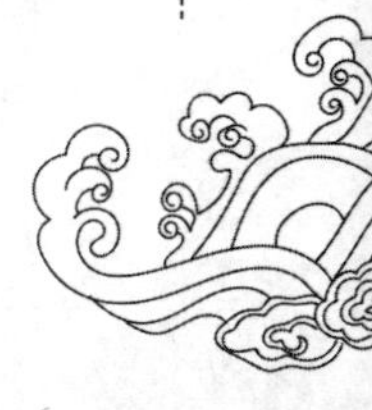

二、“道”是机体的生命线

在“圈论”的“道”中，“气血道”“经络道”把整个生命机体的各个部分成功地连成了一个生命网，这一通道网纵横交错、四通八达，构成整个机体的生命线。这个网异常发达，设计合理，运转高效，哪条通道是干道，哪条通道是支流，哪条道运输量大，哪条道运输量小，排列有序，清清楚楚，明明白白，一目了然。并且，各个通道的传递方式和速度都有不同的限制和规定。

譬如，静脉中的血液流动就较慢，动脉相对于静脉来说，血液流动就较快，它在经络道中的传递速度更快，很像今天的陆路运输（静脉）、水路运输（动脉）和空中运输（经络道、气道），根据目的的不同、需求的轻重缓急，选择不同的输送方式和渠道，周到而又全面，可谓巧夺天工。

古人对自然界中道路的认识，是否也受到了人体通道的启发，对今天的人类来讲，也许永远不得而知，但我们认为，这样的启发，对指导今天人类社会的道路交通建设有着极其重大的实用价值和现实意义。

在今天人类赖以生存的条件中，道路网作为重要组成部分，其功能和作用与人体内的“气血道”“经络道”“运化圈”的功能和作用有着异曲同工之妙。

从实际生活中可以发现，一个国家的交通道路运输水平与这个国家的综合国力呈正比关系，交通运输网越发达，这个国家和地区的经济越发达、人民越富裕，综合国力越强大。相反，道路交通落后，甚至连像样的道路都没有，那么这个国家和地区必定贫穷落后，封闭愚昧，综合国力弱，生命力也就不可能旺盛。

事实上，这个道理人类自身早有体会。假如身体内的某条道不通畅甚至被堵塞，其后果就是身体的衰弱和病变。中医有一句至理名言“通则不痛，痛则不通”，指的就是身体内部各种“道”的通畅问题，其观点和结论显然十分正确。

引申来讲，一个国家和地区经济要发展，综合国力要强大，道路网的发达畅通是十分重要的，就像身体内的“气血道”“经络道”十分重要一样，必须有一个先进的、科学的、合理的通道网。首先，国家和地区内的主干道必须是高速、宽敞、优良的，尽量避免和排除堵塞与中断。并根据不同的需要，在主干道中建立陆路通道、水路通道和空中通道，以适应正常运输和快速运输等不同档次的运输需要。其次，在主干道具备优良功能的前提下，支路网络通道也必须遍布每个地方，每个角落。就好比人体的毛细血管遍布全身每个角落、每个细胞一样。所谓“一针见血”，就是指无论针扎到身体的任何部位都能见血。可见，身体里血液通道支路系统是何等发达。

由此可知，建设纵横交错的道路交通系统，可以使每一个地方的人力、物力、财力充分发挥其应有的功能和作用，增强整个国家和地区的综合实力。

一个国家和地区，大力发展道路交通网是十分必要的选择。“要致富，先修路”。在先进国家和地区，发达的道路交通系统是经济高速增长、综合国力强大的重要原因之一。可见建设良好的道路网是一切生存和发展的先决条件之一，这也就是“圈论”为什么把“道”列为“生命八字”的重要原因之一。

这样的思想，不仅仅适用于国家和地区这样的大范畴，同样也适用于其他任何范畴，如一个系统、一个公司、一个单位、一个家。如果你是领导者，你首先就必须要重点考虑你所领导的各个部门与部门之间、部门与外界之间运行渠道的通畅。如果还没有渠道，就必须全力以赴地尽快建设，主渠道起码要有三条：立体式的陆、海、空途径，它们分别适应于不同的运转需要。通俗地讲，就是建立正常通道、快速通道和紧急通道。领导者必须把这样的通道建设作为工作的重中之重。其次，还必须建立连接这些主通道的支线网络通道，最完美的网络通道要连通每个角落，不允许存在没有被支线网络通道连接起来的人和事，任何一个角落和部门都应该和主干道连接在一起，以便领导者掌握和控制。这种有效的通道联系，就好像身体任何一部分被针刺了一下，大脑瞬间就能知道并做出反应一样。达到这样的程度，就是通道建设最优化的标准。只有主通道和支线通道的建立完善后，才可能有高速、高效、完美的发展。

当然，在小的范围内，这个通道的概念已经被广义化，可以意指很多内容，如硬件方面的通信工具、交通工具：软件方面的管理模式，对内对外的运作模式，物资的产、供、销渠道，等等。只有所有渠道有效、高效、通畅，事物才能产生强大的生命力并保持健康快速成长的势头。

三、“道”通是生命福疾的前提

在生命世界中，生命力旺盛与否的关键因素之一就是“道”的通畅与否。针对个体生命而言，每个人的身体健康与否，其内部的直接衡量标准就是“道”的通畅与否。无论是“气血道”“经络道”或“运化道”，哪一道不通畅，运行速度过急或过缓，甚至中断，都是产生疾病或死亡的重要原因。任何疾病都会表现在“道”的通畅与不通畅上。

从某种程度上看，中医的诊断方法，也受到这一原理的启发。中医的诊断手法主要以脉诊为主，再辅以其他办法。脉诊主要是根据血液在血管中跳动的“浮、沉、迟、数”的变化规律来确定病变，而脉象的“浮、沉、迟、数”在相当大程度上又受到心力、心率、心律、血液和血管的通畅程度、血液通过能力的影响。身体内的通道在某些部位受阻，就会直接表现在脉象的“浮、沉、迟、数”上。因此，医生根据患者的脉象，就能准确地判断出患者的病变部位，从而对症下药。

“圈论”进一步强化了“生命八字”中“道”的思想内涵，认为“道”就是“生命福疾之道圈”，任何疾病都可以表现在“气”“血”“道”上。在此理论思想的指导下，“圈论”对中医脉象的理解和认识更为独特，进而创立了别具一格的“黄氏千步脉”与“黄氏四脉组”，其手法之独特，有别于中医的任何门派，其应用效果及诊断准确率之高，堪称民间一绝，对此，接受过这种脉法诊治的患者有口皆碑。这也充分说明了“生命八字”中“道”对生命福疾影响的程度及其重要性。

导致机体产生疾病的因素是多种多样的，但最终都要表现在“道”这一特定系统上。可以说，“道”是生命福疾的前提。要保证生命力的旺盛，就必须采取一系列有效和必要的措施，确保“道”在机体内畅通无阻。

在现代科技高速发展的今天，如果能用高科技的设备监测人体内每一条“道”的通畅情况，对于确定机体及各部位的健康状况无疑是一种行之有效的手段。目前临床上应用的“血液流变仪”，就是通过对“道”的通透性、外部阻力、道内血液的黏稠度等的测定，达到预防诊断心血管疾病之目的。

如果把这一思维方式推而广之，应用于自然界的其他事物中，特别是社会组织的活动中，同样是十分有效的。只要把所要分析研究的事物看成一个有机的整体，找到其中的“道”，通过“道”就能发现其中的问题及原因。

一般来讲，生命力旺盛、有前途和发展势头良好的事物，其“道”都是比较通畅良好的；形势恶劣、前途暗淡、困难重重的事物，其“道”要么是不完善的，要么是堵塞不通畅的，要么是中断的。所以，好也表现在“道”，差也表现在“道”，“道”不仅体现了生命的福疾，也体现了事物的兴衰。

比如，要判断一个企业优劣与否，只需了解其各个通道的运行情况，就可以做出初步的判断，“通道清晰畅通，事业兴旺发达；通道臃肿堵塞，企业举步维艰”。可以说，这个方法不仅快捷、简单，而且方便。用同样的方法也可以找出公司的症结所在，因为问题总会在某一通道的某一部分表现出来。症结找到后，再有针对性地加以改进和完善。这一方法行之有效，屡试不爽。

以上是对黄氏远祖最原始思想的体会和演绎。黄氏祖先说“道存之于天地人中”，“天地人”的概念实际上就是指自然界这个较大的、宏观的有机整体。既然“道”存在于“天地人”这个宏观有机的系统中，那么，“道”就可以适用于自然界中的任何事物。

总之，把“道”成功地应用于医学实践，并成功地应用于生命世界中的万事万物，这也是“圈论”创立“生命八字”

学说的真谛所在。

30

光为眼之魂，光随天地转。

温为寒热，温随四季变。

第六部分　论“光”“温”

“光”和“温”是生命世界的重要组成部分。

在“生命八字”中，“气”“光”“温”构成整个生命的外环境，它与内环境遥相呼应，共同为生命的产生和存在提供必需的生存基础。

“光”和“温”也是双刃剑，既赐福生命，又危害生命，是生命产生疾病的根源。

光

光随天地转，光随昼夜变，光存于天地，周而复始也。

——“圈论”第八十八

日光、星光、月光、地光、物光。光为眼之魂，光为神之主，无光神无主，有光神自存。

——“圈论”第八十九

温

温随天地转，温随四季变，温存于万物，各得其所也。

——“圈论”第九十

天有天温，地有地温，人有人温。温为寒热，寒守不行，热行不守。寒热循环，寒热交错，交点杀命。

——“圈论”第九十一

“圈论”认为，“光”和“温”随“天地”转变，昼夜交错，四季轮换，是“天”与“地”对生命世界最原始和最基本的支持。“光”和“温”对生命来说，多不得，少不得，它不但具有一定的范围，而且具有一定的规律，其范围和规律对生命有着重大影响，既有好的一面，也有坏的一面。因此，必须遵循其规律，灵活地掌握应用，才能趋利避害，造福于生命世界。

最简单的例子就是常见的火。火和太阳一样，既能产生光也能产生温。人类离不开它，但又必须小心谨慎地应用它。火太大，光太强，温太高，就可能把一切毁灭，烧光烧焦，变成灰；火太小，光太弱，温太低也不行，水烧不开，食物煮不熟，更谈不上御寒取暖，生命就很难存活。

由此可见，“光”和“温”对生命的重要性及其在“生命八字”中的地位和作用。

当然，“光”和“温”对生命的影响和作用，远远不止这些，还可以作更深一步的探讨。

一、“光”为眼之魂

今天看来，“光为眼之魂”无疑是十分正确的。但要清楚地讲明这一认识的正确性，首先必须了解现代科学对光的基本认识。

现代科学认为，地球上的光主要来源于太阳辐射，可分为可见光与不可见光，人的眼睛能够看见的光为可见光，看不见但能够感觉到它的存在的光为不可见光。

人们通过眼睛看到的五彩缤纷的社会，绚丽多彩的大自然，五颜六色的事物，都是光在眼睛中的直接感受。在可见部分中，不同的波长会产生不同的光觉。通常所说的可见光的波长是 4000 ～ 7600 埃，当这个范围的光线全部存在时，人的眼睛感受为白光，当不同区间的光线单独存在时，所产生的就是不同色觉的光。

根据测定：

波长 4000 ～ 4300 埃的光为紫色；

波长 4300 ～ 4900 埃的光为蓝色；

波长 4900 ～ 5700 埃的光为绿色；

波长 5700 ～ 6000 埃的光为黄色；

波长 6000 ～ 6300 埃的光为橙色；

波长 6300 ～ 7600 埃的光为红色。

波长（注：一埃等于一万万分之一厘米）。

当我们看见一张纸为白色时，就是光线照射到纸上，反射到我们的眼睛中，其光的波长涵盖 4000 ～ 7600 埃范围内的全部，所以我们眼睛的色觉即确定它为白色。同样的道理，当我们看见某树上开的花为红色时，就可以肯定光线照射在花上反射到我们眼睛中的光的波长应该是在 6300 ～ 7600 埃的范围。可见，物体的五颜六色实际上是各种物体对光反射情况的不同，也就是各种物体能够反射的波长这个“数”的不同，所以呈现在人们眼睛中是各种不同的色彩。如果物体对光的反射不存在差异性，就不会存在五彩缤纷的事物，就好像在没有光的情况下一切都是同色、黑暗的一样。所以，“光”的存在是眼睛存在的前提，或者说眼睛是为“光”的存在而设置的。没有“光”，也就没有眼睛存在的必要，这也充分说明了“光为眼之魂”的正确性。

二、“光”为神之主

“光为神之主”也是“圈论”对“光”的一个重要认识。前面已经讲述过“神”在“生命八字”中的重要地位。“神”的产生、进化和发展，取决于人类对五彩缤纷的自然界的认识，而认识的重要工具和环节就是眼睛，眼睛能够发挥特有功能和作用的前提则是“光”。没有“光”，眼睛看不见事物，难以区别事物的形态和颜色，会对人的精神意识的发展起到致命的抑制作用，就不可能产生美丑好坏的感觉和喜怒哀乐的情绪，空间和时间几乎丧失一切作用，甚至人的生理机能也会发生灾难性的剧变。如此看来，“光为神之主”蕴含着十分深厚的理念。

人的精神与情绪的变化是密切相关的，而“光”的变化会对人的情绪产生极其重要的影响。现代科学实验表明，“光”对人的神经系统有着重要的作用，首先表现在人体的生物钟上。在现在的世界上，“光”的节律是24个小时，昼夜交替，周而复始。而在人体中，经过测试，体内物质代谢、脉搏、血压、体温、睡眠、大脑休息及清醒等变化，与“光”的变化有着惊人的相同节律，太阳光像个指挥员，“有光而作，无光而息”。人体内的生物钟很可能是由能够接收光线的某个部位的神经所构造的，能够接收“光”的神经系统，既能接收可见光，也能接收不可见光，并能根据光量确定时间，调整机体内各生理机能的状态及运转规律。

此外，“光”还能影响人的情绪。比如，白色光使人感到轻松，黑色光使人感到沉重，红色光使人感到兴奋，绿色光使人感到镇静，黄色光使人感到舒服。

当然，“光”对人的机体也有着重要作用，俄罗斯著名生物学家弗拉基米尔·沃尔科夫教授的研究结果证实了这一点。他认为：“人的长寿完全可以做到，关键在于同太阳光的协调。怎么才能做到这一点呢？这就要通过食物。因为人像向日葵，一辈子都离不开阳光，而一年四季都有自己相应的光谱射线。”沃尔科夫教授把一年里这种光谱成分中对人体健康起主导作用的光的交替称为地球生物钟。

沃尔科夫教授认为：

冬季应吃“蓝光”，在冬季和冬春季节转换期（11 月 15 日—2 月 15 日），冬季光谱射线为浅蓝色光和伽马射线，季节转换期为蓝色光和 X 射线。这段时间人体血液中尤其不能缺少蓝色色素，应吃与之相对应的食物，如小虾、鱿鱼、动物肝脏、黄瓜等，忌吃吸收红光和红外线的食品，如巧克力、蛋糕等用面粉和糖制成的淀粉类食品。

春季应吃“紫光”，在春季和春夏季节转换期（2 月 15 日—5 月 15 日），紫外线和紫色光为春季主要的光谱射线，季节转换期紫红色光占主导地位。应多吃紫色的食物，如甜菜、水萝卜等，不宜吃含油脂、动物蛋白这类吸收黄色光和低频射线物质较多的食品。

夏季应吃“红光”，在夏季和夏秋季节转换期（5 月 15 日—8 月 15 日），夏季光谱射线为红色光和红外线，季节转换期为橙黄色光。夏天的食物讲究酸甜苦，最好吃红色、橙黄色的，如草莓、苹果、橙子等，不宜吃富含碳水化合物的食品。

秋季应吃“绿光”，在秋季和秋冬季节转换期（8 月 15

日—11 月 15 日），秋季光谱射线为黄色光和低频射线，季节转换期为绿色光和超短射线。应以吃西红柿、柑橘、茄子等略带苦味和酸味的食物为主，尽量不吃动物蛋白。

三、“不可见光”对人体的影响

对于太阳光照辐射的不可见部分，科学家把它们分为三个部分。

第一部分为紫外线，其波长在 2000 ～ 4000 埃之间；

第二部分为红外线，其波长在 7600 ～ 30000 埃之间；

第三部分为其他未定义、未发现的辐射光。

这三部分光中，紫外线和红外线对生命的影响最大。

在第二届哥本哈根国际光学代表大会上，科学家们又把紫外线分为三个区域，并明确指出各个区域对人体产生的影响。

波长在 2000 ～ 2750 埃的紫外线，对机体有强烈的生物反应作用，并具有强大的杀菌能力，但是这部分太阳辐射光被大气层吸收和反射了，不能到达地球，只能人工制造。

波长在 2750 ～ 3200 埃的紫外线，对人体的皮肤及皮下细胞组织会产生巨大的光化合作用。这个波长范围内的紫外线光照射在人体上，可提高机体对细菌的抵抗力，但过度的照射会使皮肤红肿，使人产生烧伤、烫伤的感觉。这个波长范围内的紫外线对人体的照射，能使皮下组织中产生一定量的维生素 D，具有预防佝偻病和骨质疏松症的作用。过去，人们只知道春、冬两季要多晒太阳，但并不知道其中的奥妙。现在通过科学实验知道，佝偻病和骨质疏松症之所以多发于老人和儿童，是体内缺乏维生素 D 造成的，但人体内光有维生素 D 而缺乏紫外线的照射，仍然不能抑制佝偻病和骨质疏松症的发生与发展。因此，接受太阳光的照射对人而言不可或缺，特别是在春、冬两季太阳辐射的紫外线最少，老人、孩子多晒太阳，就显得尤为重要了。

波长在 3200 ～ 4000 埃的紫外线，能增强人体的氧化功能，促进人体细胞的新陈代谢。但人体皮肤细胞中的黑色素在这个波长范围内的紫外线照射下，因氧化作用又会造成皮肤发生色素沉淀，转变成黑色，这也是人被晒黑了的原因。

红外线可分为短波红外线和长波红外线。短波红外线波长为 7600 ～ 15000 埃，长波红外线波长为 15000 ～ 30000 埃。短波红外线主要作用于机体的深层细胞，长波红外线主要作用于机体的表层细胞。红外线对于机体的主要作用是产生强烈的热效应。机体在红外线的照射下，温度会升高，血管会扩张，新陈代谢会加快，细胞组织会增生，生物转化功能会加速，这在中医中，通常称之为“气化”。

从以上内容可以看出，有的“光”虽然不能为人的眼睛所看见，但它的确是客观存在的，并作用于整个生命世界，包括一切植物、动物，当然也包括人类自己。生命世界几乎所有的一切都受益于太阳光的存在，并能感觉到光的存在，甚至包括对一切不可见光存在的感觉。

通过对不可见光的认识，可以得到这样的启示，自然界所有的物质都是能够发光的，当然包括人体自己，只不过人体发光的强度和波长受自身能量的局限，不能为人的眼睛所发现，但这并不能否定其存在的客观性。人体所能发出的光包括前面所讲的人体周围自身的“体气场”，随着现代科技的发展，完全能够通过仪器及设备证实其存在，并捕捉到它，再进一步通过“光”和“体气场”的变化监测机体的健康状况，服务人类的健康。

四、“温”为寒热之度

在“生命八字”中，“温”作为生命存在必备的条件之一，排在了八字之末，这并不意味着“温”不重要。“温”和“光”一起，在生命的内、外环境中构成了不可分离的统一体。

从前面对“光”的认识中可以看出，在生命世界的外环境中，“光”和“温”主要是以“光”的形式存在着，而温度取决于太阳辐射，太阳辐射到达地球表面的红外线和紫外线越多，温度就越高；反之，温度就越低。这就形成了明显的四季交替和寒热轮转，也就是“圈论”中所指出的“光随天地转，温随四季变”。可见，外环境中的“温”受制于“光”的强弱，是和光线统一的。那生命机体中的“温”又是怎样产生的呢？同样是由“光”和机体内相当于“光”的物质所产生的，这种物质存在于血液中，并同“光”有着极为密切的相关性和同一性。

“生命八字”中把“温”列为生命存在的必备条件之一，并强调“温为寒热，寒热交错，交点杀命”。说明了内、外环境的“温”对生命的重要性。在“生命八字”中，“温”指现今的温度，寒热则作为温的量化指标，用摄氏温度和华氏温度来衡量。

就生命机体的外环境而言，“温”通常表现为气温的高低，而气温的高低，对生命同样起着至关重要的作用。

（一）人接受气温的极限

在太高或者太低的温度下，人和动物乃至植物都无法存活。人和动物对气温更为敏感。比如，人在 20℃左右的气温下生活就感到舒适，而在零下 40℃以下的气温里或者零上 40℃以上的气温里生存就感到难受。如果气温在 50℃以上，人恐怕就很难生存了。

（二）气温对人体生理的影响

就人的精神情绪而言，气温适度时，人会感到心情舒畅；气温高时，人会感到烦躁不安；气温过低时，人会感到心情沉重，神情沮丧。就人体的新陈代谢而言，当气温过低时，人体皮肤与毛细血管都以收缩为主，血液流动趋缓，进而使新陈代谢的速度减慢；当气温升高时，人体需要靠出汗来散热，因此皮肤及毛细血管疏张，血液流动加快，致使机体的新陈代谢也同时加快。这个过程体现了“气”“血”运行的作用。气温可影响到人的消化系统功能、内分泌功能和肾上腺功能等。

总而言之，气温无论对人体的精神或生理的影响都是十分强烈的，在不同气候条件下生存的人或动植物，所受的影响各不相同。比如，南方人和北方人相比，心理和体力就有着明显的差异，在高寒山区生活的人与平原上生活的人相比，也会截然不同。气温对生命的影响是显而易见的。

就生命的内环境而言，“温”即体温的高低，也就是机体内的寒热。现代医学认为，人体的正常温度为 36.4℃～ 36.8℃，超出这个范围就说明机体有病灶产生，黄氏祖先又把产生病灶的原因视为“寒热交错”的结果。

所以，我们认为：“每一个人都有温度，都存在寒热，生命的过程就是寒热在体内不断斗争的过程，是寒、热两种力量消长盛衰的过程。它们有时势均力敌，彼此相持不下；有时寒盛热衰，有时热盛寒衰，有时热寒两旺，有时热寒两衰，总是不停地运动斗争着。而对这种斗争起到推波助澜作用的，是外环境的‘光’和‘温’。气温高可助长体内热的力量，气温低可助长体内寒的力量。当然，这样的作用有好有坏，要根据具体情况进行分析。”

第24章

图环命理图是生命世界天机
揭示个体生命运行轨迹规律

天圆地方命中央，九点八步一曲线。

四步阳光正当头，八步命理一循环。

第四卷　图环命理图

“圈论”从天人合一的整体论和生命观出发，力图勾画出人类生命的生理和命理的规律，揭示生命机体奇妙的生物节律，为人体科学的研究提供具有实用性和可操作性的思维方法，为进一步探索生命科学开辟一个全新的视角。

31

命理秘图，生命洛书。

第一部分 命理秘图

“图环命理图”是黄氏祖先传下的命理秘图，可以说是生命世界的天机。

在研究考证中我们惊奇地发现，“图环命理图”简直就是“生命洛书”。对“图环命理图”的破译，就是对生命密码的破译，也是对个体生命运行轨迹与固有规律的一种揭示。

一、图环命理图及其演绎

“图环命理图”中隐藏了人体生命的状态点、生理周期和生命关节点，显现了生命线与天地、阴阳、《易经》64 卦、天之数、地之数、“大衍之数”等的密切联系。

“图环命理图”由以下“圈论”的原理演绎绘制而成：

天圆地方命中央，九点八步一曲线。四步阳光正当顶，八步命理一循环。

——“圈论”第九十二

始步人生一十四,二步人生二十八,三步人生四十二,四步人生五十六,五步人生七十整，六步人生八十四,七步人生九十八,八步人生一一二。

——“圈论”第九十三

从上述口诀中可以看出，“圈论”始祖认为，人的一生可分为八步循环，其“命理数”以十四之数为周期，形成九点八步，运行于四方。运行到第四步为一个中循环圈，其数为五十六。五十六之数是人类个体生命的“数理”转折点，故称“四步阳光正当顶”。与此对称，一百一十二之数即为人“命理数”的一个大循环圈，也就是“八步命理一循环”。

始步人生一十四 =14　生命命理周期数

四步阳光正当顶 =56　生命命理转折数

八步命理一循环 =112 生命命理大循环数

可形象地表示如下：

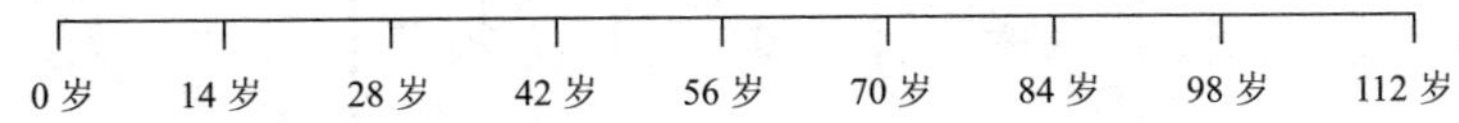

第一步，0 ～ 14 岁；第二步，14 ～ 28 岁；

第三步，28 ～ 42 岁；第四步，42 ～ 56 岁；

第五步，56 ～ 70 岁；第六步，70 ～ 84 岁；

第七步，84 ～ 98 岁；第八步，98 ～ 112 岁。

把以上八步九点按九宫太乙的方式排列起来，再把各个点用线连接起来，就形成了个体生命八步走向图（见图 24-1）。

由于个体生命存在于“天、地”之间，并依存于“天、地”，生命线必然置身于“天、地”之中，故有“天圆地方，命在中央”之论。这里，“圆”代表“天”，“方”代表“地”，空白处代表“空”，为天地之间，连线为“生命线”。这样就形成了黄氏祖先秘传下来的“命理走势图”，称之为“图环命理图”原始图（见图 24-2）。

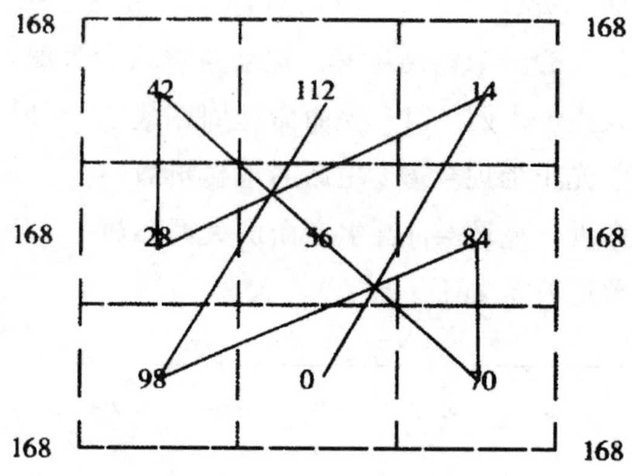

图 24-1　生命八步走向图

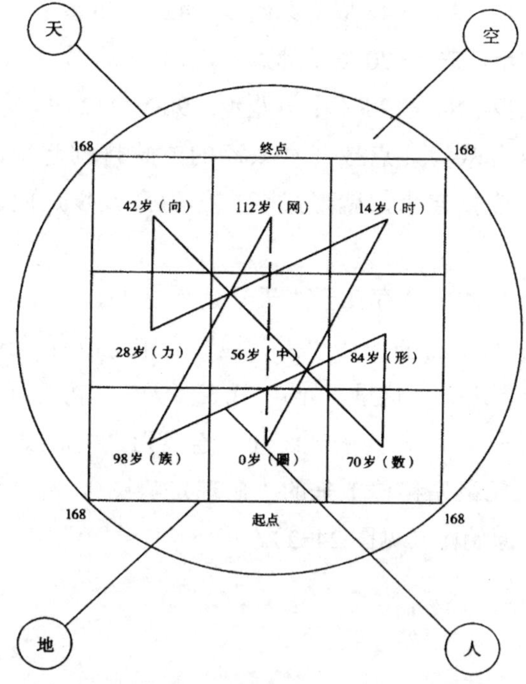

图 24-2　图环命理图之一（原始图）

对“命理走势图”的破译也是在偶然之中发现的，其基本思路是：先打开，再组合。“黄家医圈”传人根据“图环命理图之一”的走势图按其顺序平面展开，就产生了“图环命理图之二”（见图 24-3），再将“图环命理图之二”从中间对折起来，就得到“图环命理图之三”（见图 24-4），这纯粹就是一张活生生的“人体形意图”！

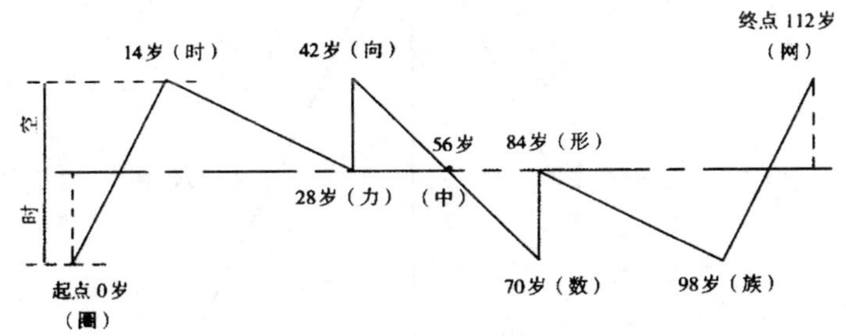

图 24-3 图环命理图之二（伸展图）

我们将相关的数字标上，就会发现这些数字都是人体生命的“转折点”和“关节点”，而这些“转折点”和“关节点”暗示着人体生命趋势的某种变化和客观规律。大量的实践证明，“图环命理图”对认识人体的生长周期和运行规律有着普遍的指导意义。

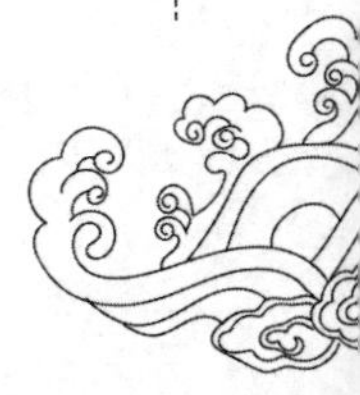

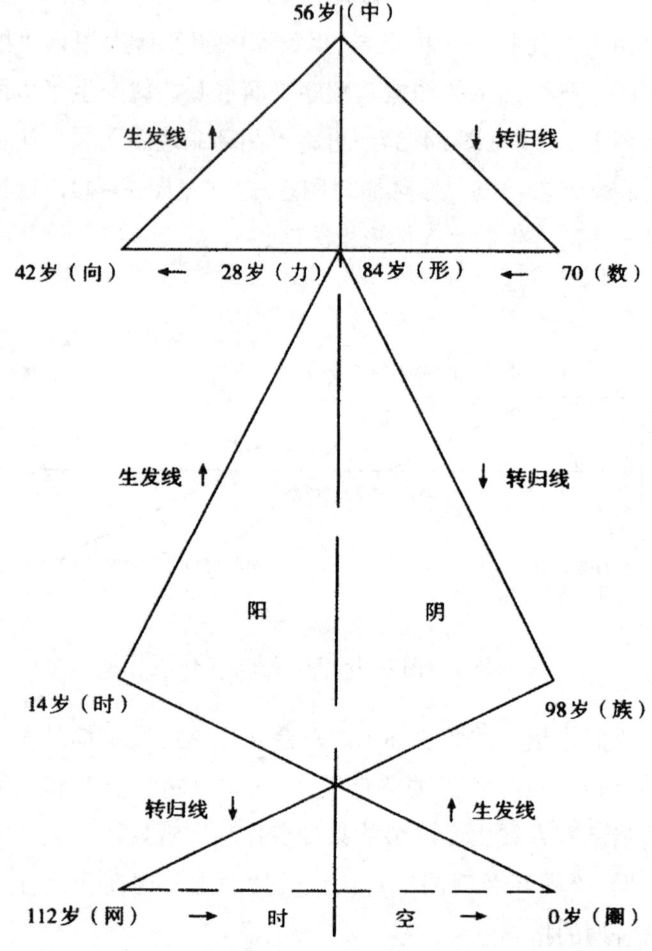

图 24-4 图环命理图之三（立体图）

二、图环命理图与“天地八字”

“天地八字”——“圈、网、族、形、数、向、力、时”，是“圈论”的宇宙认识论。按照中国传统的哲学理念，“天地为一大宇宙，人体为一小宇宙，天人合一”。“圈论”把“天地八字”融入“图环命理图”，发现“天地八字”中的每一个字正好代表人生各个时期的生存状态（见图 24-4）。

圈：为 0 岁，代表人的孕育、产生时期，“圈”隐含着“全向”“混沌”之意，即什么都有，什么都没有。

时：为 14 岁，意味着这一时期的人已懂得“时”的概念，如时空、时间、时运，等等。

力：为 28 岁，意味着这一时期的人具备了“力”，如能力、力量、气力，等等。

向：为 42 岁，意味着这一时期的人已能够把握自己、把握全局、把握发展，能够选择生活的方向、事业的方向，此说与孔子的“四十而不惑”有异曲同工之妙。

中：为 56 岁，意味着这一时期的人已到达了人生的转折点，人的生理、心理从此开始发生重大的变化。

数：为 70 岁，意味着这一时期的人已经能做到“心中有数”（“从心所欲不逾矩”）。

形：为 84 岁，意味着这一时期的人已经留下了“形”，包括无形和有形，如留在社会中的形象，留下的思想、物质，以及个人形态的变化等。

族：为 98 岁，意味着这一时期的人，其子孙已经形成了一个大的家族。

网：为 112 岁，意味着这一时期的人已形成了一个巨大的社会网，融入了整个社会，受到人世间的尊敬。

不难看出，“圈论”的“天地八字”和“图环命理图”浑然一体，是“圈论”诠释生命周期的重要哲学思想。

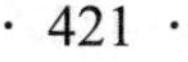

三、图环命理图与人生生理周期

图 24-4 显示，在生命的全过程中，14 岁、28 岁、42 岁、56 岁、70 岁、84 岁、98 岁、112 岁皆是人生的质变岁数，此类岁数标示着人生生命的质变点。

纵观全图，可以发现，56 岁是人生一个重大转折点，它象征着人生的最顶峰。

在 56 岁之前，人发展的大趋势是向好、向上的，生命线的运行方向总处于螺旋式的上升状态，无论是智力发育（神）、身体发育（物）、性的发育都如此，我们把它称之为“生发线”。

56 岁以后，大趋势是向下的，生命线的运行方向开始调头，再也恢复不了向上运行的趋势，预示着生命周期从此进入了衰退萎缩阶段，并趋向死亡，趋向生命的终结，因此，被称之为“转归线”。

值得注意的是，这个总体趋势是客观的，具有先天的内在因素，不以人的主观意志为转移。

从图 24-3 中我们还发现“生命线”有 5 次到达中线点，这一发现在生命的自然规律研究上很有意义。

第一次到达中线点的年龄是 7 岁，这意味着人可以独立生活，能够参与社会活动。按现代观念划分，就是脱离了婴幼儿时期，进入了童年期。

第二次到达中线点的年龄是 28 岁，这意味着人已完全成熟。按现代观念划分，就是进入了青壮年时期。

第三次到达中线点的年龄是 56 岁，这意味着人体生理已到顶峰，之后生理机能开始衰萎，进入“转归线”。按现代观念划分，就是进入了中年期。

第四次到达中线点的年龄是 84 岁，这意味着人已衰老。按现代观念划分，就是进入了老年期。

第五次到达中线点的年龄是 105 岁，这意味着生命即将完结。按现代观念划分，就是进入了垂暮期。

通过研究，我们还发现人生每迈进一步，其心理境界或心理状态都随之发生根本性的变化，都会提升到一个新的心理层次。我们用“事业成就波动图”做一形象的演示（见图 24-5）。

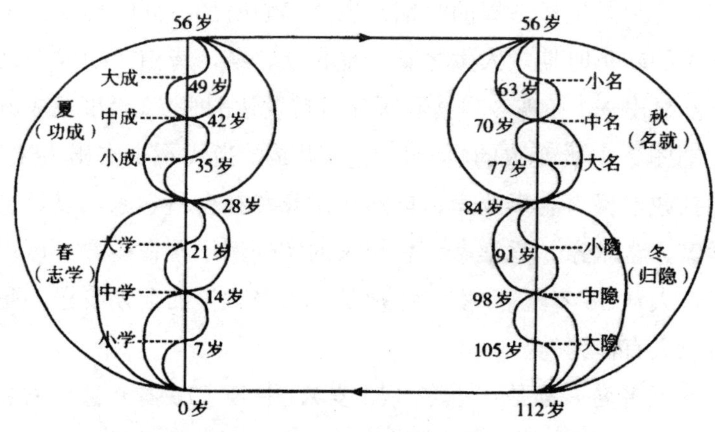

图 24-5　事业成就波动图

“事业成就波动图”将人生分成春、夏、秋、冬四大阶段：

“春”是“志学”阶段，又可细分为小学（以 7 岁为中心）、中学（以 14 岁为中心）、大学（以 21 岁为中心）3 个区域，居其中者是“14 岁而志于学”。

“夏”是“功成”阶段，又可细分为小成（以 35 岁为中心）、中成（以 42 岁为中心）、大成（以 49 岁为中心）3 个区域，居其中者是“42 岁而不惑”。

“秋”是“名就”阶段，又可细分为小名（以 63 岁为中心）、中名（以 70 岁为中心）、大名（以 77 岁为中心）3 个区域，居其中者是“七十从心所欲不逾矩”。

“冬”是“归隐”阶段，又可细分为小隐（以 91 岁为中心）、中隐（以 98 岁为中心）、大隐（以 105 岁为中心）3 个区域，居其中者是“九十八隐居不出”。

春夏之交是 28 岁，为“而立之年”，秋冬之交是 84 岁，为“归隐”之年；春夏与秋冬之交是 56 岁，为“功成”之年，这是人生最辉煌的时期，也是巅峰时期，同时也是上下交替的转折时期。人生之春、夏、秋、冬，皆由“功成”之年凸显出来！在现今科技和医疗日益发达的时代，“事业成就波动图”中质变数的科学性更为明显。当代不少杰出人士，包括政治家、企事业家、自然科学家和社会科学家，以及文学家、艺术家、哲学家、思想家的实证例子不在少数。可以说，人从 56 岁至 84 岁，特别是在“名就”的前期阶段，是可以大有作为的。

很多名人都是在小名（63 岁）、中名（70 岁）甚至大名（77 岁）时期开始功成名就的。

我们还发现整个生命过程可分为十大阶段，而每一阶段又有规律可循。

图 24-4 以“中”为界，把“生发线”定为“阳区”，“转归线”定为“阴区”，“黄家医圈”传人经过大量的研究发现，生命线运行在不同的区间，存在着不同的规律，其规律如下：

自然事物

在阳区，阳少好，阴多好；

在阴区，阴少好，阳多好。

根据这个原则，我们对生命过程的十大阶段做出如下分析。

（一）0 ～ 7 岁

从图 24-4 中可看出，“生发线”运行在“阴区”，并到达人生的第一个中点，此区间“阴”逐渐减少。根据“在阴区，阴少好，阳多好”的原则，此区间对人的生长发育极为有利。

在智力的生长发育方面，智力为精神范畴，其性质属“阳”。在图 24-4 中，“生发线”呈 30° 逐渐趋向“阳区”，故此区间对智力的生长发育越来越好，先慢后快，呈上升趋势。

在身体的生长发育方面，身体为物质范畴，其性质属“阴”。“生发线”背离“阴区”，意味着身体的生长发育呈逐渐减弱之势。所以，在此区间，智力的生长发育是先慢后快，而身体的生长发育则是先快后慢。

就男女而言，男属阳，女属阴，“生发线”趋向“阳区”，暗喻着对男性更有利。所以，此区间男性的生长发育相对于女性更好。

（二）7 ～ 14 岁

从图 24-4 中可以看出，“生发线”运行在“阳区”，呈 30° 倾斜向上，“阳”逐渐增多。根据“在阳区，阳少好，阴多好”的法则，此区间相对于第一阶段，人的生长发育整体减缓，不利因素增多。

在智力的生长发育方面，从图 24-4 中可看出，“生发线”继续呈 30° 趋向“阳区”，说明智力的生长发育继续趋好，呈上升趋势。

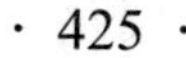

在身体的生长发育方面，“生发线”继续背离“阴区”。说明此区间身体的生长发育继续呈减缓趋势。

就男女而言，生命线趋向“阳区”，暗喻着对男性有利，对女性不利。所以，此区间男性的总体状态相对于女性更好。

（三）14～28岁

从图24-4中可以看出，“生发线”运行在“阳区”，呈60°倾斜向上，并到达人生的第二个中点，此区间“阳”逐渐减少，从总体上讲对人的生长发育最好，是生长发育的黄金时期。

在智力的生长发育方面，从图24-4中可以看出，“生发线”呈60°逐渐趋向“阴区”，意味着此区间智力发育呈递减状态。换言之，即智力增长的速度呈递减状态，并逐渐趋于成熟。

在身体的生长发育方面，“生发线”指向“阴区”，说明此区间对身体的生长发育极为有利，是人身体生长发育的最佳时期。

就男女而言，“生发线”趋向“阴区”，暗喻着对女性有利，对男性不利。所以，此区间女性的总体状态相对于男性更好。

（四）28～42岁

从图24-4中可以看出，“生发线”运行在“阳区”，呈180°背离“中线”和“阴区”向“阳区”运行，“阳”逐渐增多。在总体上，此区间人的各方面生长发育趋于缓慢。

在智力的生长发育方面，“生发线”在“阳区”呈180°由“阳区”向外辐射，意味着此区间对智力的生长发育有利。所以，此区间是智力发挥的最佳时期。

在身体的生长发育方面，从“生发线”的指向可看出它是背离“阴区”（身体）一边的。所以，此区间身体的生长发育速度呈稳定状态，趋于饱和。

就男女而言，从“生发线”趋向“阳区”，暗喻着对男性有利，并呈垂直上升趋势；相对于女性则不利，呈垂直下降趋势。所以，此区间男性的总体状态相对于女性要好。

（五）42～56岁

从图24-4中可以看出，“生发线”运行在“阳区”，呈45°倾斜向上，并到达人生的第三个中点，“阳”逐渐减少。从总体上讲，此区间对人的各方面都有利，是人生最后一个好的时段。

在智力的生长发育方面，生命线呈45°趋向“阴区”，意味着此区间智力的生长发育速度逐渐减缓。

在身体的生长发育方面，“生发线”趋向于“阴区”，所以此区间对身体的生长发育极为有利，人往往在这一时期会发胖。这一时期也是人身体状态的最后辉煌期。

就男女而言，“生发线”趋向“阴区”，暗喻着对女性有利，相对于男性则不利。所以，此区间女性的总体状态相对于男性要好，这也是女性在这一时期比男性更容易发胖的原因。

（六）56～70岁

“转归线”运行在“阴区”，呈45°倾斜下滑，“阴”逐渐增多。“在阴区，阴少好，阳多好”，所以，从总体上讲，此区间对人各方面都不利，再加上进入56岁以后是一个由上至下的大转折，生命从此进入衰退的第一个阶段，必然危及整体生命。

在智力的衰退方面，“转归线”呈45°，趋向“阴区”，

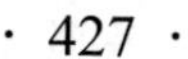

所以，此区间智力的衰退较快，精神状态滑坡。

在身体的衰老方面，“转归线”趋向“阴区”，身体的衰老相对于智力和精神的衰退较缓慢。但正值生命转折点的第一个区间，因此要十分注重保健，方可平安渡过关节点。

就男女而言，“转归线”趋向“阴区”，暗喻着对女性有利，相对于男性则不利。所以，此区间女性的总体状态相对于男性要好。

（七）70～84岁

“转归线”仍然运行在“阴区”，从70岁处呈180°指向“中线”，到达人生的第四个中点，“阴”直线减少。“在阴区，阴少好，阳多好”，所以，从总体上讲，此区间是生命开始衰退以来的一次反弹，对生命过程有利。

在智力的衰退方面，“转归线”垂直趋向“阴区”，所以，此区间对智力、精神有利，人往往可利用此段有利时机总结人生，教育子孙，荫庇后世。

在身体的衰老方面，“转归线”直指“阳区”，意味着此区间对身体不利，身体的衰老呈直线下滑状态。越靠近中点，惯性越大，衰退就越快。

就男女而言，“转归线”趋向“阳区”，暗喻着对男性有利，相对于女性则不利。所以，此区间男性的总体状态相对于女性要好（生病与死亡率男低女高）。

（八）84～98岁

“转归线”仍运行在“阴区”，从中点处呈60°快速下滑，“阴”快速增多，所以，从总体上讲，此区间对生命十分不利。

在智力的衰退方面，“转归线”快速趋向“阴区”，所以，此区间对智力、精神不利，智力、精神的衰退呈快速下降趋势。

在身体的衰老方面，“转归线”趋向“阴区”，所以，此区间身体的衰老相对于智力、精神的衰老较缓。

就男女而言，“转归线”趋向“阴区”，暗喻着对女性有利，相对于男性则不利。所以，此区间女性的总体状态相对于男性要好（生病与死亡率女低男高）。

（九）98 ～ 105 岁

“转归线”仍运行在“阴区”，呈 30° 缓慢下滑，到达人生的第五个中点，也是最后一个中点，“阴”逐渐减少。所以，从总体上讲，此区间对生命相对有利。

在智力的衰退方面，“转归线”趋向“阳区”方向，所以，此区间对智力、精神有利，智力、精神的衰退趋缓。

在身体的衰老方面，“转归线”趋向“阳区”，所以，此区间对身体十分不利。

就男女而言，“转归线”趋向“阳区”，暗喻着对男性有利，相对于女性则不利。所以，此区间男性的总体状态相对于女性要好，故而，百岁女性比较少见。

（十）105 ～ 112 岁

“转归线”经过人生的第五个中点，再次进入“阳区”，呈 30° 的倾角，向生命的最后终点 112 岁迈进，此区间“阳”不断增加。从总体上讲，此区间对生命十分不利，智力、身体状态极差。生命经过第五个中点后已进入升天时段，此区间是生命的尾声，是生命完结的最后阶段，因此，很少有人能够逾越，能活完此区间的人十分罕见。

在智力的衰退方面，“转归线”趋向“阳区”，所以，此

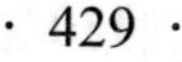

区间对智力、精神有利，智力、精神的衰退继续趋缓。

在身体的衰老方面，“转归线”趋向“阳区”，所以，此区间对身体不利。

就男女而言，“转归线”趋向“阳区”，暗喻着对男性有利，相对于女性则不利，所以，此区间男性的总体状态相对于女性要好，能在此区间存活的大都为男性老人。

性的发育：

性”为“命源”，“性”为“中”。从图 24-4 中可看出，中点有三个，起点 7 岁、顶点 28 岁、终点 56 岁。根据客观存在的人的生理特点，可得出如下结论：

7 岁，“性”在生理中开始萌动、发育。

28 岁，“性”发育成熟，处于最佳状态期。

56 岁，“性”的转折点。

最值得重视的是，“图环命理图”不仅具有人类的特殊性，而且具有整个生命世界的普遍性，其应用的关节点在于寻找生命的周期节律。找到周期节律，就能计算出整个生命的周期及其运行轨迹。当然，这些运动轨迹属于内环境、内在因素或先天因素，但同样受到外环境、外在因素、后天因素的影响，应用时，内、外环境及因素都必须加以考虑。

人类生命的运行轨迹见表 24-1。

表 24-1 人类生命的运行轨迹（供参考）

范围（岁）	性别	智力（神）		身体（物）		性
0～7	男	AAA	AAA＋	AAA	AAA＋	AA
	女		AAA－		AAA－	
7～14	男	AAAA	AAAA＋	AAAA	AAAA＋	AAA
	女		AAAA－		AAAA－	
14～28	男	AAAAA	AAAAA－	AAAAA	AAAAA－	AAAAA
	女		AAAAA＋		AAAAA＋	
28～42	男	AAAA	AAAA＋	AAAA	AAAA＋	BBB
	女		AAAA－		AAAA－	
42～56	男	AAA	AAA－	AAA	AAA－	BBBB
	女		AAA＋		AAA＋	
56～70	男	BBBB	BBBB＋	BBBB	BBBB＋	BBBBB
	女		BBBB－		BBBB－	
70～84	男	BBB	BBB－	BBB	BBB－	
	女		BBB＋		BBB＋	
84～98	男	BBBBB	BBBBB－	BBBBB	BBBBB＋	
	女		BBBBB＋		BBBBB－	
98~105	男	BBB	BBB－	BBB	BBB－	
	女		BBB＋		BBB＋	
105~112	男	BBBB	BBBB－	A	BBBB－	
	女		BBBB＋		BBBB＋	

说明：A 代表生长发育的等级层次，A 越多，说明发育过程的速度越快。

B 代表衰退萎缩的等级层次，B 越多，说明衰老过程的速度越快。

32

五十大关，祸福相争！

第二部分　生命的五十大关

人生要闯五十大关，谁能预测祸福吉凶。

生命的运行轨迹和外环境有数个交叉点，它们被称为生命过程的外关节点。

生命的“内、外关节点”是生命先天的、客观的定数，关节点上祸福吉凶频繁，必须引起高度的警惕。

只要将图24-2略做变动（见图24-6），就可发现图中包含了巨大的信息量。在这些信息中，有些我们已经清楚了它的意思，有些还有待进一步的探索和研究。

如果我们把“生命线”运行所在的“网”视为生命的外环境，就会发现生命线和外环境有无数个交叉点，这些交叉点称为生命过程的“外关节点”。与此同时，“生命线”本身还具有2个自我交叉点，如果把它们视为生命过程的“内关节点”的话，那么，内、外两种“关节点”就可以统称为“生命关节点”。

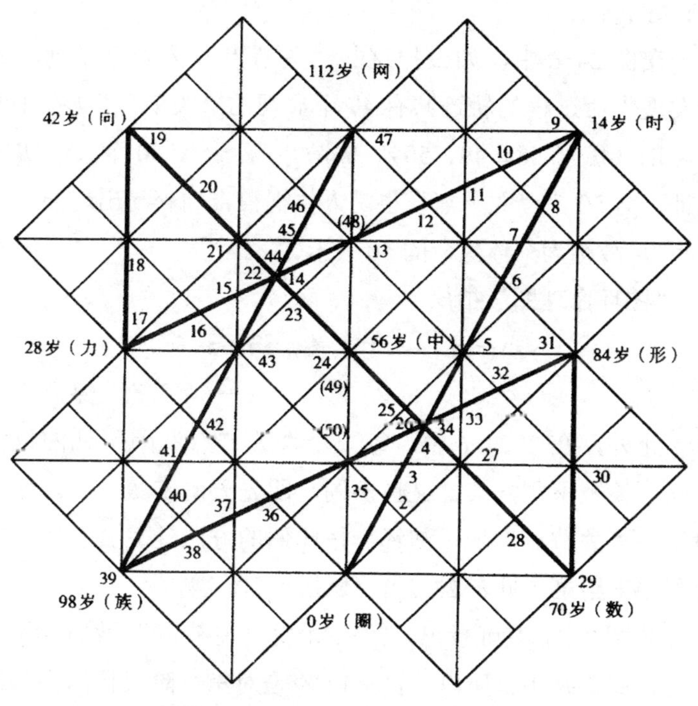

图 24-6 图环命理图之四（人生关节点）

说明：图中 4、14、22、26、34、44 这 6 个点为内关节点，其余 44 个为外关节点。

所谓“内关节点”，是指生命内部自我循环的重要关口，是人体生物节律和生理节律的关键时刻，生命的某些重要变化将在这一时刻发生。

所谓“外关节点”，是指外环境对生命的影响，生命运行到这一时刻，外环境对生命产生的影响要比普通时段大，对生命有利和不利的一些重要事件将在这一时刻发生和发展。

大量的研究表明，这些客观存在的因素，是生命先天的规律，因此，研究生命的“内、外关节点”对研究生命科学有较好的启示。

在图 24-6 中，如果把这些“关节点”按顺序排列，就会发现生命过程的轨迹共有 47 个显现的“关节点”，有 3 个隐藏的（编号 48、49、50）“关节点”，合计 50 个。经实例验证，这 50 个“关节点”也是人生祸福吉凶容易出现的“时空点”，故称为个体生命的 50 关卡。

“图环命理图”指出：

八步一生，五十大关，祸福相争。

——“圈论”第九十五

此外，在图 24-6 中，每一个“关节点”因所处的位置不同，长短不同，其含义也不同，即先天的定数不同。如果对这些“关节点”加以演绎，按比例的方法计算其长短，便得到如下结果（见表 24-2），线性图见图 24-7。

从图 24-7 中可看出，7 ～ 14 岁“关节点”增加，频率加大，周期减小。所以，7 ～ 14 岁是对第一阶段快速生长发育期的修正。

56 ～ 70 岁有四个关节点：第一个是 59.5 岁；第二个是 60.7 岁；第三个是 63 岁；第四个是 66.5 岁，关节频繁，来势凶猛，需要高度重视。

70 ～ 84 岁只有一个 77 岁的关节点，因此，人到这一岁数上，就要格外小心。

84 ～ 98 岁的关节点很多、很密，平均每两年就有一次，人的生命很难逾越这一阶段。

98 ～ 105 岁的关节点很多、很密，间隔周期年限极短，平均不到两年就有一个关节点，说明人即将进入升天的区间和时段，对身体十分不利。所以，古人说“山中难逢千年树，世上难遇百岁人”。

105 ～ 112 岁有三个关节点：第一个是 107.3 岁；第二个是 108.5 岁；第三个是 109.6 岁，平均间隔周期只有 1.2 岁，说明了生命逾越的困难。

表 24-2 人生关节点演绎

序号	关节点（岁）	间隔周期（年）	序号	关节点（岁）	间隔周期（年）
1	0		*26	60.7	1.2
2	2.4	2.4	27	63	2.3
3	3.5	1.1	28	66.5	3.5
*4	4.7	1.2	29	70	3.5
5	7	2.3	30	77	7
6	9.3	2.3	31	84	7
7	10.5	1.2	32	86.4	2.4
8	11.6	1.1	33	87.5	1.1
9	14	2.4	*34	88.7	1.2
10	16.4	2.4	35	91	2.3
11	17.5	1.1	36	93.3	2.3
12	18.7	1.2	37	94.5	1.2
13	21	2.3	38	95.6	1.1
*14	23.3	2.3	39	98	2.4
15	24.5	1.2	40	100.4	2.4
16	25.6	1.1	41	101.5	1.1
17	28	2.4	42	102.7	1.2
18	35	7	43	105	2.3
19	42	7	*44	107.3	2.3
20	45.5	3.5	45	108.5	1.2

续表

序号	关节点（岁）	间隔周期（年）	序号	关节点（岁）	间隔周期（年）
21	49	3.5	46	109.6	1.1
*22	51.3	2.3	47	112	2.4
23	52.5	1.2	48	隐藏	
24	56	3.5	49	隐藏（中）	
25	59.5	3.5	50	隐藏	

说明：* 代表内关节点，共 6 个，其他 44 个为外关节点。

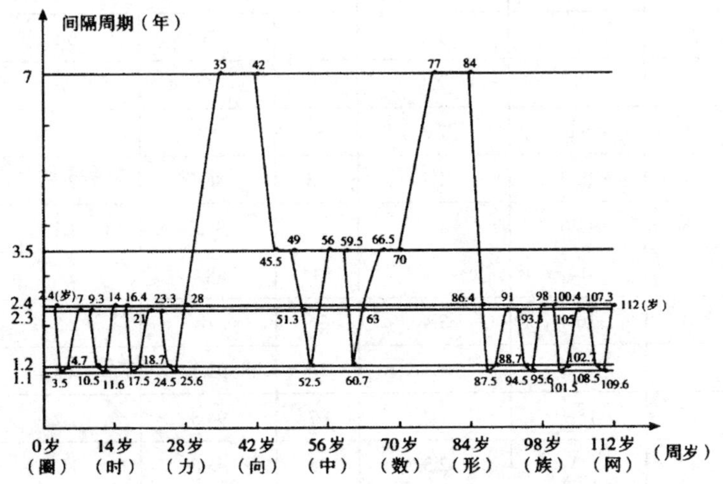

图 24-7　图环命理图之五（坐标图）

33

生有时，死有时，

杀有时，医有时。

第三部分　昼夜气血运行图

“黄家医圈”经过大量的实证和研究发现，在“图环命理图”中，暗藏着生命一昼夜气血的变化规律。

“气血运行图”对于认识生命规律和指导疾病的诊治，有着重要的参考价值。

一、生命过程的变化规律

把图 24-4 做如下标注和变动，便有一张“生命气血运行图”出现在我们面前（见图 24-8）：

从图 24-8 中可以看出，A 点和 B 点的连线是虚线，表示这段时间事物运行在反面，在内部，不属于显现部分。这也是“有阳必有阴”“有露必有隐”“有外必有内”的宇宙法则的体现。

A 点和 B 点连线与中线的交点为 O 点，O 点是事物的终点，同时也是事物的起点。B 点虽然表示事物已经终结并开始“转归”，但是这时的终结并不表示事物已经全部完结，还需要继续“九九归零，万物归中”的“转归”过程，因此，O 点既表示事物的全部结束，同时也是下一阶段的开始。

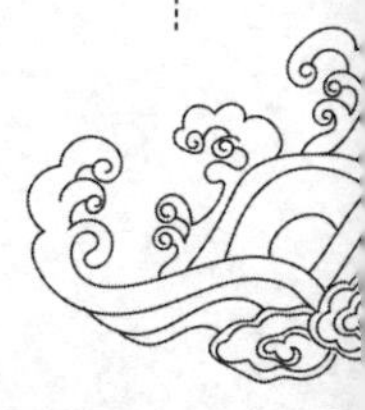

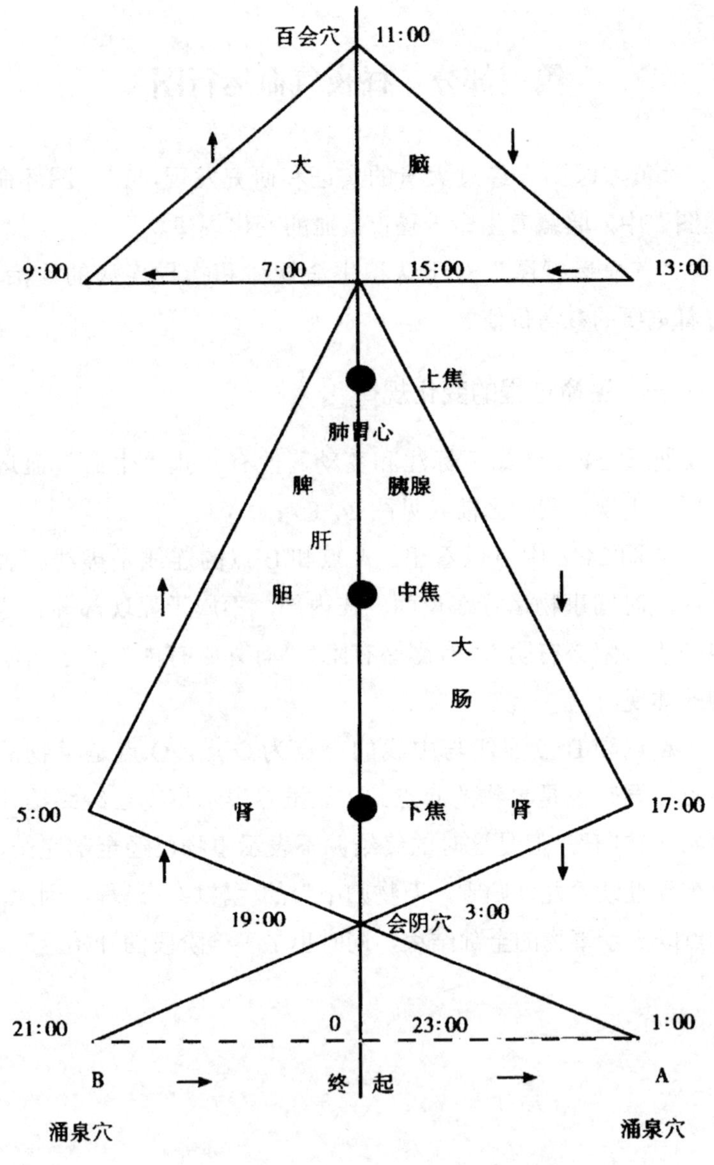

图 24-8　生命气血运行图

让我们对这一运行过程进行具体的分析：

23：00～1：00，表示“气血”开始蓄势，准备运行。此区间不是显现部分（用虚线表示），它以人类目前未能认识的形式存在着，属隐藏阶段。

1：00～3：00，表示“气血”被困住了，屈曲着，但是很快就会挣脱束缚，破壁而出，是黎明前的黑暗。从图中也可看出，事物很快从“阴区”进入“阳区”。

3：00～5：00，表示屈曲中的“气血”开始向上伸展。

5：00～7：00，表示“气血”充盈，欣欣向荣。

7：00～9：00，表示“气血”运行加速，血液循环快，气血通畅。

9：00～11：00，表示“气血”的活跃程度已到了极致。

11：00～13：00是“阴阳”交替的时段，表示“气血”活跃已过极盛之时，衰退开始萌生。

13：00～15：00，表示“气血”已完成一个循环的主要任务，活跃程度呈衰退状态。

15：00～17：00，表示“气血”循环的任务已告成，活跃程度逐渐减弱。

17：00～19：00，表示“气血”“老了”，开始收敛返回。

19：00～21：00，表示“气血”生气已灭，为下一次循环的开始做铺垫。

21：00～23：00，表示“气血”归“中”，已达到终点，是“气血”完成一个周期循环的总结。同第一时段一样，也属于隐藏阶段。

以上说明了“气血”在生命中一昼夜（24小时）的变化规律，具有普遍意义。其意义在于“气血”通过相应时段时，所对应的人体内五脏六腑的部分是受益的。

比如上午 7：00 ～ 11：00，“气血”运行在脑部，并呈上升趋势，说明这一时段对脑特别有利，适合学习和思考。

再比如，在人体的保健上黄氏祖先强调，人一定要睡好深夜 11 点到凌晨 3 点的觉。这段时间的觉，是非常养命的觉，睡好了这段时间的觉，其他时间睡不好也不算失眠。睡不好觉，是要损命的。将这一思想对照“图环气血运行图”，就会看出这一时段生命恰好运行在隐藏部分，是上一阶段“气血”结束“归中”和下一阶段“气血”孕育萌芽并生成发展的重要时段，可见其何等重要。

近年来，海内外一些科学家的研究成果也不断地印证了上述观点。

比如，图 24–8 表明，17：00 ～ 19：00，“气血”趋向于肾脏区域，是对肾、对性方面有利的时段。这一推论近来已为海外科学家所证实。意大利科学家对一天受孕概率的研究发现，如果想怀孕的话，最佳时间是下午 5 时到 7 时。科学家发现，无论是精子的数量还是质量，在一天中变化很大，而在下午稍后的这段时间会达到高峰，恰好此时女性也容易受孕。为了研究受孕的时间规律，意大利的卡尼亚奇博士和他的同事，邀请 50 多名男性参加试验，每人提供两份精液样本，一份在上午 7 时 30 分提取，一份在下午 5 时 30 分提取。试验发现，超过 75%的男子下午提取的精子数量特别集中，而且快速运动的比例也较大。卡尼亚奇表示，这是对精液每天变化的最原始的研究。卡尼亚奇又指出，科学研究早已发现荷尔蒙在影响妇女受孕上起着关键的作用，它使大多数妇女在下午 3 时到 7 时这段时间排卵。将这两项研究合二为一，可得知人类确实存在“幸福时刻”。这个“幸福时刻”，对于优生优育、诞生强智“神童”有着至关重要的作用。我国古代医学文献中的很多论述，同样支持这一新的结论。冯精志在《易侠》中有这样的描述：从早晨算起，五时肾不分泌，六时血压升高，七时免疫功能特别强，八时肝内的有毒物质全部排尽，九时痛感降低，十时处于最佳运动状态……十三时肝脏休息，十四时处于白天最低点，十五时味觉和嗅觉最敏感，十八时神经活性降低，二十时体重最重，二十二时白血球增加，凌晨一时进入易醒阶段，二时除肝之外大部分器官节律极慢，三时肌肉完全放松，四时血压最低，脑部的供血最少，不少人就是在这个时刻死亡的……这些看法，很有见地。

其实，人体的警觉性和抵抗病毒的能力等，都有周期性的变化，在一天不同的时间段对人体的功能影响不同，这一论点已经逐步为人们所接受，并在祖国传统医药学的诊断和治疗上发挥了重要的作用。比如，把脉一般选择在早上，有的药物在服用方法上需要注意“时空”的配合，原因就是强调“气血”对人体的影响。如“十枣汤”要平旦（早晨，太阳升到我们平视时眼睛的高度，也就是大约五点钟左右）服用，“六味地黄丸”“八味地黄丸”等补肾的药物，要在空腹时服用。药物的煎煮法也被人们注意到了，例如，葛根汤、麻黄汤里面的麻黄要先煎，除去上面的沫，再加入余药煎；葛根先煎，钩藤后下，薄荷、荆芥等也要后下。针灸的“子午流注”“灵龟八法”等治疗方法，都与“时辰”的“干支”有关，其实就是“时辰”的“阴阳”特性与“五行”有密切关系，本质就是“时辰”对人体“气血”的影响。有些病某天可以治，有些日子却不能；针灸就有“甲不治头，乙不治喉，丙不治肩，丁不治心，戊己日不治腹，庚不治腰，辛不治膝，壬不治胫，癸不治足”的说法。

事实上，每日 24 小时的“气血”变化，对于健康状况良好的人影响并不大，甚至没有感觉，但对于体弱多病者来说，感觉和影响却十分明显，比如咳嗽，每天夜晚的前半夜会特别厉害。另外，久病卧床者更能感受到白天和夜间身体的不同变化，各种病危的患者，都有一天中某一特定的时刻是最不容易躲过的。

对于“气血”在什么时候影响人体的什么部位，还有待进一步的探讨，对这一课题的研究，“生命气血运行图”是一个非常独特的开始，也许是一个非常重要的开始。

由此可见，“生命气血运行”的规律确实存在着，“生命气血运行图”具有科学性和合理性，颇有参考价值。

二、气血的升降规律及其应用

从图 24-4 和图 24-8 中可以看出，生命的运行轨迹存在着普遍的规律，也是能加以应用的规律。

从部位上划分，人体：左为阴，右为阳；前为阴，后为阳；下为阴，上为阳；内为阴，外为阳。从时间上划分：56 岁以前为阳，是上升阶段；56 岁以后为阴，是下降阶段。任何复杂的理论思维和方法手段，都是从简单到复杂，最后归于简单。遵循以上规律，治疗疾病的辨证思想和方法，其实就是一“升”一“降”，一“阴”一“阳”，以“中”为“平”。那么，治疗疾病就应该是“升”的病用“降”的方法治疗，“降”的病用“升”的手段调理。在用药上，阴类病用阳性药，阳类病则用阴性药。

比如，一个人受到了惊吓，进而在精神方面出现障碍，当然属于“阳”性的、“升”的疾病，其治疗思路就应该采取“阴”性的或“降”的方法，“泻”就成了治疗此病的手段之一。再比如一个人的肾脏有问题，肾属于五行中的“水”，属“阴”，属“降”，原则上应该采用“阳”性的、“升”的方法治疗，“补”应多于“泻”。

在时间方面，一般规律是：56岁以前尽量采用“降”的药物，而在56岁以后，则宜采用“升”的药物。例如饮酒，酒是阳性食物，有升的作用。人在56岁以前，处于上升时段，应尽量少饮酒，多饮容易伤身和乱性；而在56岁以后，处于下降时段，则可适量饮酒，利用其上升之性，有助于气血循环和精神愉快。

但要注意，不论“升”“降”，关键是“道”通（图中生命线的运行暗喻着“道”），“道”是“中”间环节。上升、下降的“道”不通，都会导致“瘀结”，进而产生疾病。因此，清“道”是治疗疾病的方法之一。清“道”的方法很多，如对体内垃圾的清理一般可采用“降”的方法，也就是“泻”的方法；对气血道的清理，一般采用“升”的方法，如“汗”法。

这些方法具有普遍的指导意义，具体情况还需具体分析。具体的用药是千变万化的，只要掌握大的原则，万变不离其宗，就能做到“心中有数”，收到“以不变应万变”的良好效果。

34

学会一种方法，改变一生命运！

第四部分　生命周期图

任何生命体都存在一个周而复始的生理循环周期。

人有三个不同的生理周期：

第一，物质（体力）周期23天；

第二，精神（智力）周期33天；

第三，性（生理）周期28天。

人的一个大循环周期为21252天，相当于58年零68天。

在论“时”中曾经论述过，任何生命体自身都存在一个周而复始的循环周期。人有三个不同的生理循环周期，从出生之日起，就始终存在着一个以23天为周期的物质（体力）周期、以33天为周期的精神（智力）周期、以28天为周期的性（生理）周期。

既然是生命周期，完全可以用“图环命理图”加以描述，因为“图环命理图”中包含着每一个生命周期的变化规律。只要把“图环命理图”的展开图，也就是图24-3做一点小小的改变，用以表示生理、体力、智力周期的变化规律，就会得出一幅有高有低、一波三折、变化有序的波形图。具体的变化方法是以适当的比例，首先确定生理周期28天的大小，也就是周期图在X轴的幅度，以此为标准，再对23天的体力周期和33天的智力周期进行缩小和放大，就可绘出体力—生理—精神周期图（见图24-9）。

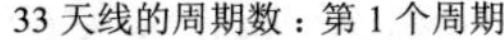
33 天线的周期数：第 1 个周期

33 天线周期的第 33 天

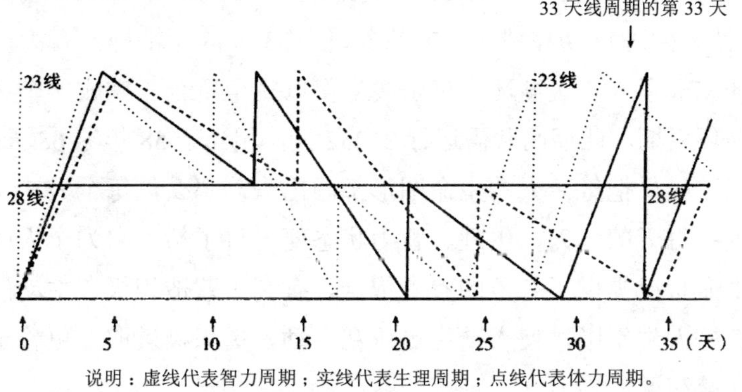

说明：虚线代表智力周期；实线代表生理周期；点线代表体力周期。

33 天线的周期数：第 644 个周期

全部数据重合 |||

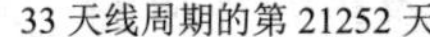
33 天线周期的第 21252 天

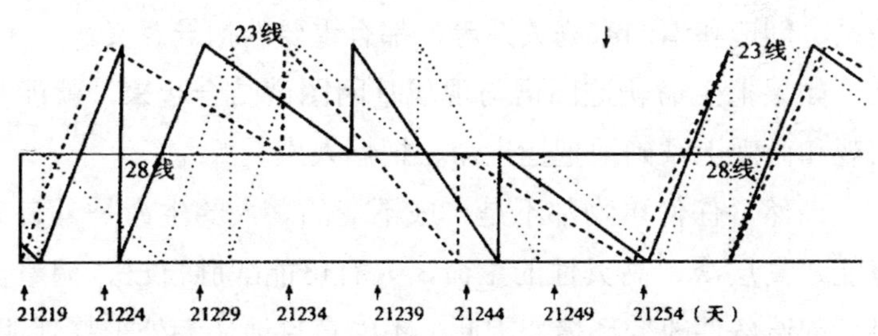

说明：虚线代表智力周期；实线代表生理周期；点线代表体力周期。

图 24-9　体力—生理—精神周期图

从图 24-9 可以看出，体力、生理、精神三条波形线在图中相互交错，井然有序，呈周期性的变化。这三条线以第一重合起点开始，次第进行，向前不断延伸，难以重合，直到 23 天的（物质）体力周期完成了 924 次循环，28 天的（性）生理周期完成了 759 次循环，33 天的（精神）智力周期完成了 644 次循环，三条线方得以完全重合，完成一个大循环周期。此期间共需运行 21252 天，相当于 58 年零 68 天。

如果把每一天的生命图形都画出来，那么，每个人在一生中每天的体力、生理、智力状态便一目了然。它为个人的生命状况提供了有效的参考依据，有利于营造积极、主动的良好人生氛围，使人一生更乐观主动，更积极进取，更善于保健和调理。

大量的实践表明，人体的确存在着奇妙的时间周期，并支配着人们的生活和活动。人们有必要掌握其规律，扬长避短，顺势而为，这对合理安排生活、学习和工作，促进智力开发和体力开发，发挥人体潜能，搞好科学管理，协调社会关系，创造和谐的家庭关系等，都有重要的指导意义。

如果把生命轨迹图谱与现代基因图谱结合起来，就能从宏观和微观上精确地把握生命、把握人生。

当然，任何事物都不是一成不变的。人的生命是具有高智能、高层次、高灵性的生命，人有可能战胜自己、调整自己、创造条件改变环境，因此，不能盲目地认为处于高潮期，就可以忘乎所以、为所欲为；处于低潮期就悲观消极、忧心忡忡。生命永远充满变数，“生命运行图”不能穷尽其真理。

35

人从哪里来？要向何处去？

史前文明——人类远古的足迹？

第五部分 “图环命理图”与《河图》《洛书》

黄传贵在研究中惊奇地发现，“图坏命理图”竟与上古的《洛书》相类似！

“图环命理图”是不是《洛书》的演化和数象化？

一、河洛文化

《河图》《洛书》诞生于几乎是无文字可考的神话传说时代。

据传，《河图》先于《洛书》产生于伏羲氏时代。传说在孟津河中，忽现一瑞兽，它马身龙鳞，形类骆驼，左右有翼，踏水如履平地，背负图点，其图下一六，上二七，左三八，右四九，中五十。百姓见之，视为怪物，唯伏羲氏观之视为文明之兆，并依其图点绘制图于板上，称之为“河图”（见图24-10）。尔后，推而广之，演绎出“八卦”，故“河图”也是“易学”之基础。“河图”之数五十五，后人以其为“天地之数”。

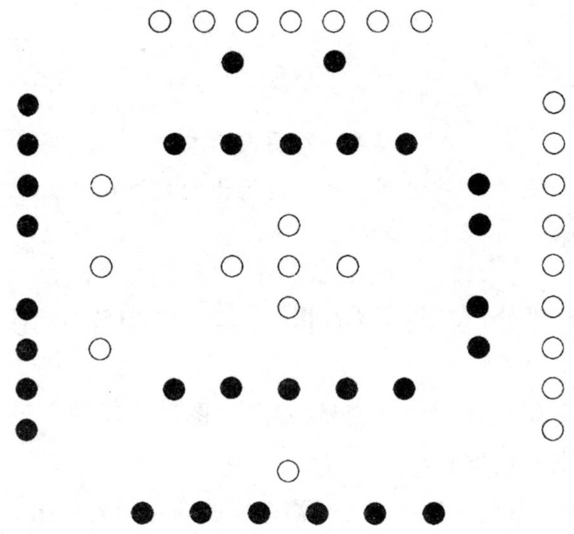

图 24-10 《河图》的原始结构

《洛书》晚于《河图》，出现于大禹时代。传说有一神龟负文出于洛水，其图自一到九，载九履一，左三右七，二四为肩，六八为足，而五居中。大禹见后，画为《洛书》（见图 24-11），推而广之，演绎出治理天下的九类基本法则——《洪范九畴》，其中一类就包含了影响十分广泛的五行学说。

古人对《河图》《洛书》进行认真研究之后，得出结论：《河图》为体，用全数十（见图 24-12），《洛书》为用，只用九数（见图 24-13）；《河图》《洛书》，相为经纬，八卦九章，相为表里；《河图》《洛书》本源于道所生，五行八卦、黄帝内经、太乙九宫、天干地支、五声十二律等又都源于《河图》《洛书》。所以，《河图》《洛书》的真义，体现了阴阳之道，是数理之鼻祖，律历之本源。

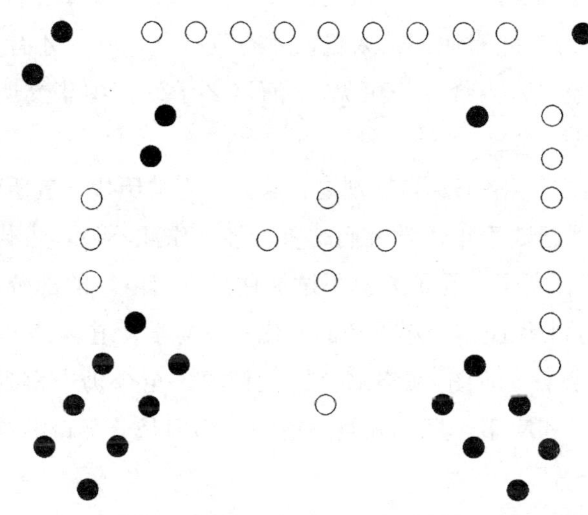

图 24-11 《洛书》的原始结构

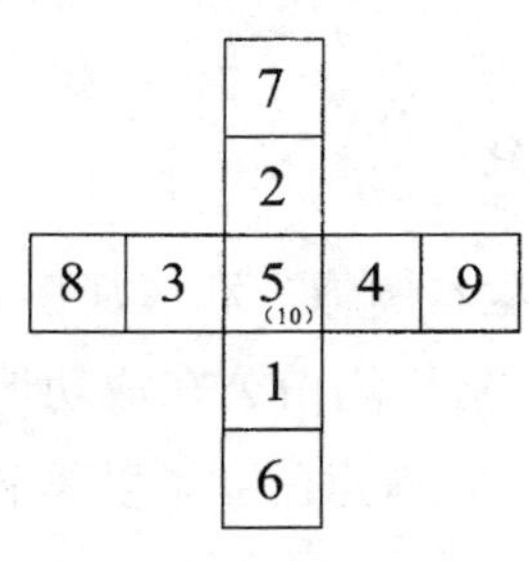

图 24-12

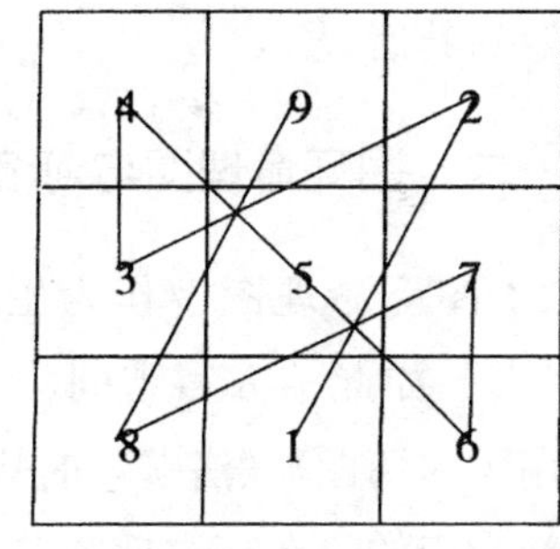

河图 图 24-13 洛书

《河图》《洛书》是上古先人留给炎黄子孙的“无字天书”，是我国古代最原始、最精深、最神秘，最具抽象化、符号化、图腾化特征的文化遗存。从某种意义上讲，它是中华文明之源头，古代科技之父母。有了《河图》《洛书》，才有《易经》，才有阴阳、太极，才有五行、八卦，才有天文、数理、经络、内经……可见，“河洛之学”为中华文明之鼻祖，历代之至宝。

《河图》《洛书》自发现之日起，一直被历代学者所研究、破译，绵延数千年，学者们皓首穷经，乐此不疲。古代三圣（周文王、老子、孔子）只不过抓住了“河洛”的部分精髓，就创造了中华民族千年不朽的文化——易学、道学、儒学等。然而，由于《河图》《洛书》博大精深，至今仍未得到实质性的破译和应用。摆在人类面前的，仍旧是一部奇妙神秘的“无字天书”。

《河图》《洛书》里包含的宇宙法则、天地法则、自然法则，以及万事万物的内涵与外延、数据与信息，激励着人们孜孜不倦、上下求索，力求找到文化宝库的金钥匙。黄氏家族愿随其后。

二、图环命理图与河洛、易学文化

“图环命理图”作为生命世界的基本图像，和《河图》《洛书》如此惊人得雷同，使人不得不猜想峭山公在成功地运用了《河图》《洛书》的基本原理之后，有意创立了以《洛书》为用的“图环命理图”。

“图环命理图”能够一目了然地窥视到《洛书》中隐含的生命内涵与外延的规律，预测生命的运行轨迹。

“图环命理图”的发现和破译，同时也是对上古《洛书》的发现和破译，这一发现，有望拓展思维的空间，为进一步研究《河图》《洛书》和生命世界打开一扇大门。

（一）《洛书》中的天地之数

我们用破译“图环命理图”的方法将《洛书》打开，同样可以得到一张人体形意图，见图 24-14。

我们把头部看作天，腹部看作地，计算“天地之数”。这一思路源于《易经·系辞》中的一段话：“天尊地卑，乾坤定矣；卑高以陈，贵贱位矣；动静有常，刚柔断矣；方以类聚，物以群分，吉凶生矣；在天成象，在地成形，变化见矣。”

在《周易》中，乾坤二卦为始卦，乾代表天，坤代表地。以人为例，乾代表男，坤代表女。以自身为例，乾代表头部，坤则代表腹部。

以此为据，我们发现，在图 24-14 中：

头部（天）之 5 个数分别为 3、4、5、6、7。其奇数为 3、5、7，偶数为 4、6，与腹部（地）共用之数为 3、7，之和为 25。

$$3 + 4 + 5 + 6 + 7 = 25\text{（天数）}$$

腹部（地）之 6 个数分别为 1、2、3、7、8、9。奇数为 1、3、7、9，偶数为 2、8，与头部（天）共用之数为 3、7，之和为 30。

$$1 + 2 + 3 + 7 + 8 + 9 = 30\text{（地数）}$$

$$\text{天地之数} = \text{天数} 25 + \text{地数} 30 = 55$$

过去人们常采用《河图》之全数十，天数为阳，用奇数（一三五七九合计二十五）；地数为阴，用偶数（二四六八十合计三十）的方法计算天地之数。现在我们采用这样的方法计算，虽然与过去常用的方法有所不同，但更能体现阴中有阳、阳中有阴的宇宙法则，更符合客观实际。

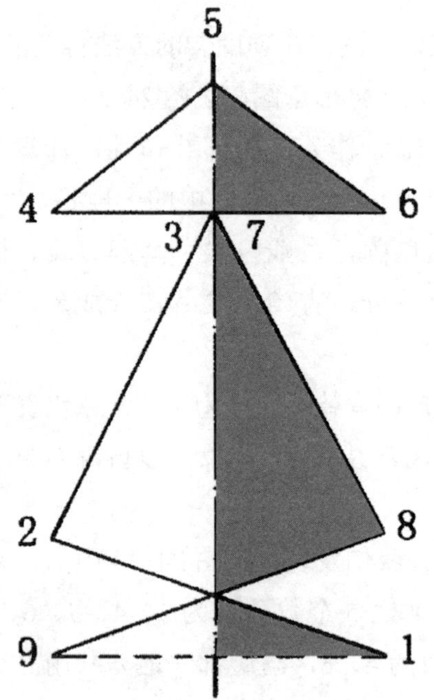

图 24-14 《洛书》打开变换图

（二）生命网中的六十四卦

从图 24-15“图环命理图之六”中可看出，生命依存于外环境，其生命的轨迹（生命线）运行在一张巨大的“网”中。这条“生命线”的变换恰恰代表着人。在这张“网”中，“网”的边缘是方形，方形的外面是圆形。圆形象征着天，方形象征着地，这与古人“天圆地方”的观念是一致的。

图 24-15 中，组成“生命之网”的要素为 144 个等腰三角形，每个三角形的面积为 196。三角形的三个点，暗示着“天、地、人”的有机结合。

（168÷6）×（168÷6）÷4 = 196（一九六）

“一”代表“人”，“九”代表“天”，“六”代表“地”。可以肯定地说，每个三角形的“一九六”都含有宇宙空间、自然世界和人类社会的全息，是生命信息在每个微小单元中的缩影，意味着自然界的万事万物尽在其中。这是天地之网！自然之网！生命之网！

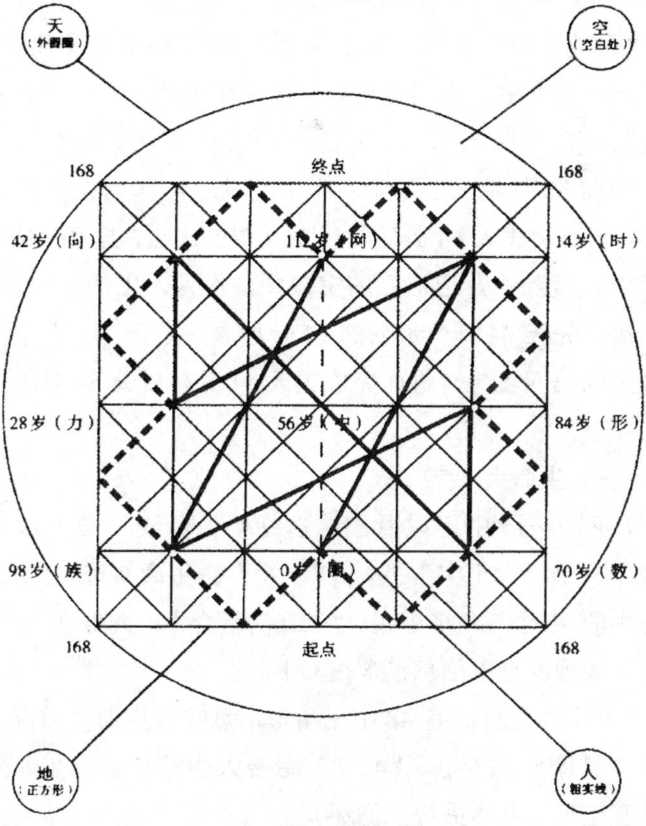

天（外圆圈）
空（空白处）
168
终点
168
42岁（向）
112岁（网）
14岁（时）
28岁（力）
56岁（中）
84岁（形）
98岁（族）
0岁（圈）
70岁（数）
168
起点
168
地（正方形）
人（粗实线）

图 24-15　图环命理图之六

"地"的大方形则由36个小方形组成，组成这张"网"的网点有85个。有意思的是：在生命线运行的有效范围内（矩形部分），包含了64个三角形。如果把它和八卦联系起来，把《易经》中的64卦排列进去，64个三角形代表64卦，那么，《易经》64卦就和生命线有机地结合在一起，进而对《易经》的深层次研究、《易经》与生命的联系和对生命的影响的研究，都具有现实的指导意义（图略）。

"天地之网"与《易经》64卦的联系和实用变化方式，很多还在研究中。我们曾经尝试过把在生命线运行的有效范围内的"后天64卦"，作为人生的第一境界，另选"先天64卦"的前32卦填入"斜十字"的空缺中，作为人生的第二境界，又选"先天64卦"的后32卦中的前12卦填入从"斜十字"过渡到"八边形"的空缺中，作为人生的第三境界，然后用"先天64卦"最后的12卦形成一个正"十"字，作为人生的第四境界，进而完成先天64卦与后天64卦的大循环（图略）。

（三）生命大十字

从图24-15中可以看出，囊括"生命线"的虚线部分形成了一个"大十字"。这个"十字"由生命轨迹（生命线）运行中的96个三角形组成。"9、6"暗合"天九地六"之数，意味着天地的全部信息包含在其中。

"十字"之外尚有48个三角形，意味着生命"内圈"依存于"外圈"而存在。"4、8"暗合人生四步、八步（四步阳光正当顶，八步命理一循环）。

（四）"图环命理图"的大衍之数

从图24-6中可以看出，"生命线"走完一个生理循环周期，到生命中心的“关节点”数，为49个，49恰好为“归中之数”，加上到起点的1个隐藏关节点（编号50），人生“生命关节点”是50个，与《易经》“大衍之数五十，其用四十有九”的认识不谋而合。

（五）《河图》展开图

按照破译“图环命理图”的方法打开“河图”，就出现了图24-16。这是一张星系天文图，从图中显示的内容可以发现，《河图》的排列是宇宙天文图，是星系排列图的缩影。

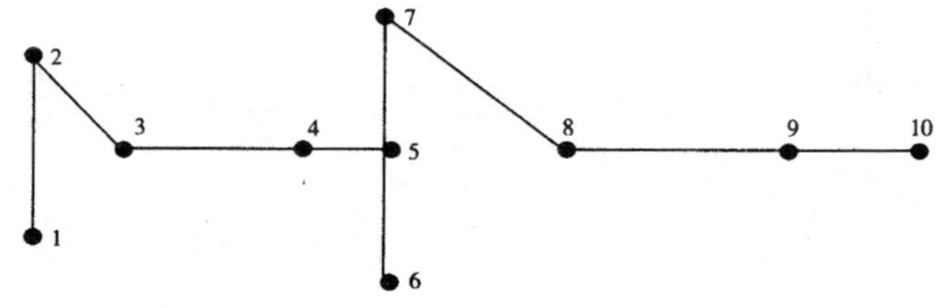

图24-16 《河图》展开图

《河图》中有“中五十”之说。如果“中五”代表第五颗星球，代表着地球，暗示着地球上的人类，那么，“十”是否就意味着第十颗星球，意味着地球上的人类来自第十颗星球？抑或意味着第十颗星球是外星智慧生物的居住地，代表着外星系文明，或者太阳系存在第十颗星球？进而，第十颗星球的存在是不是人类的来源，找到它，也就找到了人类是从哪里来的、人类来到这里的真正目的是什么？人类又要向何处去？

这一系列博大精深的疑团，人类有权利解开，也必须把它解开。

此外，第一、二、三、四、六、七、八、九颗星球又意味着什么？它们代表着太阳系的星球还是太阳系以外的星球？我们目前的知识囿于一隅，这一切的一切尚不得而知，希望寄托在有着无限智慧的子孙后代身上。

第 25 章
医学理论体系独特完整
理论核心一整体两原则

第五卷 “黄家医圈”

“黄家医圈”（简称“医圈”）是以“天地八字”和“生命八字”为基础，以天人合一的全息观为指导创立的一整套防病、治病的医学理论。

“医圈”是黄氏祖先在长期的社会实践中与疾病作斗争的经验总结，是其哲学思想的普遍性和可操作性的成功实践。

“医圈”的成功实践，又丰富和发展了“圈论”的哲学思想。

“医圈”是哲学与生命科学相结合的典型范例。

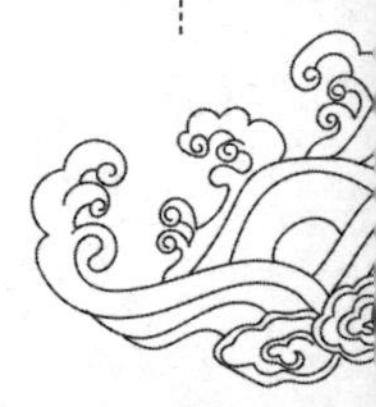

36

内外合一，命为整体；

和存有缘，离杀有因。

第一部分 “医圈”的基本概念

在“圈论”的传承中，由于其认识世间万事万物和人体疾病均以“圈”来定位，故称之为“医圈”；因系家传，故名“黄家医圈”。

“黄家医圈”的理论核心由三部分组成，即“内外和一”的整体观念、“五诊合参论治”和“分圈施治”原则。

“黄家医圈”是黄氏祖先以“天地八字”和“生命八字”为基础，在与疾病的长期斗争中，不断总结自己和民间防病治病的经验教训，逐步形成的一套独特而完整的医学理论体系，也即生命过程中的“和存”“助和存”“离杀”“反离杀”“相称”和“转归”的理论体系。

“圈论”认为：

图环为本，医圈为用。不知图环，不传家医。

——“圈论”第九十六

“天地八字”是“医圈”的宇宙认识观，“生命八字”是“医圈”的生命认识论，二者的完美结合，组成“医圈”的总纲和架构。

一、内外合一

“圈论”指出：

内外合一，命为整体；和存有缘，离杀有因。

——“圈论”第九十七

“医圈”把个体生命的“和存”（自存、相存、桥存）及其与宇宙相存、依存、桥存的关系，以及它们之间的“相称”关系和“离杀”（自杀、相杀、桥杀）关系，称为“命三关”。“医圈”视“命三关”为生命三个方面的统一体，称之为“内外合一”。“医圈”又把生命的存在按照一定的范畴划分为“内八圈”和“外八圈”（见图 25-1、图 25-2）。论治中的“五诊合参论治”和医治中的“分圈施治”原则，都以“内外合一”理论作为基础。

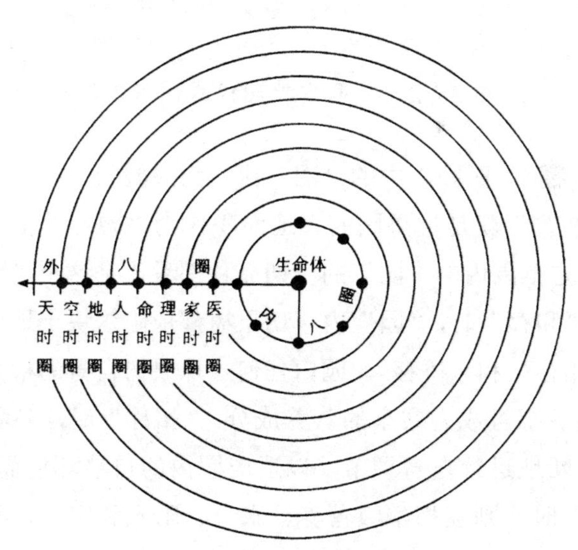

图 25-1　生命内外圈模式图（一）

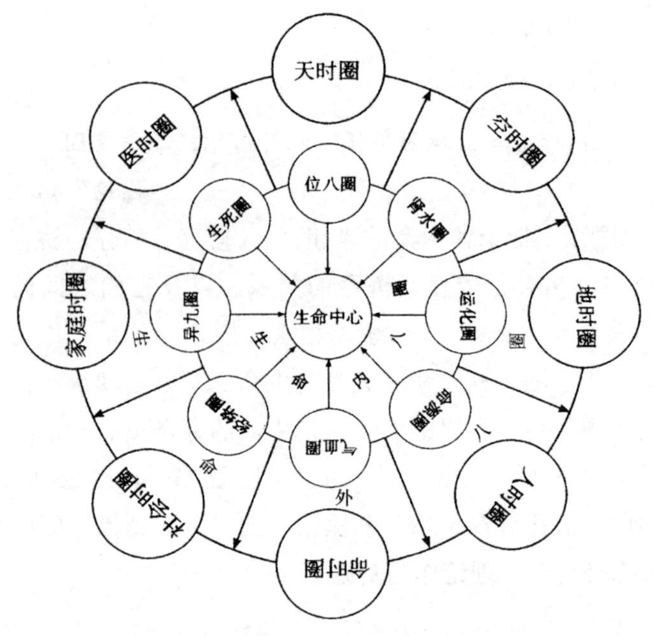

图 25-2　生命内外圈模式图（二）

如果把“医圈”中的“圈”比喻为果园的“园”，那么，“内外合一”就是把果园的占地面积作为“园”的范围，把这个特定范围内的“园”的一切品种都看作是这个“园”的内容。“和存”时，“园”内一切果树都依附这块土地而“自存”“相存”和“桥存”，园内任何一棵果树自身的根茎叶花果腐败后都可成为共享的营养成分。“相称”时，各种果树都在不断地进行自身调节，以适应园内的自然环境而生存。“离杀”时，则互相争吸营养、水分、阳光和空气，其中任何一棵果树的疾病，都将对园内的其他果树造成威胁，甚至危及整“园”的果树。在“助和存”“反离杀”时，不能只孤立地防治已产生疾病的果树，必须考虑到病树附近区域甚至全园的果树，但重点是针对疾病产生的原因和已产生疾病的果树，一要抢救，二要防止疾病再传播。这就是“医圈”的“内外合一”思想和“分圈施治”原则相结合的例证。

因此，“医圈”强调，在治疗时要重视整体，立足“病圈”，调整“各圈”的内部与内部、外部与外部及“内外圈”之间的相互关系，促其正常运转，维持个体生命的延续和整体生命的生态平衡。这就是“医圈”的“和存”“相称”“离杀”相互转化的观点。

“内外合一”是“医圈”的指导思想，“内外八圈”是“医圈”的总纲。总纲指导下分属的任何“一圈”都是对“内外八圈”内容的具体分述或补充。总纲指导下的“五诊合参论治”和“分圈施治”，就是“医圈”的中心内容。“医圈”的“内外合一”强调个体生命与“内外八圈”的“和存”“相称”及“离杀”“转归”的关系，同时指出生命运转的客观规律，就是个体生命不“归中”是暂时的，“归中”是绝对的。

二、“内外八圈”之间的关系

“外八圈”是生命的外部因素，是生命生存的条件。“外八圈”为天时圈、空时圈、地时圈、人时圈、命时圈、理时圈、家时圈、医时圈。

“内八圈”是生命的内部因素，是生命存在的根据。“内八圈”为气血圈、运化圈、肾水圈、异九圈、位八圈、命源圈、经络圈、生死圈。

“外八圈”是“内八圈”存在的形式，“内八圈”是“外八圈”存在的内容，“内八圈”与“外八圈”相互依存，互为表里。

由个体生命的外部因素组成的“圈”称为“外圈”。“外圈”的范围是从个体生命的表面到无限的空间，其内涵是指生命存亡过程中的三个方面：

一是生命受“外八圈”直接或间接的“和存”“相称”与“离杀”。

二是生命对“外八圈”的依附关系，即应激力、适应力、利用力。

三是“外八圈”中各“圈”之间的关系及其对生命的“和存”“相称”与“离杀”产生的影响。

由个体生命的内部因素组成的“圈”称为“内圈”。“内圈”的范围是从个体生命的表面到生命的中枢，其内涵是个体生命生存过程中在内外因素作用下“和存”“相称”“离杀”及“助和存”“助相称”“反离杀”的变化关系：

一是指生命自身对“内八圈”的反应力、调节力、修复力。

二是指“内八圈”对生命的依附性。

三是指“内八圈”之间在“和存”“相称”和“离杀”条件下的直接或间接的生理、病理关系。

“命”与“内外八圈”的关系，是生命的内部因素与外部因素的必然联系和生命过程中的“和存”“相称”“离杀”及“助和存”“助相称”“反离杀”的关系。

故“圈论”指出：

命受制于内外八圈，内外和存而生，内外离杀而亡。

生在内圈，死于外圈。

——“圈论”第九十八

“内外八圈”是“医圈”的纲，“医圈”在实践中通过“五诊合参论治”和“分圈施治”的原则进行保健和治疗，其临床效果已经显示出“内外合一，命为整体”的巨大潜力。

“医圈”要求医生必须认识生命与“内外八圈”的关系，知道各圈“和存”（自存、相存、桥存）或“离杀”（自杀、相杀、桥杀）的关系。各“圈”内部的不断变化与反应，就是生命在“圈内”的“和存”“离杀”“相称”的运动和变化，“医圈”正是从这些变化的现象中去寻找生命的实质和规律，以争得生命的“和存”条件，排除“离杀”生命的因素，保障生命正常的“和存”与“相称”。

“医圈”依据“内外八圈”的“和存”“相称”和“离杀”关系，把人体的健康、保健和疾病的发生、发展、“转归”看成是与天地间万事万物相联系的统一体。实践证明，人类至今在医学上所做的一切努力，都不过是促使生命“内八圈”依存于“外八圈”多运转几“圈”而已，根本无法拒绝个体生命的“转归”。任何人寻求长生不老的企图注定是徒劳的。有生就有死，寿终正寝，击缶而歌。

三、五诊合参论治

“医圈”的“五诊合参论治”中的“五诊”是指“眼、耳、鼻、口、手”在论治疾病中的作用，其内涵包括四个方面：

（1）医生运用自己的“眼、耳、鼻、口、手”作为检查工具，了解和分析患者“内八圈”中各“圈”的现状或主要病症。

（2）医生以患者的“眼、耳、鼻、口、手”作为检查部位，观察了解患者“内八圈”中各“圈”的“和存”“相称”和“离杀”状况。

（3）“眼、耳、鼻、口、手”在与“外八圈”的关系中，最易引起的“内八圈”的某类疾病。

（4）“眼、耳、鼻、口、手”本部位发生的与“内八圈”中“各圈”并无直接关联的疾病。

“医圈”的“五诊合参论治”中的“论治”，是从“医圈”的“内外合一”观念出发，将“五诊”所获材料进行综合分析、识别，以推断疾病的发生、发展及转归，为预防疾病和临床诊断医治疾病提供依据。

故“圈论”认为：

头主天，脚为地，眼观七色，耳听八方，口辨物味，鼻分气味，手看其象。各有其圈，圈圈相连，人为整体命在其中。

——“圈论”第九十九

四、分圈施治

“医圈”的“分圈施治”是在“五诊合参论治”理论的指导下，根据“各圈”的“和存”“相称”“离杀”情况，按圈位、病因、属性实施医治。“分圈施治”重视整体，立足“病圈”，观察“转归”。

“医圈”中的“圈”，包括个体生命自身的“内八圈”和与其相关的“外八圈”，以及对“内外八圈”分述和补充的“副圈”。例如，“内八圈”中的“气血圈”由心、脉、肺，气、神、脑组成。它们在“和存”“离杀”上有着必然的相称关系。其中任何一个器官或部位（即组成部位）发生病变，都会影响整个“圈”。

“分圈施治”是指在医治时，必须考虑个体生命的整体性，不能只看某个“圈内”的某一个点；要同时考虑某个“圈”与其他“各圈”关系的变化，做到立足病圈，医治病点，照顾全局。

五、“医圈”对疾病的分类

“医圈”对疾病的分类是“医圈”理论的重要组成部分，它把世间的所有疾病分为四个基本类型：一是邪病，二是鬼病，三是神病，四是性病。

（一）邪病

邪入十五门犯命，内圈不安宁，寒热困之于命。其急缓有别，长短有异。晨邪汗治、午邪血治，晚邪心治。

——“圈论”第一〇〇

“医圈”所指的邪病，包括我国传统医学中瘟疫类疾病和致病菌、无菌性感染类疾病；邪病往往通过器官侵入机体，危害生命。

在医治上，提倡早期以“汗通”（即发汗解表）为治则医治，中期以“血通”（即清热解毒）为治则医治，晚期以“心通”（即扶正祛邪）为治则医治。

（二）鬼病

鬼病无门入圈，灾祸也。其头与邪神无系，其尾与邪神相关。晨鬼止血，午鬼止痛，晚鬼防邪。

——“圈论”第一〇一

“医圈”所指的鬼病，即意外伤害事故，如刀割斧砍、虎咬蛇伤、跌打烧烫、车祸战伤等创伤性疾病。此类病不经十五门，可破皮而至，常突发莫测，可丧生，可致残，以疼痛为主。初为创伤，故“头与邪神无系”，后常合并感染，故“尾与邪神相关”。

在医治上，提倡早期以止血为主，中期以止痛为主，晚期以防感染为主。

（三）神病

神病者，情志反常，忧躁缠身。晨时神治，午时兼治，晚时药治，分圈施治乃良医也。

——“圈论”第一〇二

“医圈”所指的神病，多为现代医学中的精神病一类的疾病。这类病或因感情脆弱而不能承受意外打击，或因得失挫伤而情绪失控，或因认识差异而狂躁抑郁成疾。总之，其特点均以忧郁狂躁形式出现，程度因人而异。

在医治上，提倡早期根据发病原因进行心理医治为佳，中期则以心理医治和药物兼治为好，晚期以药物医治为主。

（四）性病

性病乃山海之源。可山、可海，可子、可女；早不足晚补、晚不足食补、山海不足难补。

——“圈论”第一〇三

性病产生于性，它包括四个方面：一是相互邪伴，二是遗传缺陷，三是先天不足，四是后天不良。

在医治上，先天不足后天补，后天不足食物补，遗传性疾病不易补。

六、“医圈”对医学的认识与医德标准

（一）对医学的认识

“圈论”指出：

医知命为医，命为医之源，医助命受于圈也。

——“圈论”第一〇四

医学是生命学，没有生命的产生和延续就没有医学的存在和发展。在生命存续过程中，医学犹如生命的一根拐杖，产生于生命，服务于生命。

（二）“医圈”的医德标准

“医圈”对医生强调医德，它以“修阴功积德”为宗旨，把积德作为行医的道德标准，认为医生的责任就是要为生命助和存，反离杀。黄氏祖先在行医过程中提倡尽一切可能把生命之光投射到患者的心灵。在医道上告诫人们“天堂”和“地狱”是存在的，都在人世间，是人创造出来的，然而“天堂”的大门只向上医者打开，“地狱”的大门则向巫医打开。

故指出：

上医者，知病治无病，治病救人；
中医者，知病治有病，治病养家；
下医者，知病不治病，治病为财；
巫医者，治病不知病，治病骗钱。

——“圈论”第一〇五

“医圈”要求医生对疾病不仅要有正确的诊断，还要有一个对症的治疗；不仅要给患者温暖，还要教他们防病治病的知识。这样才称得上是一个合格的医生。

尽管“医圈”的理论和技术多少年来一直口传心授，一

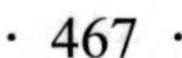

脉单传，保守封闭而鲜为人知，但“医圈”在服务医德上却一直是开放的、文明的。它的“积德”思想与救死扶伤的人道主义精神实质上是一脉相通的。

37

图环为本，医圈为用。

不知图环，不传家医。

第二部分 “天地八字”“生命八字”与“医圈”

“天地八字”与“生命八字”在“医圈”中被赋予更为具体的含义。

“圈网族形数向力时”“物神性气血道光温”在“医圈”里转化为生理和病理、医理和药理、诊断和治疗的指导思想，被充分应用于生命过程的各个环节。

一、“天地八字”在医学中的应用

（一）“圈”在医学中的应用

“圈”在“医圈”中主要被用于解剖定位。表现在用“圈”的理论来划分人体的具体部位，解释病灶位置，解释个体生命在“和存”与“离杀”过程中的“相称”关系、临床体征和症状、药物性味、“五诊合参论治”“分圈施治”、理法方药等宏观现象。

比如，一个人的心、肝、脾、肺、肾、胆、小肠、胃、大肠、膀胱、目、舌、口、鼻、耳、筋、脉、肉、皮、骨、气、血、毛、发、甲各是一个“圈”，在诊断上定下“圈位”，治疗上就可有的放矢。肝有病就属“肝圈”，心有病就属“心圈”，胃有病就属“胃圈”……

1. 人体结构

“医圈”常常对牛、马、羊、猪、狗、鸡、猫、兔等动物进行剖体、分析，观察其机体的结构关系和血脉流向等现象，由此产生了“麻雀虽小，肝胆齐全”和“畜比人同”的观点。

（1）“位八圈”：“医圈”将人体由上向下划分为八个方位，简称“位八圈”。

位八圈：头圈、颈项圈、肩圈、胸背圈、腰腹圈、骶腹圈、手圈、脚圈。

——“圈论”第一〇六

“头圈”分为“髓圈”和“面圈”。髓圈分为髓内圈、髓中圈、髓外圈；“面圈”分为双眼门道圈、双泪门道圈、双耳门道圈、双鼻门道圈和嘴门道圈。

“颈项圈”分为颈圈、项圈。

“肩圈”分为左肩圈、右肩圈。

“胸背圈”分为胸圈、背圈、心圈、肺圈、气路圈、食路圈。

“腰腹圈”分为腹圈、腰圈，还进一步分为胃圈、肝圈、胆圈、脾圈、连蒂圈、四型肠圈（小肠、大肠、直肠、盲肠）、左大腰子圈、右大腰子圈、左前尿管圈、右前尿管圈、尿泡圈、后尿管圈。

“骶腹圈”分为男左小腰子圈、男右小腰子圈、女左池圈、女右池圈、尿门道圈、女阴门道圈、宫胞圈。

"手圈"分为左手圈、右手圈。

"脚圈"分为左脚圈、右脚圈。

(2)"异九圈":"医圈"认为，人体由九种不同功能的成分组成，简称"异九圈"。

异九圈：气圈、血圈、脉圈、筋圈、骨圈、肉圈、皮圈、毛圈、甲圈。

——"圈论"第一〇七

可以看出，"圈"的解剖定位和生命体脏器的位置一致，和现代医学的解剖位置一致。"圈"除了指实质性的脏器定位外，也指某一范围，比如"上焦圈""中焦圈""下焦圈"。

2."和存"与"助和存"

"和存"是指个体生命对"内八圈"具有正常的反应力、调节力、修复力，对外八圈具有正常的应激力、适应力、利用力。

"助和存"是指利用一切有利因素促使或帮助个体生命对"内八圈"产生正常的反应力、调节力、修复力，对外八圈产生正常的应激力、适应力、利用力，使个体生命的运转正常，并维持个体生命与群体生命在"内外圈"中的生态平衡。

"医圈"以"内八圈"(气血圈、运化圈、肾水圈、异九圈、位八圈、命源圈、经络圈、生死圈)为纲，把"内八圈"在"和存"条件下的运行规律划分如下(→←表示互为循环的可逆性关系):

(1)气血圈:心→←脉→←肺→←气→←神→←髓→←心。

(2)运化圈:肝→←胆→←脾→←蒂→←胃→←肠→←肝。

（3）肾水圈：肾津→←血→←腑脏→←肾津。

（4）异九圈：气→←血→←脉→←筋→←骨→←肉→←皮→←毛→←甲→←气。

（5）位八圈：头圈→←颈项圈→←肩圈→←胸背圈→←腰腹圈→←骶腹圈→←手圈→←脚圈。

位八圈又划分为：

①头气圈→←头血圈→←头脉圈→←头筋圈→←头骨圈→←头肉圈→←头皮圈→←头毛圈。

②颈项气圈→←颈项血圈→←颈项脉圈→←颈项筋圈→←领项骨圈→←颈项肉圈→←颈项皮圈→←颈项毛圈。

③肩气圈→←肩血圈→←肩脉圈→←肩筋圈→←肩肉圈→←肩骨圈→←肩皮圈→←肩毛圈。

④胸背气圈→←胸背血圈→←胸背脉圈→←胸背筋圈→←胸背骨圈→←胸背肉圈→←胸背皮圈→←胸背毛圈。

⑤腰腹气圈→←腰腹血圈→←腰腹脉圈→←腰腹筋圈→←腰腹骨圈→←腰腹肉圈→←腰腹皮圈→←腰腹毛圈。

⑥骶腹气圈→←骶腹血圈→←骶腹脉圈→←骶腹筋圈→←骶腹骨圈→←骶腹肉圈→←骶腹皮圈→←骶腹毛圈。

⑦手气圈→←手血圈→←手脉圈→←手筋圈→←手骨圈→←手肉圈→←手皮圈→←手毛圈→←手甲圈。

⑧脚气圈→←脚血圈→←脚脉圈→←脚筋圈→←脚骨圈→←脚肉圈→←脚皮圈→←脚毛圈→←脚甲圈。

（6）命源圈：山圈→←海圈。

（7）经络圈：红经络→←黑经络→←髓经络→←骨经络→←肉经络→←皮经络。

（8）生死圈：孕育圈→←降生圈→←婴儿圈→←幼年圈

→←少年圈→←童年圈→←中年圈→←老年圈→←死圈。

总之，“医圈”的“和存”观点主要强调个体生命的内部因素，指出个体生命在“内八圈”的运行规律，还具有相互循环、相互影响的可逆性关系。

“医圈”以饮食、睡眠、大小便为临床观察的主要指征。认为饮食好，睡眠佳，三通顺为“内”之主；同时强调调节“内外圈”的“和存”“离杀”关系的“相称”，重视气血运行。故“圈论”指出：

能吃、能睡、能动、能静，三通顺（大便、小便、汗液）、气血和，则命为和存。

——“圈论”第一〇八

“医圈”的“助和存”观点则主要强调个体生命的相生因素。

3. 离杀与反离杀

“离杀”是指个体生命过程相克的因素。“杀”为病，“死”为亡。“圈论”指出：

杀而不离为病，存而不和为杀；
杀而不存为离，离而无杀为亡。

——“圈论”第一〇九

临床上主要指个体生命失去了自身对“内八圈”的反应力、调节力、修复力，失去了对“外八圈”的应激力、适应力、利用力，致使个体生命与“外八圈”的依存关系在“相称”上被打破，生命“内八圈”出现不和，“外八圈”应激力失衡，出现“内八圈”相杀的状况，此时，疾病和死亡必然降临。故“圈论”指出：

内圈不和，外圈水火。内外不和，水火不容。

——“圈论”第一一〇

“反离杀”是指排除干扰生命“和存”的一切因素，使生命保持在“内外八圈”中的本能，重现“相称”之势。所以，“反离杀”与“助和存”一样，都是依靠生命的有利因素，帮助生命在“内外八圈”中正常运转。

4. 相称

“相称”是指生命体固有的调节力。相，是互相；称，是平衡。“医圈”中的“相称”是指个体生命与“内外八圈”及其“圈与圈”之间的相互依存和制约关系。

这种关系犹如天平上的砝码，在生命运转中起着调节平衡的作用。个体生命中“各圈”的关系“相称”，生命就表现为“和存”；“各圈”的关系不“相称”，生命就表现为“离杀”。

当然，由于每一个个体生命在生命的全过程中受到复杂因素的影响，生命中的“相称”关系只是暂时的，不“相称”才是绝对的。医生的使命就在于充分运用个体生命中“圈与圈”之间相互依存和制约的关系，使其在最大的时空范围内达到“相称”。

因此，“圈”在医学中的应用准确而广泛，它的内涵与外延都是十分丰富的。

（二）“网”在医学中的应用

“网”在“医圈”中主要用于解释脏腑与脏腑之间的联系，解释病理和生理的关系。

作为医生，在分析病情、解释病症、决定治疗方案的时候，应把人看成一个整体，机体的各部分都在一个“网”中，

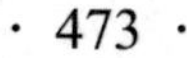

由于“网”的内在联系，疾病或治疗都在影响全局，特别是疾病的发展和转归也以“网”的关系运转。因此，用“网”的理论指导临床，就能够在临床诊断治疗上思路清晰、顾全大局，更好地抓住主要矛盾，兼顾次要矛盾，做到分圈施治。

比如，气管有病为什么会影响肺，肺有病为什么会影响心脏，心脏有病为什么会影响肾脏，肾脏有病为什么会影响肝脏，等等。肺与心脏、肝、胆等是什么关系，肝与其他脏器又是什么关系，等等。

“网”就是解释脏腑与脏腑之间这种相互联系、相互协调、相互制约的关系的。作为医生，应该清楚地知道机体器官之间的“网络”联系，用“网”的概念解说病症，考虑个体性，不忘整体性，顾全大局，对症治疗。如果没有“网”这个概念，就可能头痛医头，脚痛医脚，不可能从全局上分析生理、病理，不可能正确地处理疾病过程中正常的运转和紧急情况下的应急与“转归”。因此，在医学上，只有把“网”的问题弄清理顺，娴熟应用“网”，才能提高诊断的准确率和治愈率。

（三）“族”在医学中的应用

“族”在“医圈”中主要用于病理归类、药物组方和制订治疗方案。

“圈论”认为，人虽然是一个整体，但是组成人体各个器官的生理功能的分工是显而易见的，它们是大“圈”中的小“圈”，大“族”中的小“族”。比如，呼吸系统、泌尿系统、神经系统、骨骼系统、生殖系统等都是一个“族”。用“族”的观念指导临床治疗疾病，就能对症下药，效果明显。

（四）“形”在医学中的应用

“形”在“医圈”中主要用于诊断和鉴别诊断，以此来鉴别机体正常与否。

一般说来，机体的病变都会在形态上表现出来，正常与异常在形态上是各不相同的。形态异常是疾病的反应，是诊断的依据。所以，从某种意义上讲，医学就是形态学。

在现代医学中，从大的解剖到微小的结构变化都围绕着“形”，红细胞、白细胞与血小板的区别在于形态，病理组织学、影像学、脱落细胞学也是以形变为中心，正常时均以“形”为“辨”。因此，形变是观察和诊断病情变化转归的重要标志，是医学的度量衡。

（五）“数”在医学中的应用

“数”在医学中主要用以表示生理、病理、药理及用药剂量的变化和规律。“数”是生命的指征。人体的温度高低、脉搏快慢、血压高低、心力强弱、血液稀稠等，都体现为医学应用上的“数”，都是医学的量化。医生从“数”的变化上就能掌握病情的变化；正常值和异常值都是判断疾病的客观依据。

（六）“向”在医学中的应用

“向”在医学中主要用于解释固有的生理现象和病理状态，生老病死的客观规律和机体各器官位置的变化，以及气血走向、各系统的变化等。

医学上“向”的变化常常是确定健康状况、疾病的变化规律的重要指标。把握了“向”变化的方向，就可以把握病情的发展趋势，为保健和治疗提供临床依据。

（七）“力”在医学中的应用

“力”在医学中主要指机体各生理器官变化的内在动因。生命的过程就是力变的过程。生理的变化，疾病的“转归”都是力变的状态。传统医学的“正邪”相争，现代医学的免疫功能，“医圈”的“和存、相称、离杀、转归”等，都属于“力”的范畴。

对患者来说，疾病的“转归”决定着生命的前途，医生给患者用药就是帮助患者获得战胜疾病的动力（“助和存”），增强患者的体质与战胜疾病的力量，使身体向健康的方向力变，同时也是增强人体内的“和存力”，减弱人体内的“离杀力”，利用一切外部因素促使或帮助个体生命对“内八圈”产生正常的“反应力、调剂力、修复力”，对“外八圈”产生正常的“应激力、适应力、利用力”，使个体生命运转正常，维持其与群体生命在“内外八圈”中的生态平衡。

在机体内，“力”和“气”在很大程度上是相通的，从某种意义上讲，“力”的变化就是“气”的变化，通过“气”和“力”诊病，是“医圈”的重要思路。

（八）“时”在医学中的应用

“时”在医学中主要是指生命过程的时间变化。比如，发病的时间、治疗的时间、转归的时间等，都是以时间作记号的。

“医圈”充分应用了朴素的整体观、系统观、网络观和方法论，并以此为导向，把医学置于社会的、文化的、生理的、病理的、心理的范畴，全方位地进行研究和探讨。

在临床上，“医圈”采取灵活多样的治疗方法和手段，“考虑整体性，不忘针对性；强调合，注重分”。反对一味追求什么病用什么特效药的做法。

比如，同是一种疾病——肿瘤，第一，要确定它所产生的“圈”属范围，也就是发病的部位。

第二，要考虑“网”的关系，也就是考虑肿瘤对其他脏器的影响或其他脏器对它的影响，其病因是原发还是继发，源头在何处？

第三，要考虑“族”的关系。患者是男是女？病变部位在何处？是良性肿瘤还是恶性肿瘤？病因何在？病情变化如何？治疗方案正确与否？

第四，要考虑病变部位的“形”变。病变部位的形变与正常生理状态相比，发生了哪些变化？人的总体特征发生了哪些变化？

第五，要考虑“数”的变化问题，即病变部位“质”和“量”的问题。看看质量发生了怎样的变化，患者的体温、脉搏、血压、体重、大小便、汗液、食欲、睡眠、精神状态等有什么变化，用了多少种治疗方案，药物剂量有什么变化，等等。

第六，要考虑“向”，即考虑病情发展和“转归”的趋势：恶化，稳定，还是好转？

第七，要考虑“力”的因素，即个体生命所存在的六个“力”的变化对机体肿瘤病变的影响，然后用与之相适应的“力”去解决。

第八，要考虑“时”的关系，即发病的时间、季节、区域，治疗的过程，病情变化规律，愈后预测，等等。对肿瘤而言，特别是恶性肿瘤，各部位肿瘤的产生、发展、恶化直至患者死亡的时间各不相同。

以上种种，就是“医圈”对具体病症诊治的总体思想和具体方法，其核心就是应用整体观念的逻辑、系统的精神、网络的思想和全方位的意识诊病治病。

在“天地八字”这一临床思想指导下，应用“五诊合参”的方法，就能对身体的健康状况与疾病状态做出正确的评价，就能有据有序地制订“分圈施治”的治疗方案。

二、“生命八字”在医学中的应用

“生命八字”是以生命为对象创立的生命认识论，它在生命科学中，特别是在医学中的效用，有目共睹。

（一）“物、神、性”

“圈论”认为，“命”为“物、神、性”的总和，“物、神、性”是生命基本的三要素，是生命产生、存在和发展所必须具备的前提和条件，其中任何一个要素存在缺陷或发生障碍，必然会干扰生命的正常运转，从而导致疾病产生。

在个体生命中，物质是生命存在的基本条件，是健康或疾病的“本圈”。精神是生命存在的反映，是健康或疾病的“标圈”。性是生命延续的根本，是健康或疾病的“根圈”。物质（身体）的疾病危及精神，精神的疾病危及物质（身体），性的疾病毁坏物质和精神。

（二）“气、血、道”

“圈论”认为，“气、血、道”是生命赖以生存的内部要素，是生命的重要组成部分。生命没有“气”，没有“血”，没有运化“通道”，就不可能存在。“气血”是生命健康或产生疾病的“源圈”，“气血”运行又与“道”息息相关，“道”通与不通，是“气血”能否正常运行的关键，而“气血”运行得正常与否，又是检验生命健康或疾病的重要标志。

（三）“光、温”

“光”和“温”是生命世界的重要组成部分，是生命必须具备且不可缺少的重要条件，是产生高层次生命的基础。“气、光、温”构成了整个生命的“外环境”，与个体生命的“内环境”“气、血、道”息息相通，共同为生命的产生、存在、发展和延续提供有效的生存基础。“光”和“温”所产生的寒、热，是一把双刃剑，既赐福于生命，也降灾于生命，是影响生命健康或疾病的共同因素。

38

医不知天地国亲师，
则不治无寒热之症。

第三部分　“医圈”的“外八圈”

个体生命与无限宇宙空间的外部联系，共有八个圈种：天时圈、空时圈、地时圈、人时圈、命时圈、理时圈、家时圈、医时圈，统称为“外八圈”。

一、外圈

生命体的外部因素构成的“圈”叫“外圈”，其范围是从个体生命的体表到无限的宇宙空间。

生命体与外圈的关系是生命依存于“外圈”，它们相互

“和存”“相称”“离杀”，互为因果。其内涵是：

一是外圈对生命的“和存关系”和“相称关系”；

二是生命对外圈的应激力、适应力和利用力；

三是“外圈”中各“圈”之间的关系。

二、外八圈

“外八圈”是指生命体“外圈”的八个组成部分。

外八圈：天时圈、空时圈、地时圈、人时圈、命时圈、理时圈、家时圈、医时圈。

——“圈论”第一一一

“外八圈”的内涵是“命与天时圈、命与空时圈、命与地时圈、命与人时圈、命与命时圈、命与理时圈、命与家时圈、命与医时圈”。其模式可见图 25-3。

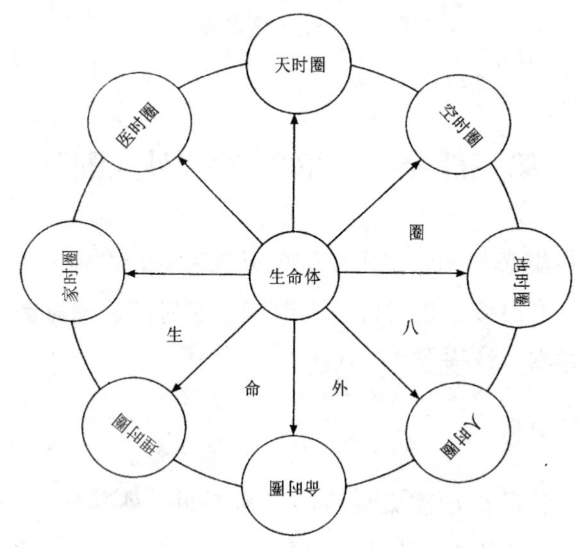

图 25-3　生命外八圈模式圈

其中的“命”是指一切有生命的生物体，重点是指人类的个体生命，而且是指一定时间的“命”；其中的“时”是指一定时间内的“时”，下面分别做具体阐述。

（一）“命”与“天时圈”

“命”与“天时圈”是指一定时间内的生命与一定时间内的“天时”的相互关系。

“圈论”认为：

日赐天热，月赐天寒，地受日月热寒光。故命无地不生，命无天不长。天地运转无休，生命受其相称。

——“圈论”第一一二

地球上的热和光来源于太阳。生命既离不开寒、热、光，又受寒、热、光“相称”的调节。“医圈”特别指出，寒、热变更的交点，就是对生命“离杀”最为突出的时间和方位，也是“天时圈”中“助和存”“反离杀”的重要环节。“天时圈”运转不止，寒、热变化无时，生命的“和存”“离杀”必然常存。

“医圈”对“天时圈”中的寒、热关系尤为重视，强调：

天有寒热，地有寒热，人有寒热，命在寒热中。

热极生寒，寒极生热，寒热交错，交点杀命。

——“圈论”第一一三

临床上表现的各种疾病，绝大多数与寒热有关。故“圈论”指出：

寒病热药补温，热病寒药泻火。

寒者热治，热者寒治。乃医道之理。

——“圈论”第一一四

这是“医圈”重视寒热、调节寒热、防治疾病和观察疾病“转归”的理论依据之一。“医圈”的“寒病热药补温，热病寒药泻火”的治则也是这样产生的。

“医圈”把“天时圈”中的“光”视为眼睛的灵魂、生命的半个世界，指出：“日光、星光、月光、地光、物光。光为眼之魂，光为神之主，无光神无主，有光神自存。”

在一定时间内的天时中，寒、热、光是生命不可缺少的物质，它们能够“助和存”“反离杀”，但若超过生命所需的限度，又将危及生命。所以，医学的使命就是使生命变被动为主动，更有效地应对大自然的突变，适应大自然的规律，利用大自然的条件求得生存。

（二）“命”与“空时圈”

“命”与“空时圈”是指一定时间内的生命与一定时间内的空间的相互关系。“医圈”把水、气、风、云、雷、电、雨组成的“圈”及其与生命的关系划为“命”与“空时圈”。认为：

> 天地之间为空，空间万物源于水，水沉地，气升天；水气乃天地之存，往复无端，命无空间，气血乃绝。
>
> ——“圈论”第一一五

“医圈”所指的“空时圈”，只局限于天地之间，把空间里的气、风、云、雨、雷、电都视为水的转化物，故有“水生气，气生风云，云生雷电雨”。这些空间物质随空时圈的运转而变化万千，并与生命密切相关，表现出“和存”与“离杀”。

总之，命与“空时圈”揭示了“水主沉存于地，气主升存于天”和“命无空间，气血乃绝”的自然规律和人类生命对空间的依存关系。

（三）“命”与“地时圈”

“命”与“地时圈”是指一定时间内的生命与一定时间内的地理环境及其变迁的相互关系。“圈论”认为：

地为水、土、命、场之和。

水为命之源，土为命之存，命与命相依，场在其中。

——“圈论”第一一六

地由“水、土、命、场”组成，它们之间“助和存”“反离杀”，生命的长消就在其中。

命与“地时圈”揭示了个体生命与一定时间内的地理环境，主要指水、土、命、场及其变迁的相互关系。“医圈”要求医生必须了解并掌握水、土、命、场之间的相互转化、相互依存、循环无端的客观规律，为防病治病找到合理的途径，使生命能有机地应激于“地时圈”内的变化。

（四）“命”与“人时圈”

命与“人时圈”是指一定时间内的某一个体生命与一定时间内的人类物质、精神、性三者之间的相互关系。

“医圈”把构成人类社会的三要素即物质、精神和性划分为“人时圈”，指出：性是人类延续的根本，物质是人类生存的基础，精神是人类存在的反映。

“医圈”所指的“性”，包括人类和一切动物类的有性繁衍生育。强调：“性乃山海之洁，何以鄙之？”

又指出：

山海之洁，必有山海之缘。性病源于山海，乃医家之理。

——“圈论”第一一七

说明“性”的行为可使两个生命个体的血缘有机地结合，可使某些疾病代代相传或暂时、局部地相互传染。

物质是“医圈”对客观存在于生命的“内外八圈”中的“食、水、光、温、天、地、命”等万物的统称，是生命存在的基本条件。故指出：

五谷养命，五谷生病。命在食中，病从口入。

——“圈论”第一一八

（五）“命”与“命时圈”

“命”与“命时圈”是指在一定时间内的个体生命与一定时间内的一切有生物（包括人类、动物和植物及现代医学中的微生物）之间的相互依存和“相称”关系，重点讲人的个体生命与动物、植物之间的“和存、相称、离杀、转归”的变化规律。故“圈论”认为：

以命养命，命命相依。命命相杀，各得其所。

——“圈论”第一一九

这一观点强调生物界的生态平衡规律，说明人类和动物类、植物类等一切生命体必然适应“和存、离杀、相称、转归”的规律，医者必须认识并掌握这一规律，发挥人的主观因素，去顺应、改造和利用这一规律，让其服务于人类生命的健康和生存。

例如，为人类的生存与健康提供食用或药用的动物、植物，必须对其加以喂养（栽培）、保护，方能达到“以命养命，命命相依”的生态平衡。

（六）“命”与“理时圈”

“命”与“理时圈”是指一定时间内的个体生命与一定时间内的社会内容及环境之间的相互关系。“医圈”的“理时圈”，是指一定时限内由个人、家庭、民族、国家等构成的各种社会关系，即人的个体生命在社会“大圈”中的相互

"和存"和"相称"关系。例如，"医圈"中的"神病"、现代医学中的精神系统类疾病和传统医学中的"七情"类疾病，都与"理时圈"紧密相关。

实践证明，医学不仅是涵盖生理学、病理学、保健学等自然科学的综合性学科，而且涉及政治、经济、伦理、人际、道德、家庭等社会科学的广泛内容。故"圈论"认为：

医不知天地国亲师，则不治无寒热之症。

——"圈论"第一二〇

医生如果不了解天地、国家、社会、民情的变化，不了解疾病产生的环境及其他社会因素，就无法医治由这些因素引起的疾病。故"圈论"认为：

治病先知病，治心先知心，心病同治乃良医也。

——"圈论"第一二一

"医圈"强调心理医治和药物医治相结合的方法，要求医生必须掌握"命"与"理时圈"的关系，了解寒、热之外的引起人生病的各种社会因素，这样才能坚持"分圈施治"的原则。

（七）"命"与"家时圈"

"命"与"家时圈"是指一定时间内的个体生命与一定时间内的家庭之间的相互关系。"医圈"把人的个体生命的存在与家庭长幼之间的关系单独划为一"圈"，重点是讲血缘构成的家庭长幼之间的关系与生命的长消的密切关联，故"圈论"强调：

老养子、子敬老。子子孙孙，同圆无端，相依续命。

——"圈论"第一二二

又指出：

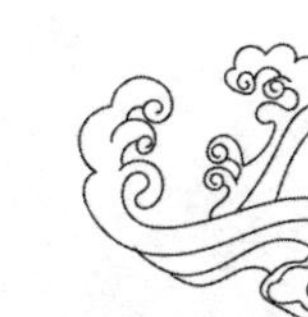

幼丧母，中失偶，老失幼，此乃三悲，神病之源也。

——“圈论”第一二三

如果一个人在幼年时失去父母，或在中年时失去自己的配偶，或在老年时失去自己的子女，都能导致其精神的严重创伤而患病，也可能由此引起其他意外并危及生命。

“医圈”要求医生必须了解患者三代之间的关系，剖析由此引起的致病因素，从而有效地实行“分圈施治”。

（八）“命”与“医时圈”

“命”与“医时圈”是指一定时间内的个体生命在患病期间与医生及其治则、用药等之间的关系，解释疾病、患者、医生、药物之间各自的地位、作用及相互关系。“医圈”认为：医生是医学的主人，患者是医学的对象，药物是医学的武器，疾病是医学的敌人。

“圈论”还认为：

病家之命，自身所养。

——“圈论”第一二四

患者体质的强、中、弱，年龄的老、中、幼，病情的轻、中、重、危，病程的早、中、晚和对药物的接受力是决定病情转归的重要因素。

关于疾病方面，“圈论”认为：

病有四类、四季、四方、四度、四性、四残和三苦、五果之分。善医者，分圈施治有理。

——“圈论”第一二五

（1）病分四类：疾病可分鬼、邪、神、性。

（2）病分四季：春、夏、秋、冬。

（3）病分四方：上、下、左、右。

（4）病分四度：轻、重、缓、急。

（5）病分四性：寒、热、恶、良。

（6）病分四残：

①医治就不残，不医治就残。

②医治就迟残，不医治就早残。

③医治就轻残，不医治就重残。

④医治也残，不医治也残。

（7）病分三苦：

①医治就无痛苦，不治就有痛苦。

②治就缓解痛苦，不治就加剧痛苦。

③治也痛苦，不治也痛苦。

（8）病分五果：

①治能愈，不治也能愈。

②治就愈得快，不治就愈得慢。

③治就好转，不治就死亡。

④治就晚死，不治就早死。

⑤治也要死，不治也要死。

医生必须掌握这些规律，才能准确地辨证用药，分圈施治，这是“医圈”十分强调的原则。

对于医生，“圈论”指出：

防病、看病、治病，为医道三关。防有四病，看有五诊，治有分圈，变化万千也。

——“圈论”第一二六

这里说的“防有四病”，是指防鬼、邪、神、性四类疾病；“看有五诊”是指运用眼、耳、鼻、口、手五种诊断方法；“治有分圈”是指按照一定的圈位去分圈施治。此乃医生尽职的三关。

“医圈”强调，医生能够确诊疾病并了解药性，患者则要遵医嘱并主动配合，若乎此，方能有效地防治疾患。

39

圈圈相连，圈圈依存。

一圈受杀，八圈株连。

第四部分 “医圈”的“内八圈”

个体生命的体表与生命中枢的内部联系，也有八个圈种，即：气血圈、运化圈、肾水圈、命源圈、位八圈、异九圈、经络圈、生死圈，统称为“内八圈”。

一、内圈

生命体的内部因素构成的“圈”叫“内圈”，其范围是由身体的体表到生命的中枢。

生命与“内圈”的关系是“内圈”依存于生命而存在。“内圈”各点之间存在着互相依存、互相制约、互为因果的可逆性关系。其内容：

一是指生命自身的反应力、调节力、修复力。

二是指“内圈”对生命的依附力。

三是指“内圈”之间和存、相称、离杀、反离杀的关系。

二、内八圈

“内八圈”，即生命体“内圈”的八个组成部分。

内八圈：气血圈、运化圈、肾水圈、命源圈、位八圈、异九圈、经络圈、生死圈。

——“圈论”第一二七

气血圈，生命气血延万物。
运化圈，万物运化得升华。
命源圈，山海之洁万物变。
肾水圈，水进水出肾为命。
位八圈，分圈施治医理明。
经络圈，内外合一经络连。
异九圈，个体九图环医道。
生死圈，生死过程是曲线。

——“圈论”第一二八

“内八圈”的内涵由“命与气血圈、命与运化圈、命与命源圈、命与肾水圈、命与位八圈、命与经络圈、命与异九圈、命与生死圈”组成，见图 25-4。

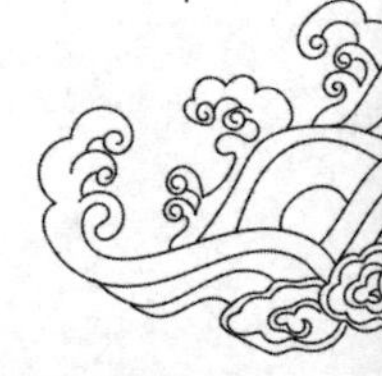

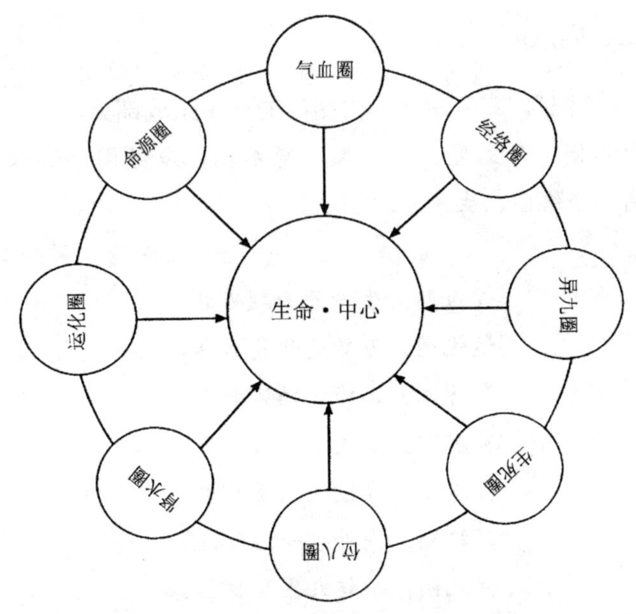

图 25-4　生命内八圈模式图

（一）“命”与“气血圈”

“气血圈”由“血圈和气圈”组成。“命”与“气血圈”主要是讲气、血在生命的“和存”“离杀”上的相互关系及其对生命的影响。“圈论”指出：

气血和存，长消生命；气血离杀，生命乃绝。

——“圈论”第一二九

这就要求医生必须掌握气血在生命中的重要地位和运行规律。“助和存”就是使之正常运转才能维持生命。个体生命通过五脏六腑的血液、血管、神经、体液使“内八圈”与“外八圈”息息相通，维持生命。

“圈论”指出：

有心者，脏腑各有其功。命源于山海，得利于天地，独立于个体。水食生血，肝脏藏血，心脏输血，肺脏纳气，肾脏滤水，胃器纳食。胆脾胰主运化，小肠吸纳营卫，大肠排出糟粕。红黑经络为道，气伴血行，周而复始，循环无端，和存得命，离杀命绝。

——“圈论”第一三〇

“有心者”是指有心脏的生命体（这里指人），其脏腑各有分工，相互依存，保障整体的生命循环，那就是以血管为路，畅游全身，气血同行，长消生命。所以，生命的活力是以“气血”循环的形式存在和表现的。

“圈论”认为：

血源水谷，为水谷之精，似树根吸水。血进出心内，贯于全身，养育生命。血动，则唇红皮润，神灵眼明，心平血和而命生；血瘀，则唇紫皮青，舌绛、神怠、眼雾，心悸、气闷而命衰，血停而命绝。

——“圈论”第一三一

“圈论”指出：

气分内外，源于水谷也。外气为天地万物之气。外气入血则为内气，贯于全身伴血气同行。气顺则心肺平、食欲佳、睡眠好、三通顺、神明也；气滞则心悸气短、头痛、失眠、不思饮食、三通败而神衰也。

——“圈论”第一三二

所谓“三通”，就是大便、小便、汗液的正常“和存”。

生命与气血紧密相关。如气血不调、三通不顺、精神欠佳，就是病态。因此，“医圈”在医治上十分重视气血“和存”的正常调节。

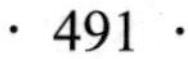

(二)“命”与“运化圈”

“运化圈”由“嘴巴圈、食路圈、肚圈、肝圈、胆圈、脾圈、连蒂圈、四型肠圈、肛门道圈”组成。“命”与“运化圈”主要是讲生命体通过这些器官消化和吸收水谷精华，排弃糟粕的过程及它们的相互依存和“相称”关系。

“圈论”指出：

嘴巴圈进，肛门道圈出。有进有出为和存，不进不出为离杀。

——“圈论”第一三三

人体在消化吸收营养的过程中，如果食物从口进入食道，经过胃肠消化并吸取精华，再从肛门顺利地排出糟粕，谓之“运化圈”运转正常。反之则进出不和，运化失调，生命衰败。

“运化圈”中十分重视“四水”，即“口水（唾液）、肚水（胃液）、胆水（胆汁）、连蒂水（胰腺分泌液）”。

“圈论”指出：

四水运化五谷为津，命得四水所养。和存者，清浊分升降顺、气血和、命得神；离杀者，清浊不分、升降不顺、不进不出、进而难出、气血自杀，杀命失神。

——“圈论”第一三四

“运化圈”中十分重视“九通”，即“大便、小便、月经、精液、泪液、口液、痰液、汗液、鼻液”之通。故“医圈”强调：

九通邪病出，八通邪病入，七通内圈杀，六通神懒言，五通食欲减，四通难入眠，三通魂附体，二通邪病缠，一通命西行。

——“圈论”第一三五

一个健康的机体如果达到“九通”，则鬼邪神性病难入，少数不通或多数不通，可导致“圈内”各器官功能紊乱而危及生命。

医生在研究“命”与“运化圈”的关系时，必须重视“四水”，观察“九通”，方可知“圈内”是否进出有序、水谷化津是否正常，从而调节运化功能，“助和存”，维持生命的正常运转。

（三）“命”与“肾水圈”

“肾水圈”由“双大腰子圈（双肾）、双近尿管圈、尿泡圈、远后尿道圈”组成。主要讲气血化水生成尿，由体内排出体外的“和存”过程和“离杀”现象及其与生命的关系。

“圈论”指出：

五谷与水运化入气血为津，气血生水为尿；双大腰子为君，近远尿道为臣。如君臣相斗，水犯气血，招邪神入门也。

——“圈论”第一三六

说明了“水谷”通过“运化”入气血，气血再通过肾脏产生尿，又通过“尿道圈”排出体外的正常“和存”过程。如果这一生理过程被打乱，疾病就可能产生，各种症中之症也随之而来。如现代医学所指的肾炎、肾盂肾炎、肾肿瘤，以及尿路结石、膀胱炎等病症，都是由于“肾水圈”的君臣不和甚至君臣相斗、水犯气血而出现“肾水圈”相杀导致的。临床上常常表现为面部、四肢浮肿，全身乏力，精神萎靡。

（四）“命”与“命源圈”

“命源圈”主要由男女两性的生殖系统组成。包括男性的双大腰子（双肾），双小腰子（睾丸），肾津（精液、精子、前列腺液），命桥（阴茎）及女性的双腰子（双肾），命路

（卵巢、卵子、输卵管），先天房（子宫），阴门道圈（阴道）。

“圈论”指出：

命源山海，山海之洁，而后存海。海腹十月，世上百年，衣食为生，往复无端。

——“圈论”第一三七

个体生命产生于父母之性，人的生命必须通过性的方式才能完成“命源圈”的使命。在有性关系之前，产生新生命的必备要素，父母只各存一半。在双方都具备生育条件时，通过性的方式，精卵便结合并存于母腹，约为10个月，这是生命的先天，然后在世间依靠物质生存，再通过性的方式产生新的生命。人类就是这样往复无端地繁衍生存着。

“医圈”认为，这种男女之间的性结合关系，是“命源圈”的实质。医生必须了解“命源圈”中与生命的产生和延续有关的一切因素，懂得它们“和存”与“离杀”的变化，才能更好地为健康生命的产生与延续服务。

（五）“命”与“位八圈”

“位八圈”是“医圈”把人体由上向下大体进行分解后划分的八个部位，即“头圈、颈项圈、肩圈、胸背圈、腰腹圈、骶腹圈、手圈、脚圈”。

“命”与“位八圈”是讲生命与这些“圈”以及这些“圈与圈”之间的生理关系。“位八圈”为“医圈”的“五诊合参论治”及“分圈施治”提供“和存”“离杀”的依据。

故“圈论”指出：

良医者，先分位八之图环治，后以升降浮沉、寒热之功而施治。

——“圈论”第一三八

"位八圈"是生命的内容之一，它是按人体的大体部位来划分的。现分述如下。

1. 头圈

"圈论"指出：

头为命首，九窍通外。

——"圈论"第一三九

"头圈"分"髓圈"和"面圈"；"髓圈"和"面圈"又分"髓三圈"和"面九门"。即临床上的"髓内圈、髓中圈、髓外圈，双眼门道圈、双泪门道圈、双耳门道圈、双鼻门道圈及嘴门道圈"。这些"圈"相互依存、"离杀"，症状都可在"头圈"中表现出来。论治时需对症查病，"分圈施治"。

2. 颈项圈

"医圈"把头和肩之间的部位划为"颈项圈"。前为"颈圈"后为"项圈"，中有气道和食路。

"圈论"指出：

头为君，身为臣，颈为君臣之桥。

——"圈论"第一四〇

3. 肩圈

"圈论"指出：

肩有顶天之力，有左右之分。

——"圈论"第一四一

临床上把"肩圈"分为"左肩圈"和"右肩圈"。

4. 胸背圈

"圈论"指出：

前为胸圈，后为背圈，心圈、肺圈均在其中。

——"圈论"第一四二

5. 腰腹圈

“圈论”指出：

前为腹圈，后为腰圈，肚圈、肝圈、胆圈、脾圈、连蒂圈、四型肠圈、双大腰子圈、双前尿管圈、尿泡圈、后尿管圈，各圈并存于腰腹圈内，圈圈相通，相互依存。

——“圈论”第一四三

6. 骶腹圈

“圈论”指出：

骶腹三道门，污秽往外行。

——“圈论”第一四四

“医圈”把“男池圈、女池圈、尿门道圈、阴门道圈、肛门道圈”划为“骶腹圈”。

7. 手圈

“圈论”指出：

手为举止之相，护身之体，有左右之分。

——“圈论”第一四五

临床上把“手圈”分为“左手圈”和“右手圈”。

8. 脚圈

“圈论”指出：

脚为支撑之相，身动之体，有左右之分。

——“圈论”第一四六

临床上把“脚圈”分为“左脚圈”和“右脚圈”。

（六）“命”与“异九圈”

“异九圈”由“气圈、血圈、脉圈、筋圈、骨圈、肉圈、皮圈、毛圈、甲圈”组成。

“异九圈”中的“各圈”相互依存，功能各不相同。“圈论”指出：

圈圈相连，圈圈依存。一圈受杀，八圈株连。

——“圈论”第一四七

如“气圈”或“血圈”“离杀”，则必然心慌气短，疲乏无力，或动则气喘，见风生热。以此对其他圈进行类推，无不如此。

（七）“命”与“经络圈”

“圈论”指出：

心为树干，经为根枝，络为须叶；红经络、黑经络、髓经络、骨经络、肉经络、皮经络，布全身各有圈之。

——“圈论”第一四八

“医圈”把经络分为六类，并形象地把经络的形状、起止、分布、走向都勾画出来，具体分述如下。

1. 红经络

起于内，出于心，伴红脉行，布全身，系红脉之表。

（1）红经络上行颈项圈左右交头圈于顶旋（百会）。

（2）红经络横行肩圈左右交手圈于指端。

（3）红经络中行胸背圈、腰腹圈、骶骨圈交于脐部。

（4）红经络下行，起于脐部，经脚圈交于足趾端。

2. 黑经络

起于外，归于心，伴黑脉行，布全身，系黑脉之表。

（1）黑经络下行，始于头圈顶旋，经颈项交于心。

（2）黑经络横行，始于指端，经手圈、肩圈交于心。

（3）黑经络中行，起于脐部，经骶腹圈、腰腹圈、胸腹圈交于心。

（4）黑经络上行，起于足趾端，经脚圈交于心。

3. 髓经络

起于髓，出于骨，伴血行，布全身。

（1）髓经络，起于头髓，伴脉同行，经眼、耳、鼻、牙、舌归原位。

（2）髓经络，起于项骨之髓，伴脉同行，经项圈、颈圈、肩圈归原位。

（3）髓经络，起于脊梁骨之髓，经胸背圈、腰腹圈归原位。

（4）髓经络，起于尿骨之心，往复于骶腹圈、脚圈足趾端归原位。

4. 骨经络

起于骨，布骨身，往复于骨。

5. 肉经络

（1）起于肉，成片状而如薄纸，存于两块肌肉之间。

（2）起于骨，如索接肉，往复于肉骨。

6. 皮经络

经生络，络归经。经在皮下，络织为皮，起于外，布全身，通内外，往复无端。

（八）“命”与“生死圈”

“生死圈”是指人体生命过程中的各个阶段。由“孕时圈、生时圈、婴时圈、幼时圈、童时圈、少时圈、中年时圈、老年时圈、升天时圈”组成。“命”与“生死圈”的内容主要是讲生命的产生、存在、死亡过程中的“和存”“相称”“离杀”“转归”关系。

1. 孕时圈

“圈论”指出：

命源山海，先天为孕。一月二月母神倦，三月四月母出怀、五月六月母牙动、七月八月母增食、九月足时命现天。

——“圈论”第一四九

这是讲人命先天的正常孕育过程。怀孕一两个月时，母亲精神困乏，食欲不佳；三四个月时，母亲的腹部明显增大；五六个月时，母亲的牙齿出现松动；七八个月时，母亲的食量突然增加；足九个月时，胎儿就离开母体来到世间，孕圈结束。九个月的胎儿较常见，十个月的少见。如果违反这些规律，就可能导致胎儿发育不良或出现其他孕期疾病。

2. 生时圈

“圈论”指出：

怀胎九月，生分九时。
一时母脚麻，
二时母腹胀，
三时母腹痛，
四时神不宁，
五时坐不安，
六时睡不宁，
七时见红喜，
八时破胎水，
九时胎离母。
异者逆生。

——“圈论”第一五〇

这里的“九时”不是指9个小时或9个时辰，而是指产妇的九个临产症状在临床上的先后反映。这些症状如果差异太大，就属难产，故“异者逆生”。

“医圈”把难产分为四类：一是站生，二是横生，三是胎衣堵门，四是死胎。

3. 婴时圈

“圈论”指出：

离腹为婴，哭为语言。无自主，有本能，节饱适温，卧干静睡，夜眠十更为顺。

——“圈论”第一五一

人离开母体后就进入“婴时圈”阶段。特点是没有语言，哭声本能地反映婴儿的需求与情绪，但婴儿没有自主地表达感情的机制。在保健上要有规律地按时定量给婴儿喂食，并保持尿布的干燥和适当的环境温度，多让婴儿独卧，夜间睡上 10 个小时左右，婴儿才能良好地生长发育。

4. 幼时圈

“圈论”认为：

幼初始发语，表情得自然。
行动主爬行，乳食兼而顾。
邪从水火起，母不离儿身。

——“圈论”第一五二

幼儿初期，开始有了“啊”“呀”“爸”“妈”等简单语言，哭笑分明，表情自然，以爬行为主要活动特征。幼儿发育快，奶汁的营养不能满足其生长需要，故需乳食兼顾。由于幼儿爬行好动，就要谨防水火烫伤，故“邪从水火起，母不离儿身”。

5. 童时圈

“圈论”指出：

童初起步行，去乳食为主。苦母儿防跌，表情达意真。

——“圈论”第一五三

进入“童时圈”，人就用站立行走的方式进行活动了，并且能使用和听懂较复杂的语言，不说假话。这一时期是孩子最难照顾的时期，尤其要注意防止跌伤。所以，“医圈”认为“幼时圈”和“童时圈”都是“苦母时圈”。

6. 少时圈

“圈论”指出：

少者语始多，言行自主定；衣食靠父母，教之好德行。

——“圈论”第一五四

又说：

少不教，大不孝；不孝之者，长辈之过。

——“圈论”第一五五

人的生命进入少年时期，口头语言已十分丰富，能自主地表达意识，离开父母独立行动，社会接触面也逐步扩大。但这一时期的衣食住行还必须依靠父母。“医圈”十分强调父母对子女的早期教育。少时教育不好，长大就难教育，就不可能具备好的道德品行。故有“少不教，大不孝”之说。

7. 中年时圈

命旺在中年，自主四十秋。报国建家业，敬老养家小。若要病灾少，劝君莫过劳。要得命长久，切勿忙与忧。

——“圈论”第一五六

人到中年，报效国家、建家立业、敬老养小，是每个人天经地义的义务，是生命过程的规律。这一阶段是人一生中脑力和体力负荷最重的时期，也是疾病最容易产生的时期。保健重点主要强调劳逸结合。

"圈论"认为：

辛劳有余，必损碰吸。经络痹症，耗损气血。积劳成疾，离杀生命。好人命不长，痨而命非殃。

——"圈论"第一五七

事实证明，在现实生活中，凡是辛劳忙碌、忧思无度的人，患疾病的机会总比其他人要多，尤以中年男性和从事脑力劳动者居多；儿童时期（除遗传因素）及那些工作单纯、情绪稳定的人，患疾病的机会就要相对少些。

8. 老年时圈

"圈论"指出：

命衰百年老，邪至鬼登门。医助命为杖，年月日时存。

——"圈论"第一五八

古人道："人到七十古来稀。"正常生命从七十岁到一百岁就必然衰老；超过百年之后，衰老则更为明显。老年人的身体抵抗力差，行动不便，极易引发疾病或其他意外。医生和药物只能像拐杖那样帮助衰老生命的运转，这一时期只能以"年月日时"来计算它的生存期。所以，"邪至鬼登门"也属正常现象。老年人的疾病主要是防和治，而不是养。

9. 升天时圈

"医圈"所指的升天，是指个体生命结束。"升天时圈"的内容，主要是讲尸体的埋葬方法及其与群体活人生命的关系。

"医圈"认为人死后有六种埋葬方法，即：天埋、地埋、水埋、火埋、棺埋、布埋。并指出：

天埋鬼魂满天飞，散到人间无法归。

地埋宜深不宜浅，以免鬼魂地面行。

水埋鬼魂随水漂，借尸还魂两岸糟。
火埋灵魂最为净，鬼魂清烟同西行。
棺埋宜早不宜迟，多停世间并无用。
布埋宜快不宜慢，久停带走后人魂。
六埋宜远不宜近，以免鬼魂转回程。
人生自古谁不死，后人免灾九泉宁。

——“圈论”第一五九

这里，应把“鬼魂”二字理解为瘟疫、病菌。“医圈”对六种埋葬方法及其对生命的影响都做了明确的说明，它所提倡的“火埋”，仍为当今的人们所推崇。

人的生与死都是大自然不可抗拒的规律，对生与死有正确的认识和观念，会给人带来生命的活力。

“圈论”指出：

黄泉路上无老少，前仆后继奔黄泉。
人生自古有生死，无非走得早与迟。

——“圈论”第一六〇

40

观天知风云，观地知事理，
观人知祸福，观病知生死。

第五部分　观病八圈

“观病八圈”是“医圈”观察疾病的八种方法。

个体生命的健康程度，可以通过机体的外在状态表现出来，而这些体表特征是判断生命质量的重要参考。

“观病八圈”是：

一观舌象圈，二观脉象圈，三观寒热圈，四观痰涕圈，五观二便圈，六观汗液圈，七观睡眠圈，八观饮食圈。

——“圈论”第一六一

一观舌象圈

观舌象圈就是观舌质、舌体、舌苔。舌质是红是绛？舌体是大是小？舌苔是薄是厚？

舌为脏腑之天窗，通过舌象圈可以观察体温的寒热、血液的循环、呼吸的正常与否等情况。故有舌尖主心，两侧肝胆，中心脾胃，后为肾脏之说。

二观脉象圈

“医圈”诊病是“五诊合参”，主要以脉象为主。“医圈”有独特的脉象定位和独特的诊断脉组。通过脉象、脉组来判断全身的健康状况和疾病现状。从脉象可以了解心脏的功能及疾病。心跳快，脉快；心跳慢，脉慢；心跳有力，脉有力；心跳有规律，脉有规律；心跳快，血液循环快；心跳慢，血液循环慢；心跳无规律，血液循环就不均匀；心跳整齐，血液循环就均匀。通过心脏的跳动及脉象，就可以发现健康与疾病的状态。

三观寒热圈

“医圈”认为，任何生命体都有一个客观存在的正常温度，以这一正常温度作为标准，可以判断人体是寒，是热，或者是在正常温度范围内。通过寒热变化，可以判别身体的好坏。寒热是产生疾病的病因之一，故有“寒热交错，交点杀命”之说。在观察疾病的变化中寒热是重要的标志。

“医圈”还认为，任何生命体必然有温度，没有温度的生命体是不存在的。当生命体自身所需的客观温度完全消失，说明生命也就结束了。因此，寒热同样是生命过程中的一个重要标志。

四观痰涕圈

痰涕是指鼻涕和口痰。痰涕的变化可以反映疾病的变化及健康状况。痰涕的浓稠稀湿，是反映身体寒热的标志。

鼻涕称为人的“天河水”。对一个危重患者来讲，断了天河水，就说明生命处于不可逆转的境地，因为人的生命快结束时是没有鼻涕的。

五观二便圈

二便即大便和小便。大小便的变化反映了健康和疾病现状。当大小便不正常时，必然是身体的某一部分带病了。

六观汗液圈

汗液的变化、出汗的部位和时间，能反映身体健康和疾病的情况，可作为诊断疾病的辅助手段。

七观睡眠圈

睡眠的好坏，是人体自身调节能力的标志。

“医圈”十分强调睡眠的重要性，认为：

一年之计在于春，一日之计在于晨，
晚了不睡是小偷，天亮不起是患者。

——“圈论”第一六二

八观饮食圈

饮食好坏，对身体健康有重大影响。故有“民以食为天”之说。

41

命之和存，存于天地；
命之相称，称于万物；
命之离杀，杀于失衡；
命之转归，归于无形。

第六部分　识病八圈

“识病八圈”是“医圈”认识疾病的八种方法。

“医圈”从个体生命产生疾病的环境、原因、轨迹、源头、根本、主体、客体、变因等方面分析了疾病形成的全过程，从而为认识疾病提供了一个全新的思维角度。

“医圈”诊断疾病，遵循的是“五诊合参论治”的原则，当机体出现“疾病”时，就要按照“圈”的内涵和一定的“圈属”找出疾病所在的部位来分析疾病产生的原因，称之为“识病八圈”，包括“界、因、道、源、本、标、根、变”8个属。

“圈论”认为：

交点为生命福疾之界圈
碰吸为生命福疾之因圈
经络为生命福疾之道圈
气血为生命福疾之源圈
物质为生命福疾之本圈

精神为生命福疾之标圈

先天为生命福疾之根圈

相称为生命福疾之变圈

——“圈论”第一六三

一、“交点”为生命福疾之“界圈”

“医圈”把生命的内部因素划分为“内八圈”，把生命的外部因素划分为“外八圈”，把内、外八圈的结合部称为福疾之“界圈”。“医圈”认为，个体生命的存在，无时无刻不与它所处的外部环境发生关系，它们之间发生关系时的结合部也是最易产生疾病的部位。

“圈论”指出：

未交在圈外，交之在圈内。和存为福，离杀有疾。

——“圈论”第一六四

人的衣食住行，人的工作和思维乃至生命的整个代谢过程，都要与相应的外部因素相接触，产生无数个交点，形成无数个界面——“场”面。这种接触如果有利于生命的健康，就叫“和存”，反之则叫“离杀”。人体与外界相通的十五道“门户”，是最容易引起病变的部位。所以，“圈论”指出：“邪入十五门，内圈不安宁。”一般情况下，内外交点产生“离杀”因素，生命依靠自身对外部因素的应激力、适应力、利用力，尚能抵御外犯。

“医圈”强调“寒极生热，热极生寒，寒热交错，交点杀命”。认为多种疾病（包括肿瘤在内）的起因，常常跟天地万物的寒热交错、变更无时有关，这一点应该特别引起注意。

二、"碰吸"为生命福疾之"因圈"

在生命的运转过程中，每时每刻都存在着"碰吸"现象，"医圈"把这种碰吸现象称为生命的福疾之"因"。所谓"碰"，是生命自身为抵抗外部因素的侵害而本能产生的反击力；所谓"吸"，是生命自身为吸收外部环境中的有利因素而本能产生的亲和力。生命与外界"碰吸"的机会越多，导致生命"福疾"的概率就越大，它们之间的关系成正比。所不同的是，生命的碰吸之功有正常与失调之分。正常者，生命"和存"而为福；失调者，生命"离杀"而为疾。

三、"经络"为生命福疾之"道圈"

"医圈"把生命机体内的"经络"称为福疾之"道"，认为经和络是生命运转的轨道。这个轨道的任何一个环节都对生命有直接的影响，都可能导致疾病。"医圈"指出：经分红黑二经，络有红黑二络。离心肺者为红经红络，归心肺者为黑经黑络，红黑经络如树之根须，其根为经，其须为络，如网状而布全身。道通者为福，道痹者乃疾。红经痹而成"红包"，黑经痹而成"青包"；红络痹而成"红块"，黑络痹而成"紫块"。凡经络受痹，近痹的气血积滞为包，远痹的气血不达而成块，久之不治也。

"医圈"认为：只要生命的轨道受阻，"道"不通，其相应的部位必然产生病变，形成"疾块"，时间拖久了，根治难矣哉。

四、“气血”为生命福疾之“源圈”

“医圈”把存于生命体内的“气血”称为福疾之“源”。认为气血是生命活动的物质基础，故“圈论”指出：

气血源于五谷，存于脏腑，行于经络，养于全身。若气血如常，肺合心纳，其源而旺，其流而畅，则和存为福；若气血无规，运化无序，纳合失调，或滞于经，或阻于络，则离杀生命。

——“圈论”第一六五

“医圈”把气血运行的正常与否，作为判断生命健康或疾病的标志之一，是符合生理变化规律的。

五、“物质”为生命福疾之“本圈”

“医圈”把“物质”看作生命存在的基本条件，认为“物为福疾之本”。生命健康或疾病，都是物质变化的存在形式。“生命八字”赐予生命福疾均等的机会，只不过个体生命存在差异，如何去应激、适应和利用各有不同罢了。“医圈”强调的“助和存、反离杀”，其医理就在于此。就狭义的物质条件来说，无论穷困和富足，只要超过生命“和存”的极限，就可能导致疾病。民间有“穷生虱子富生疮”和“物为福疾之本”之说，其意义就在于提醒医者和患者正视自身的物质条件，千万不可大意，故“圈论”指出：

弃疾存福，和存不杀，延年益寿也。

存疾为灾，离杀不和，损命折寿也。

——“圈论”第一六六

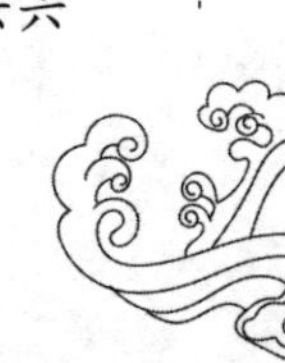

六、“精神”为生命福疾之“标圈”

“医圈”把人的精神状态称为“福疾之标”。人们的笑、思、虑、恐、怒、歌、哭、吟、呼、语等都是精神的反映，兴奋抑郁、悲欢离合均在其中。故“圈论”指出：

神为福疾之标，神为物之升华。神物和存，贵而为福。神物离杀，溃而为疾。

——“圈论”第一六七

我们可以从两个方面来理解“神为福疾之标”的含义。

其一，一个人精神状态的好坏可反映其健康或疾病现状。

其二，一个人精神状态的好坏可影响其健康或导致疾病“转归”。

假如一个癌症患者胸怀坦荡、豁达开朗，对治疗绝对是有好处的；假如一个人精神抑郁、情绪萎靡，其健康绝对是不稳定的。这种惊人的反差现象难道见得还少吗？

七、“先天”为生命福疾之“根圈”

“医圈”把生命先天从父母那里承袭的健康或疾病的因素称为“福疾之根”，认为物质、精神、性是构成人类生命的三要素，并指出：

性乃生命先天之源，物为生命后天之本，神为生命长消之魂。

——“圈论”第一六八

人类的遗传繁衍，首先是“性”的作用。福疾之“根”，即现代医药学所指的遗传基因。而“根圈”还包括了许多属于“医圈”特有的生命先天的遗传规律。所以，“圈论”特别指出：

儿承山海之气血，必承山海之福疾。

顺代相承疾本位，始发山海同年月。

隔代相承疾表里，始发祖辈晚三秋。

——“圈论”第一六九

“医圈”的这些规律多数已应用到诊治疾病的临床实践中，并得到验证。

八、“相称”为生命福疾之“变圈”

生命的“碰吸”功能，使生命“内外八圈”之间产生“相称”关系，并引起疾病的“转归”变化，称之为“变”圈。“相称”起着一种抑制、平衡生命的各种内外因素之间关系的作用。“相称”时，“命和存”；不“相称”时，“命离杀”，这种“相称”关系随时都在发生变化。“相称”只是暂时的，不“相称”是绝对的。生命的本能客观存在的“碰吸”功能和人们主观上的自我保健措施、诊治手段等构成了使生命内外关系“相称”的主体要素。但复杂的大自然主宰着一切，它让所有的生命现象都在“相称”与不“相称”的变化中周而复始地运转不息。

“医圈”的这一观点，提醒医家和患者在认识生命福疾的客观条件时，应对疾病保持积极乐观的态度，采取主动防治的措施。

42

无病当有病，早病当晚病，
小病当大病，轻病当重病，
防病重于治病！

第七部分　治病八圈

“治病八圈”是“医圈”治病的八原则。

“医圈”强调在治疗上因人而异，因病而异，通盘考虑，综合治疗，重点突破，分圈施治。

“医圈”告诫人们：保健重于治疗，防病重于治病。

一、治病八圈

“医圈”的“治病八法”称“治病八圈”。即：

一、散疾块圈
二、箍块祛毒圈
三、平寒热圈
四、助碰吸圈
五、顺气血圈
六、通痹症圈
七、保命五防圈
八、饮食五化圈

——“圈论”第一七〇

“医圈”认为，任何疾病多以“疾块”的形式存在。但“疾块”不一定是疾病。因此，一旦出现疾病，就要遵循治病的八个原则：

第一是要散疾块，常用软坚化疾法。

第二要箍块祛毒，常用以毒攻毒法。

第三要平寒热，常用清热解毒法。

第四是助碰吸，常用扶正祛邪法。

第五是顺气血，常用补气养阴法。

第六是通痹症，常用活血化瘀法。

第七是保命“五防”，就是防伤风感冒、防劳累、防生气、防失眠、防事故。

第八是饮食“五化”，就是规律化、营养化、口味化、药膳化、多样化。

“医圈”认为，在治病过程中，对这八个方面要通盘考虑，综合治疗，重点突破，分圈施治。

要注意，在治疗过程中，不要迷信某一位医生、某一种药或某一种治疗方法。再好的医生、再好的药物、再好的治疗方法，只能适用于某一类病中的某一些人，而不是所有人；某些人中的某一类病也不是所有的病，治疗有效但不能完全治好，是阶段性有效而不是全过程有效。世界上没有任何一个医生、一种方法和一种药物可以包医百病。因此，凡是对患者本身有效的治疗方法和药物，只有在医生的指导下有机组合、综合使用，才会获取最佳的治疗效果。

在选择医生、药物和治疗方法时，一定要以患者为中心，考虑其对于疾病能有多大改善，大改善大有效，小改善小有效，无改善没有效。有些药物对自己无效，但对他人有效，因人而异，因病而异。治病的药不一定以价论效，贵的药不见得胜于不贵的药，关键是对症！有的放矢，合理用药。

二、“医圈”的保健原则

在保健上，“医圈”提倡预防重于医治，强调“防先、治后”，提倡预防为主，治疗为辅的原则。

（一）防病于未然

“圈论”认为：

善医者无病当有病，早病当晚病，小病当大病，轻病当重病，防病重于治病，分圈施治良效乃名医也。

——“圈论”第一七一

“医圈”还强调疾病最容易通过人体的“十五门道圈”致病，在保健中要重视“十五门道圈”的健康护理。

“圈论”指出：

邪入十五门，内圈不安宁，要得内和存，守好十五门。

——“圈论”第一七二

“医圈”把双眼门、双泪门、双耳门、双鼻门、嘴门、双乳头门、脐门、尿门、肛门、女阴门等与外界相通的器官视为人体的十五门户，俗称“人体十五门”。“医圈”认为疾病常常是通过十五门户侵犯机体而致病的。十五门中有一门被鬼邪突破，都将影响“内八圈”的正常运转。因此，对十五门的防护十分重要。如“医圈”中的“邪腰子病”，即现代医学的肾盂肾炎，多数是通过尿门感染所致。

“医圈”提倡预防时不仅防无病，而且防有病的转化，这与现代医学中的早期诊断、早期治疗的观点是一致的。

（二）自我保健

“圈论”指出：

四防周全百病消，内外合一命自保。

——“圈论”第一七三

在自我保健上，首先要注意“四防一适当”，即防感冒、防失眠、防生气、防劳累和适当运动。

1. 防感冒

“医圈”认为：“热极生寒，寒极生热；寒热交错，交点杀命。”由此可知感冒的危害性。感冒的预防对恶性疾块（癌症）患者尤其重要。大量的临床实践证明，肿瘤患者，只要不感冒，病情就不会加重、转移、恶化和出现致命危险。临床真正死于肿瘤的患者仅占死亡率的5%，其余95%都是死于并发症。

2. 防劳累

“医圈”认为：“辛劳有余，必损碰吸。经络痹症，耗损气血，积劳成疾，离杀生命。多为勤、为壮、为男、为老、为忧者。故曰：好人命不长，痨而命非殃。”休息好就是治疗，就是保健。目前各类患者愈发年轻化、知识化、勤劳化，他们的病大都是不注意休息造成的。

3. 防生气

“医圈”认为：“生气则气滞血瘀，心悸气短，头痛，失眠，多梦，不思饮食，三通败而神衰；和气则心平肺顺，气血相通，食欲佳，睡眠好，三通顺，神明也。”要防生气，遇事要冷静，有病要安心治疗，悲观失望、忧心忡忡、怒气冲冲都不利于健康。

4. 防失眠

睡眠是一种休息方式，是恢复体力、增强免疫功能的好方法，只要睡好夜间 11 点至凌晨 3 点的觉，就不算失眠。这个期间的觉是子午觉，上下阴阳并合之时，人身阳气上行，故防失眠有利于健康。对健康人如此，对患者更是如此。

5. 适当活动

这里的活动主要指户外活动。人与大自然在广阔的天地里相通，便会顿感心胸宽广、精神愉快。对于患者，在条件允许的前提下，提倡清晨散步、打太极拳、练气功，这样可改善人体的微循环，使气血通畅，增强机体的抗病能力。

（三）饮食保健

民以食为天，吃饭是本能。这强调的是自我保健和饮食保健的重要性。

“圈论”指出：

生命先天源山海，生命后天于五谷，食百味，药百草，药食同源，运化养命。

——“圈论”第一七四

饮食保健有五化：

1. 规律化

饮食时间、数量、次数要有规律。

2. 营养化

饮食以质量为主、数量为辅，注意调剂。

3. 口味化

除有药物禁忌和生理禁忌的食品外，以口味为主，想吃就是需要，不想吃就是不需要；想吃不得吃，不想吃强迫吃或吃得过量都不利于健康。

4. 药膳化

根据需要，将一些药物与食物混合做成药酒、药茶、药膳食用，就是药食同源。

5. 多样化

生命需要的各种营养成分来源于食物。食物只有多样化，才能保障生命需要的各种营养成分及其他微量元素。

三、生命的十大平衡

个体生命的保健范围是以生命为圆心，以其衣、食、住、行为半径所画的圆，这个圆就是个体生命圈，也即自我的保健圈。

怎样来认识保健呢？这就需要对个体生命的产生、和存、相称、发展、延续、转归的规律和过程所涉及的平衡要素有清醒的认识和深刻的理解。

“圈论”认为：

命之和存，存于天地；命之相称，称于万物；命之离杀，杀于失衡；命之转归，归于无形。

——“圈论”第一七五

个体生命健康与天地万物息息相关，是生态统一体。生命要得以健康发展，就需要内外和谐，相辅相成，在动态平衡中生存并成长。因此，“圈论”认为，个体生命的健康在总体上需要有十大平衡要素，即：

一是天平衡。天平衡是指宇宙中日、月、星、辰的平衡。

二是空平衡。空平衡是指大气空间风、雨、雷、电的平衡。

三是地平衡。地平衡是指地球上水、土、命、场（磁场）的平衡。

四是人平衡。人平衡是指人的想、看、听、说，衣、食、住、行的平衡。

五是时空平衡。时空平衡是指春、夏、秋、冬四季变迁和东、西、南、北、中方位的平衡。

六是生态平衡。生态平衡是指宇宙空间、自然世界、人类社会三大范畴的平衡。

七是阴阳平衡。阴阳平衡是指人的物质、精神和性三大要素的平衡。

八是心理平衡。心理平衡是指每一个人都要有健康的思想、良好的心态、正确的人生观和道德观。

九是代谢平衡。代谢平衡是指个体生命机体内的进出平衡、动静平衡、昼夜平衡、酸碱平衡。

十是元素平衡。元素平衡是指个体生命机体中所需各种元素的平衡。在各种元素适量时，个体生命就健康；当缺少某种或某几种微量元素时，疾病就会产生。

平衡是健康的关键。在十大平衡中，前六个平衡是个体生命的外环境平衡，后四个平衡是个体生命的内环境平衡。

十大平衡是维护个体生命健康的重要条件。人的生活过程应以内外环境的十大平衡为依据，在此基础上，再将其上升到知识层次去理解人生、把握人生、应用人生、享受人生。

43

病在症中之症，
定于五诊合参。
得千步脉，
百病均在其中。

第八部分　五诊合参论治

“五诊合参论治”是“医圈”诊治疾病的重要方法。它用医生的眼、耳、鼻、口、手作为诊断工具，用患者的眼、耳、鼻、口、手作为诊病部位，了解其健康和疾病的状态。

“医圈”强调，诊治有五诊，断病有侧重，不能迷信其一。同时指出，医之奥秘在“内外八圈”之中，结论在“五诊合参”之下。

黄氏“千步脉”共得脉象1521步，论断不需仪器，简便易行，患者称奇。

“五诊合参论治”是“医圈”的重要组成部分。“五诊”是在“内外八圈”“和存”“相称”“离杀”“转归”的基础上，依据从眼、耳、鼻、口、手五个部位获得的信息对疾病进行综合分析、论治的方法。“五诊”包括以下四个方面：

一是医生用自己的眼、耳、鼻、口、手的感觉作用来检查疾病及健康状况；

二是医生以患者的眼、耳、鼻、口、手作为检查的部位来对患者进行全面检查；

三是要重视眼、耳、鼻、口、手这些感觉器官最易引起的疾病；

四是要区别眼、耳、鼻、口、手自身的疾病。

下面按眼、耳、鼻、口、手的顺序分别阐述。

一、眼诊

凡是眼睛能看到的都属眼诊范围。

“圈论”指出：

眼观四向，善诊者，须看天、看地、看人，方知病源。

——“圈论”第一七六

在眼诊中，医生必须对“天时圈、空时圈、地时圈”和个体生命本身的外部变化进行全面观察，再结合“内八圈”的“和存”“离杀”综合分析，才能从现象到本质对疾病做出论治。

（一）看天

“圈论”认为：

日月变，四季变，鬼神变中变。

——“圈论”第一七七

这里主要讲日月星辰、风雨雷电和春夏秋冬的变化对生命的影响，这些变化是产生疾病的原因之一。由于这些变化都会引起生命对外圈应激的失调而导致疾病的产生，或使病情变化，故谓“鬼神变中变”。

（二）看地

“圈论”认为：

土、水、命之变，一莫测，二变迁，命依存。

——“圈论”第一七八

“一莫测”是指山崩、地裂、水火等天灾对生命的影响。“二变迁”是指环境变迁或地理方位的变迁对生命的影响。这两种因素都能导致生命对“外圈”的应激力、适应力和利用力失调而产生疾病。

（三）看人

“圈论”指出：

眼诊之主，乃观人体之相也。善诊者，一看形态，二看先天，三看后天，四看神色，五看气血，六看糟粕。此乃医家之常理。

——“圈论”第一七九

1. 看形态

“形为虚，体为实，虚实为‘内八圈’之表”。“医圈”认为，没有不带内容的形态。在临床上通过对患者外表形体的观察，就可知其性别、年龄、高矮、胖瘦、健康或伤残；通过看患者的举止表情，就可了解其运动功能的状态和神志现状，以及发育等基本情况；通过看五官，就可知其先天得气与否。其他如“斑、泪、涕、痰、尿、便、脓、血、汗、啼”等也都有诊断的价值。

“圈论”认为：

先天得气者，眼大有神，耳大有轮，口大有唇。

后天得食者，胖有屁股，瘦有精神，无则反之。

——“圈论”第一八〇

2. 看先天

眼大有神为先天发育良好，反之则发育不良。

耳大轮廓清晰为先天发育良好，反之则发育不良。

口大、唇部的皮肤与黏膜相间整齐为先天发育良好，反之则发育不良。

“医圈”认为，先天不足后天补，但“眼、耳、口”的先天缺陷是永远的烙印，是先天发育的标志。

3. 看后天

“医圈”认为：瘦人不怕瘦，就怕瘦人没精神。瘦人只要精神饱满，就可视为健康。瘦人无神，才是疾病的标志。

胖人不怕胖，就怕胖人没屁股。胖人只要有屁股，亦为健康。胖人无屁股，疾病已来临，死亡已逼近。

4. 看神色

“圈论”认为：

神为虚，色为实，虚实乃为内外八圈之表。

——“圈论”第一八一

在临床上：

面部皮肤红润得神，心动有力，心节律正常，则视为“内八圈”和存。

面部皮肤斑红，嘴唇青紫，胸闷气短者，为“心圈”受杀，血不养心。

面部皮肤红白无润，神倦者，为“气血圈”受杀，血不养身。

面部皮肤灰黄无润，神倦者，为“运化圈”受杀，胃不纳食。

面部皮肤青黑无润，神倦者，为“肾水圈”受杀，肾不滤水。

面色皮肤苍白无润，气短者，为“肺圈”受杀，肺不纳气。

面色皮肤青灰无润，神倦者，为“肝圈”受杀，肝不藏血。

面部眼圈青黑无润，腹胀者，为“脾圈”受杀，脾不制水。

在看神色中，“医圈”以“笑苦”为表来诊断疾病。指出：

笑中含苦，病在筋骨。
苦中含笑，病在内体。
苦笑交加，病在心脑。
笑苦皆无，病在气血。

——“圈论”第一八二

在人类生活的实践中，由于语言和文字的发展一直落后于智力的发展，至今人们都难以用语言或文字的形式将自己的第一印象表述清楚。所以，“医圈”在把笑苦表情的第一印象作为眼诊中推断病情的先导时，主要依靠人们常说的心领神会。

5. 看气血

气血者，以脉为导。

“圈论”指出：

脉分红黑，其状如丝瓜之网而布全身。脉为气血之路，路路皆通，环流无端。

——“圈论”第一八三

这里的“红脉”即现代医学所指的动脉，“黑脉”即现代医学所指的静脉。当二脉在眼睑和口唇或舌下的大小血管分布均匀、充盈适中、清晰可见时，示为“内八圈”和存，反之离杀。

红脉充盈过盛者，常以热盛为主，表现为心热肺热，运化失调，大便干燥，肾水不足，小便黄赤，烦躁兴奋，失眠多梦，喜凉怕热。

红脉充盈不足时，则表现为头昏心慌，气短胸闷，消瘦神倦，见风发热，动则气喘，抵抗力下降。

黑脉充盈过度者得的是寒症，表现为肢凉体冷，运化不良，体虚腹胀，大便稀薄，小便清长，困倦少言，下肢浮肿。

"圈论"指出：

> 眼之气血为头髓之窗。唇之气血为心肺之窗。
>
> 舌之气血为肝脾之窗。甲之气血为全身之窗。
>
> ——"圈论"第一八四

所以，临床可以从眼睑、口腔黏膜、牙龈、指甲等部位观察毛细血管的分布及血液的充盈度来推断气血运行的情况，由此了解"内八圈"的"和存""离杀"变化。如贫血者上述部位的血液充盈度差，显得苍白无血；黄疸者眼睑巩膜发黄；肺心病者指甲上凸指端肥大，肝病者常会牙龈出血；胃病者常有口腔溃疡；出血者血小板常减少；冠心病者毛细血管充盈怒张而色绛。

6. 看糟粕

生命过程中代谢的产物称"糟粕"。看糟粕，以色味为主。"圈论"指出：

> 糟粕顺者命和存，糟粕痹者命离杀。
>
> ——"圈论"第一八五

人体生命过程中所产生的代谢产物如痰、尿、粪、汗等需不断排出体外，其顺利时，生命的运转正常而"和存"，反之则“离杀”。在具体观察时，粪、尿、痰、汗各有其详。

（1）粪相。

“圈论”认为：

粪相黑者为肚破。粪相红者为肠破。

粪干者热极犯神。粪稀者寒邪缠身。

——“圈论”第一八六

具体地说，如果大便呈黑色，就是“肚圈”上有疾患（如现代医学的上消化道出血类疾病）；如果大便呈黯红似板栗色，多属于“肠”上有疾患（即现代医学的下消化道出血类疾病）；如果大便干而难解，则多为热症或与情绪的变化有关；如果粪便稀薄且次数频繁、异常，多属于食了不干净的东西后引起的运化失调。

（2）尿相。

如小便难解，或因炎症，或因肿物，或因结石，或因邪病所致。

“圈论”指出：

邪病缠腰尿门疾，水积腰子犯全身。

——“圈论”第一八七

如果小便失禁，多为“尿门道圈”的疾患或骶髓病变所致。如果小便次数多，一般为邪病所致（如现代医学中的肾盂肾炎、膀胱炎、前列腺炎、尿道炎等症），有时也与精神情绪等因素有关。

故“圈论”说：

邪神入尿门，想尿睡不宁。

——“圈论”第一八八

如果只是一般的尿多尿少而无其他症状，则不视为疾病。

故“圈论”指出：

进多者多出，进少者少出，非病也；有进无出水犯全身，心、肺、肝、脾、肾，皆有离杀也。

——“圈论”第一八九

如果出现尿血，则与“肾水圈、气血圈、尿门道圈”都有关。如结石、结核、肿瘤、中毒、血液病、外伤等都可导致尿血。“医圈”中还有一种“蚂蚁尿”，即现代医学所称的糖尿病，因尿中含糖吸引蚂蚁聚集而食得名。这种“蚂蚁尿”患者常有的三多现象就是病态。

（3）痰相。

“圈论”指出：

痰为肺圈之表，可窥气血之实。

——“圈论”第一九〇

一般情况下，痰多说明“肺圈”有“离杀”症状，痰的多少则说明“离杀”的程度。其色白而多泡沫者，多为寒证；其色黄而黏浓者，多为热证；其色带血者，多为“肺圈”疾患；其色青而浓者，多为寒热交错。

（4）汗相。

“圈论”指出：

自汗者，热伤正气。盗汗者，肺圈离杀。汗流不停危症之象也。

——“圈论”第一九一

总的来说，眼诊的方法在临床上是根据个体生命内外“各圈”的具体情况综合进行，灵活应用。

二、耳诊

凡是耳朵部位能反映出的状态，能听到的声音都属耳诊的范围。

“圈论”指出：

> 耳听八方，有耳有圈。天地之音，音音入耳。
>
> ——“圈论”第一九二

“有耳有圈”即用听力正常的耳朵来辨别各种不同的声音，特别是利用患者声音的变化来诊断疾病的方法。在口常生活中，各种飞禽走兽的鸣叫、各种物质裂变或碰撞的声响，都可向人类提供生命保健的信号。“医圈”所指的“天地之音”，即天地音、有命音、物命音、人命音。宇宙间万物的各种声音通过人体耳朵的传递，对生命产生两种作用，即助和存、反离杀。如同一个人可以因听到鸟的鸣叫而兴奋，可以因山洪暴发的声音而恐慌，也可能会因一声突如其来的惨叫而致精神失常等。

总之，音对生命影响的双重性是客观存在的，“医圈”强调要了解音的双重性在耳诊中的实用价值，并将音的双重性作为自我保健的方法之一。

“圈论”指出：

> 医知四音，音音入耳。重在人音，命受耳福。
>
> ——“圈论”第一九三

所谓“四音”，即前文所述的天地音、有命音、物命音、人命音。“医圈”认为，上有风雷之音，下有山水之音，此称“天地音”；凡有生命者产生的音即称“有命音”。故：

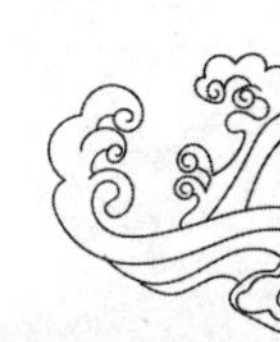

有命有音，命音相依，气血相存。

——“圈论”第一九四

凡物体发出的声音即称“物命音”。故：

水石之物，动之有音，万物与存，动为音源。

——“圈论”第一九五

从这个意义上讲，由于地球的转动、万物的变化，没有音的物质是不存在的。而人体生命发出的各种音，称为“人命音”。这也是“医圈”耳诊中的重点。在对“人命音”进行分析推断时，“圈论”指出：

音分强、中、弱，知病须知音。善诊者，命在其中。

——“圈论”第一九六

何谓强、中、弱音？

强音者：音大气足，语音洪亮，咳音有力，步音利落，稳健清断，面部红润，神清气爽。

中音者：邪犯内圈，呼吸急促，咳音无力，步音拖沓，元气不足，病已缠身。

弱音者：邪盛正衰，胸闷气短，语音如丝，卧床难眠，气血相杀，凶多吉少。

危重患者或久病之人，临床上声音由洪亮逐步变为低弱时，提示病情恶化，反之则病情好转。因此，在临床护理中应善于根据患者声音的变化来判断病情的转归。

三、鼻诊

凡是鼻腔部位能发现和嗅到的气味，均属鼻诊的范围。

“圈论”指出：

鼻分香臭，鼻有其圈。鼻通内外，命在气中。善诊病者，知气知病。

——“圈论”第一九七

鼻诊就是医生利用鼻子的嗅觉功能辨别患者身体产生的各种气味，进而分析推断患者的病情转归和健康状况的诊断方法。如肝病患者临危时，身体会散发出烂苹果味；人在临死时因体内散发的气味异常，能引起狐狸或乌鸦的异叫声、狗的哭声。

（一）外气

“医圈”把个体生命以外的一切大自然之气称为“外气”。外气通过人的鼻、口进肺入血圈为内气，气血同行贯全身而养育生命，故为“命在气中”。由于鼻的通气功能使生命的内外气沟通并能辨别气味，使生命得以正常运转，因此“医圈”十分强调鼻腔的通气功能在医治保健中的作用。

（二）内气

“医圈”把来自生命“内八圈”的一切运化之气都称为“内气”，故有“内气失，命乃绝”之说。内气包括呼出之气、呃逆之气、肛出之气、汗孔之气、奶腥之气及其他运化之气。内气的存在标志生命的存在，内气的顺通标志生命的正常，内气的变化标志疾病的转归。反之则为命气离杀、疾病缠身。如呼出之气臭（口臭）多为运化圈失调或气血热盛；口内酸臭多为运化圈自杀；大便酸臭味浓者属运化圈热杀，大便腥臭者属运化圈寒热相杀；小便赤而味浓臭者多属肾水圈热杀，小便清长频数者多属肾水圈寒杀；白带色黄腥臭者属热盛而寒热双相杀；月经恶露浓臭者属热杀，腥臭者属寒杀。

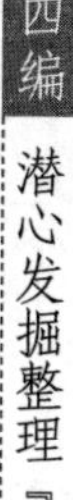

四、口诊

凡是口腔内能见到和感觉到的状态以及通过口腔能了解到的都属口诊范畴。

口诊是“五诊合参”中的重要组成部分。这里重点是指医生与患者方（包括亲属或知情者）以问答形式了解患者的健康状况和疾病的病因、临床症状、病情转归、病史等诸多资料的方法。“医圈”强调口诊的重要性，认为口诊的功底是衡量医生医学素养的标志之一。

“圈论”指出：

善诊者，口问为路，入万物之门。病位、病症、症中之症、病时、病因、病圈，皆源于问诊也。

——“圈论”第一九八

所以，医生应尽一切可能从患者方了解病症的自觉症状所在位置、出现症状的诱因、诊治过程与“内八圈”的关系等；对无表达能力或意识不清的患者（如婴幼儿、聋哑人或精神病患者、危重病患者），则应通过其家属和直接护理人员、知情者用口诊形式了解情况，为诊断医治提供依据。

下面对口诊的几个主要方面分别进行阐述。

（一）病位

“圈论”指出：

病者知病位，医家知病圈。病者讲症状，医家讲病因。

——“圈论”第一九九

临床上，患者只知道自己的病痛在哪个部位，医生常常依照患者提供的疼痛部位进行分析判断，确定疾病的圈位。当然，临床症状出现的部位与疾病所在脏器一般是对应的，但某些特殊情况下的症状部位与疾病圈位不一定对应。这是由神经反射关系造成的，所以症状圈位与器官病变的体表投影不一定一致。如“心命圈”的病（如心肌梗死），其疼痛可放射到左臂，甚至小拇指尖、左颈部、下颌到舌部；“肾圈”的病（如结石）可放射到大腿内侧直至脚圈。其他圈位病症放射也可能出现这类特殊情况。因此，在口诊中还不能完全根据患者的自觉症状所在的部位来确定疾病的圈属，而应五诊合参，这样才不会误诊。

（二）病症

“圈论”指出：

病家自感十三症，鬼神邪性在其中。善诊者，以症为本分圈治之。

——“圈论”第二〇〇

在临床上，患者的症状繁多，但“医圈”认为患者能自我感觉到的只是13种症状，即寒、热、痛、咳、痒、胀、麻、抽、抖、倦、饿、虑、烦。“症”是疾病的表现形式。口诊病症，就是要求医生依据从患者方了解到的各种病症表现形式、现象进行综合分析推断，从而由现象到本质地确定病变圈位，分圈施治。

（三）症中之症

症中之症，是指临床症状中的复杂情况，即一种主要症状中又包含着另一种症状或多种症状，口诊时需全面了解。以热症为例，“圈论”指出：

有命者热，热盛者病，病中之热伴热中之症。善诊者，诊症中之症也。

——“圈论”第二〇一

热为生命的表现形式之一，故“有命者热”，但热而过盛，便是疾病的反映。热症多属全身性症状，其发生的原因和性质，持续或间断的时间，以及变化的缓急、有无规律等，都是口诊时需要了解清楚的。特别是诊症中之症时，更需过细地了解。如：

（1）热症伴出汗、头痛、呕吐、恶心、昏睡等症状，多属“髓内圈”疾病（如现代医学中的乙型脑炎、流行性脑脊髓膜炎、脑性疾病、脑出血及其他中毒性疾病对脑的影响所引起的疾病等）。

（2）热症伴无汗而冷，多属气血圈、运化圈、肾水圈的疾病。如寒热杀肺（即现代医学中的大叶性肺炎）、杀血（即败血症急性溶血性疾病）、苦胆自杀（如急性胆囊炎等）、肾圈自杀（即急性和慢性的肾盂肾炎）。

（3）热症伴肝大、脾大，多属“血海”之病。如现代医学中的肿瘤、传染性疾病，以及白血病、淋巴瘤、恶性网状细胞增多等。

（4）热症伴尿急、尿频、尿痛，多属“肾水圈”疾病，如现代医学中的尿路感染、传统中医中的下焦湿热等。

（5）热症伴咯嗽、咯痰、胸痛，多属“气圈”疾病。如现代医学中的上呼吸道感染、急慢性支气管炎、胸膜炎、肺结核等。

（6）热症伴恶心、呕吐、腹泻、腹疼，多属“运化圈”疾病。如现代医学中的急性胃肠炎、细菌性痢疾、食物中毒症。

（7）热症伴口唇疱疹多，常为“胸圈”疾病。如现代医学中的风疹、水痘、斑疹伤寒、流行性脑脊髓膜炎等。

（8）热症伴喉痛，多属“气路圈”疾病，如现代医学中的白喉、急性扁桃体炎、急性咽喉炎、急性喉炎等。

当然，热症与季节和地区的关系也是口诊时必须了解的，这多属外八圈引起的疾病。临床上应根据疾病的不同症状、不同的季节和地区进行全面了解，综合分析。如现代医学中的血吸虫病、钩虫病、黑热病、丝虫病等病的地区性，白喉、流行性出血热、钩端螺旋体病、乙型脑炎等病的季节性等。

（四）病时

“病时”是指症状所发生的时间及其规律，它可以反映出内圈疾病的轻重缓急。如现代医学中的食管疾病、胸膜炎、心脏病等，其发病都有明显的时间性和规律性。

（五）病因

“病因”是就疾病发生的原因而言，这个因素是多方面的。

（六）病圈

在口诊中，患者对无自觉症状的圈位不易提及，甚至把某些有自觉症状的部位也忘记叙述了。为防止遗漏误诊，医生对患者的病史、家族史、个人史，以及与疾病有关的内、外圈情况都要了解，并分圈口诊。凡是患者身上出现的症状都要认真分析，凡是可能涉及的圈位都应列入口诊范围。

五、手诊

凡是通过掌纹、指纹、指甲能看到的状态及通过手能触到的脉诊等都属手诊范畴。手诊是“医圈”五诊合参中的重点。

“圈论”指出：

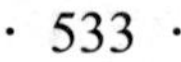

五诊应有重，不可迷信其一。病在症中之症，定于五诊合参。

——“圈论”第二〇二

医生在运用眼、耳、鼻、口、手这五种诊法时，不能只迷信其中一种诊法得到的资料，而应以脉诊（手诊）为主，并辅以其他四诊来合参论治，以防失误。

（一）千步脉

千步脉是“医圈”诊治疾病的主要方法，是手诊的重要内容。医生将自己的食指、中指和无名指3个指尖内侧，取齐取平，放于患者双手高骨（桡骨茎突）后缘近端的位置，再依据位置变化后各指下红脉动点变化的状态组合成的脉象，来综合分析生命在“内八圈”中的和存、离杀、相称等关系。

“圈论”指出：

内外合一生脉，脉乃三者合一，含心跳八般、血路十状、血水五态，心推血水沿血路依经络而奔全身。其分合万状，得脉千步，百病均在其中。

——“圈论”第二〇三

生命的“内外圈”是一个整体，脉象在任何时候都伴随生命而存在；

脉乃三者合一，指的是脉由心脏、血液、血管这三者有机组合而成；

心跳八般，指的是心脏跳动时表现出心力的强弱均（心动力）、心率的快慢匀（心速率）及心率的齐缺（心节律）的八种状态；

血路十状，指的是由脉力强弱、脉腔大小、脉壁厚薄所反映出来的血管硬、软、粗、细、空、实、松、紧、长、短的十种状态；

血水五态，就是血液性状的多、少、稀、浓、平的五种状态。

从总体上说，千步脉就是由于心脏的收缩力将血液推向血管并沿血管贯注全身所形成的。

具体脉象如下：

由心力强弱均、心率快慢匀、心律齐缺组合成的心脉脉象 21 步；

由血液的多、少、稀、浓、平五态组成的血液脉象 8 步；

由脉力强弱、脉腔大小、脉壁厚薄构成血管性状的硬、软、粗、细、空、实、松、紧、长、短及位置的上、中、下组成的血管脉象 70 步；

由心脏、血液、血管三要素组成的合成脉象 1422 步。

以上合计共得脉象 1521 步，故称之为“千步脉”。

千步脉客观地存在于人类每一个个体生命的机体之中，就某个人的某一时期或某一病态而言，只可能用到其中几步脉象。只要对得到的各种脉象进行认真分析，便能从脉诊中判断个体生命的和存、离杀、相称、转归的现状，为五诊合参提供依据。

（二）四组脉

四组脉是手诊时必不可少的最常见、最有效、最简单的方法，在“医圈”中称为定位脉组。具体诊法如下：

1. 取位

取患者双手高骨（桡骨茎突）后缘近端的红脉（桡动脉）上。

2. 触法

医生的三指并齐放平，用同一压力上下活动，直至找到所需脉层线。

3. 告脉

三指并齐平放，用同一压力向下压，刚刚触到的脉为上脉；得到上脉后，再用同一压力向下，压至无脉通过时，由下向上慢慢放松，刚刚通过的脉叫下脉；在上脉和下脉之间（位于下脉的 1/2 压力处）得到的脉就是中脉。

4. 三脉的单独应用

（1）上脉的脉动点互相配合组成的横单脉组，定位心、肺、肾及其和存、离杀、相称的关系（见图 25-5 ①）。

（2）中脉的脉动点互相配合组成的横单脉组，定位肝、胆、脾及其和存、离杀、相称的关系（见图 25-5 ②）。

（3）下脉的脉动点互相配合组成的横单脉组，定位胃、肠、膀胱及其和存、离杀、相称的关系（见图 25-5 ③）。

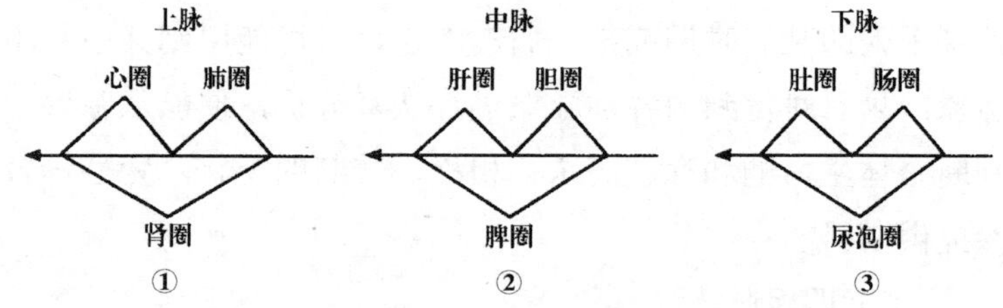

图 25-5　横单脉组图

5. 上中下脉的交叉应用

（1）由食指得到的上中下三脉的脉动点互相配合组成的纵单脉组，定位气、血、脉及其和存、离杀、相称的关系

（见图 25-6 ①）。

（2）由中指得到的上中下三脉的脉动点互相配合组成的纵单脉组，定位筋、骨、肉及其和存、离杀、相称的关系（见图 25-6 ②）。

（3）由无名指得到的上中下三脉的脉动点互相配合组成的纵单脉组，定位皮、毛、甲及其和存、相称、离杀的关系（见图 25-6 ③）。

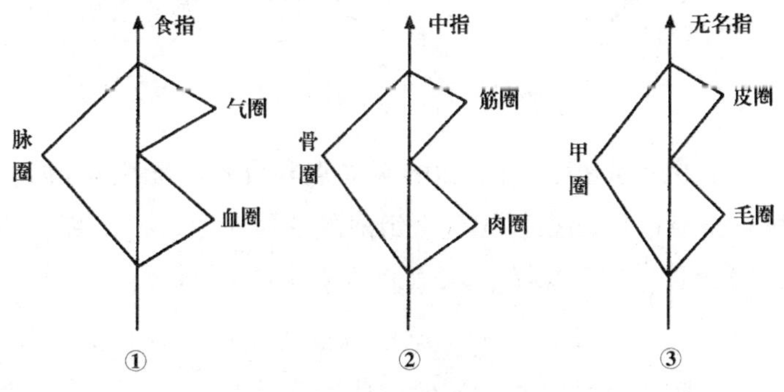

图 25-6　纵单脉组图

（4）由食指得到的上脉的脉动点与中指、无名指得到的中脉、下脉的脉动点互相配合组成的交单脉组，定位目、舌、口、鼻及其和存、离杀、相称的关系（见图 25-7）。

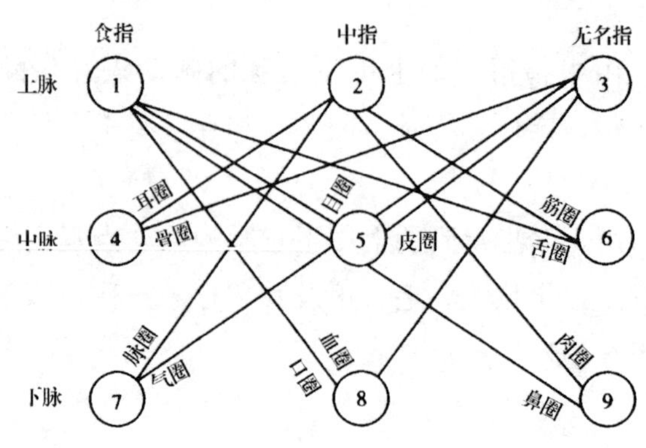

图 25-7 交单脉组图

（5）由中指得到的上脉的脉动点与食指、无名指得到的中脉、下脉的脉动点互相配合组成的交单脉组，定位耳、筋、脉、肉及其和存、离杀、相称的关系（见图 25-7）。

（6）由无名指得到的上脉的脉动点与中指、食指得到的中脉、下脉的脉动点互相配合组成的交单脉组，定位皮、骨、气、血及其和存、离杀、相称的关系（见图 25-7）。

6. 中下层脉的配合应用

（1）由食指得到的中脉的脉动点分别与中指和无名指得到的下脉的脉动点互相配合组成的经络脉组，定位红、黑经络及其和存、离杀、相称的关系（见图 25-8）。

（2）由中指得到的中脉的脉动点分别与食指和无名指下的下脉的脉动点互相配合组成的经络脉组，定位髓、骨经络及其和存、离杀、相称的关系（见图 25-8）。

（3）由无名指得到的中脉的脉动点分别与食指和中指得到的下脉的脉动点互相配合组成的经络脉组，定位皮、肉经络及其和存、离杀、相称的关系（见图 25-8）。

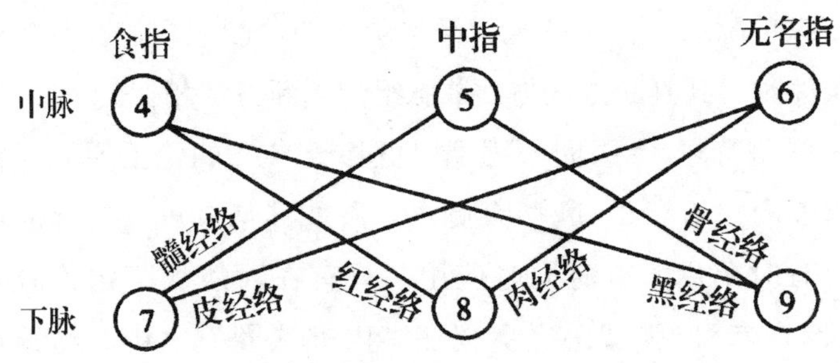

图 25-8　经络脉组图

应用“四脉组”判断生命体的健康或疾病，其要点有三：

第一，对三层脉所在位置的判断必须准确，位置判断错了就一切都错。

第二，对各单脉动点动力强弱的精确判断，其精确度的大小，直接关系到对病情轻重缓急和转归的判断。

第三，对脉组中各脉动点之间动力强弱的准确比较。

横单脉组的规律是两脉动点的动力强弱相等时表示无病；两脉动点的动力强弱失衡时表示有病，失衡的差距越大，病情越重，反之则轻。

例如，横单脉组中的上脉，食指、中指、无名指下的脉动点互相配合定位心、肺、肾。判断时，三指下的脉动点动力强弱相等时，说明心、肺、肾无病；任何一指下的脉动点的强弱与其他两指下的脉动点的强弱不等时，说明与之配合组成的脉组所定位的脏器位置就有病，这种强弱对比的差距越大，说明这个部位的病越重；差距越小，则病情越轻。

总之，对横单脉组中的上、中、下脉组的定位判断就是以此类推的。临床上只要上脉无异常，就视为“杀而不离”。

纵单脉组、交单脉组、经络脉组的诊断应用，在具备诊断条件时，其判断方法与横单脉组的判断方法相似。

总而言之，“医圈”强调“五诊合参”的论治原则，提倡诊断有“五诊”，断病有侧重，不能迷信其一。实际应用中，有时单用，有时同时应用，只有在对疾病下定论时才“五诊合参”，强调医之奥秘在“内外八圈”之中，结论在“五诊合参”之下。

44

首生食，首生药，
食药同源，学而知之也。

第九部分　“医圈”对药物的认识

学医先学药，治病先知病。

只有熟知药性，论治方药才能应用自如。

用药妙在注重整体，不忘个性。

一、对药物的认识

“医圈”认为，人类对医药、食物和疾病的认识经历了两个阶段。第一个阶段是味觉识别，它指出：

盘古开天地，人间舌为头。故舌生食，舌生药也。

——“圈论”第二〇四

盘古指人类的原始阶段。“医圈”认为，人类在初始阶段是无知的，本能地适应大自然而生存，饿了就什么都吃，好坏都先以舌的味觉为准。像小孩一样，第一次拿到红辣椒时就用嘴咬，辣味让他马上丢掉，又哭又叫。第二次得到红辣椒时，就不再用嘴去咬了，故提出“人间舌为头”的论点。

第二个阶段是大脑识别。

“圈论”指出：

三皇五帝始，人间首为头。首生食，首生药，食药同源，学而知之也。

——“圈论”第二〇五

人类在经历了多少万年的实践以后，积累了不少经验。后人向古人学，小孩向大人学，人们互相学，开始学会用脑，通过思维、记忆、联想、推测、比较等方法识别食物和药物。故“医圈”提出“人间首为头”的论点。

从“人间舌为头”到“人间首为头”，人类经历了由低级向高级发展的漫长过程，即从无知到有知的过程。

人类认识药物、应用药物，是人类发展、人类文明的标志。人类认识、应用和保护药物，也是人类文明的标志。所以，认识、采集、炮制、应用、培植药物是人类保护生态、重视生命的重大举措。

在用药中，“医圈”强调整体性，但也重视个体差异，用药的差异有：

药有四季之分，东西南北之别。根、茎、叶、花、果差异，采、藏、炮、配均有不同。有补、泻、升、降之功，有神、邪、鬼、性之分而疾病受之。汤膏散丸之类或口或肛，或内或外，吞、洗、敷、擦，分而用之。

——“圈论”第二〇六

归纳起来就是：

东西南北地域差
春夏秋冬季节差
根茎叶花部位差
高山河谷海拔差
阳山阴山水分差
土肥土瘦营养差
采藏炮制工艺差
配伍禁忌剂量差
诊断配方医技差
老中青幼年龄差
男女服药性别差
早中晚病时间差
轻中重危病情差
强中弱小体质差
……

这里指出：

（1）药有季节性。就一味药来讲，春夏秋冬四季的药性成分有差异。比如茵陈，“三月茵陈四月蒿，五月六月当柴烧。”

（2）药有地域性，就某一种药物来讲，高山河谷，东南西北，其药性可因生长环境的不同而不同。如牛膝有川牛膝与怀牛膝之分。

（3）药有部位性。就一味药来讲，如植物类的根、茎、叶、花、果，动物类的肉、皮、毛、骨、爪、内脏等，各部位的药性及含量常有区别。

（4）影响药物的其他环节。如采集时间、收藏条件、炮制方法、组合成分、配伍禁忌等。

（5）疾病不同，用药的方法与效果也不同。

（6）用药途径不同，效应也不同。如同一药物通过口服、外擦或熏洗等，就可能产生不同的效果。

（7）药物有补泻升降之分：一般酸类治肝胆，辣类运肺气，苦类清心热，甜类主脾胃，麻类有毒性，无味类通筋骨，咸类调达心肾，涩类分清浊。

所以"圈论"指出：

学医先学药，治病先知病。

——"圈论"第二〇七

二、药物的分类

"医圈"将药味分为酸、辣、苦、甜、麻、咸、涩、无味。

酸主沉降调肝胆；辣主升浮理肺气；苦清心热能安神；甜主纳泻保脾胃；麻有小毒或大毒；无味入腹通筋骨；咸味调理心与肾；升清降浊涩最灵。

——圈论第二〇八

"医圈"强调只有熟知药性，论治方药时才能应用自如。黄家从437味单药使用中总结出来的3738个单验方和20个秘方就是按"医圈"传统的用药原理配制而成的。

三、医治用药

"医圈"提倡入药过五关，药必须经过鼠、鸡、鸽、鸭、人（指医生自己）的试用，证明无毒后方能用于患者。其中鼠主要用于做服药后生存期的慢性毒副作用试验；鸡主要用于做性功能的试验；鸽主要用于做神经系统的试验；鸭主要用于做大剂量的急性毒副作用试验；人的试验，主要是医生自己体验服药后的反应，只有在剂量大于临床使用的30～50倍且无明显毒副作用时，方可使用于临床。“黄氏抗癌粉”的原始研究就是这样开始的。

45

始无痒痛，晚溃，奇痛无比。

以其块，究其因，施其治，乃上医也！

第十部分　“医圈”对肿瘤的认识及治疗

“医圈”所称的“疾块”，就是现代医学的良性肿瘤或恶性肿瘤。

“医圈”认为，疾患可在局部，症状可在全身；治疗可在局部，效应可在全身；疾病未必出现症状，症状必然反映疾病。

“疾块”标志着病症，但未必就是肿瘤，而肿瘤，必生“疾块”。

“医圈”理论中没有现代医学所谓的“肿瘤”“癌症”这样的词语，但不等于“医圈”对“肿瘤”或“癌症”就没有认识。只不过“医圈”是从另一种角度，以另一种方式认识和表达它。“医圈”对现代医学中的“良性肿瘤”或“恶性肿瘤”的认识由来已久，早已构成“医圈”内容的重要组成部分。但受历史条件的局限，这种认识只能从宏观上把握，且是以“医圈”所特有的称谓或方式进行阐释。

一、“医圈”对肿瘤的称谓及其范围

“医圈”把长在人体上的异常包块都视为疾病，并称之为“疾块”，认为这样的“疾块”在机体的任何部位都可能发生，可大可小、可多可少。又依“疾块”所在部位的不同，称谓也不同。如长在腮下的称为“大耳巴”，长在耳下的称为“撑耳黄”，长在锁骨上、腋窝下、腹股沟的统称为“羊子”，长在骨头上的称为“骨包”，长在股肉间的称为“肉瘩”，长在筋上的称为“疙瘩”。又如，长在红经上的称为“红包”，长在红络上的称为“红块”，长在黑经上的称为“青包”，长在黑络上的称为“紫块”，长在皮下的称为“糟包”，长在皮肤表面的分别称为“瘊子”“痣”“疮”“痈”“痺”，等等。

“医圈”所称的“疾块”，实际上包括了现代医学的各种良性和恶性肿瘤，且其范围更加广泛。“医圈”认为，任何一个“疾块”的产生，都标志着某一疾病的出现；任何疾病的产生，必将导致某一“疾块”的出现。人体的病变与疾块的产生有着必然的联系。人体上的“疾块”标志着某种病症，却不一定是肿瘤；而肿瘤必然产生“疾块”。这一观点，在肿瘤的临床诊断和鉴别诊断中有着十分重要的意义。

二、“医圈”对肿瘤圈属的认识及治疗

“医圈”诊断肿瘤遵循的是“五诊合参”的原则，当机

体出现“疾块”后，就要按照圈的含义和一定的圈属来分析“疾块”所在的部位及产生的原因。“圈论”认为：

凡为疾患，必有其因；既成疾块，必显其病。以其块，究其因，施其治，乃上医也。

——“圈论”第二〇九

诸病以块附之于体，损耗气血，清浊混、升降乱，久之不治，命受其杀。

——“圈论”第二一〇

疾块虽多，乃有别。如疮者，其红顶数单，溃之脓先血后，继之疼，日内口封。如痈者，其红顶数甚，溃之脓血相混，月内口封，岁半而发。如包块者，始无痒痛，触之有感，晚溃，出血无脓，奇痛无比，十有八死。

——“圈论”第二一一

包块者，既晚，痛发于子丑，其痛如马啃，眠于卯辰似昏昏然；亡于寅午，若枯枝状。人皆畏之。

——“圈论”第二一二

如此看来，黄氏祖先对“肿瘤”（包块）的惊恐已不是一般的了。“医圈”在治则上十分强调“已症早治”，强调只要发现人体上的异常包块，就必须“究其因、施其治”。即使未能马上查明病因，也必须采取积极的措施，决不能视而不见。

“医圈”认为，疾患可在局部，症状可在全身；治疗可在局部，效应可在全身；疾病不一定出现症状，症状却必然反映疾病。在具体治疗时，黄氏祖先常以“治病八圈”治其本，“观病八圈”治其标。认为“治病八圈”和“观病八圈”为医之常理，药之大法。

按照“疾块”早期、中期、晚期出现的各种临床症状，“医圈”主张：

晨疾未伤碰吸之功，以攻为主，施以箍块、通痹、祛毒；午疾碰吸之功已伤，则攻补兼治，施以助碰吸、散疾块、顺气血；晚疾碰吸之功大伤，应以补扶为主，施以平热止痛、饮食五化、养病五防。

——“圈论”第二一三

“医圈”理论以“内外合一、五诊合参、分圈施治”三大支柱构成一个整体，无论是对“疾块”的认识还是在施治原则上，都认为必须从患者的生理、病理、心理及其所处的社会生活环境的差异进行具体分析，根据个体差异分别处理。

“圈论”认为：

为医者，若五诊不及，或轻浮无识，或贻误初始，久疾杀命，当留罪千秋！

——“圈论”第二一四

综上所述，“医圈”对现代医学中“肿瘤”的认识，是在宏观把握的基础上总结出来的。“肿瘤”包含在“医圈”的“疾块”之中。在探究“疾块”的病因病理和论述“疾块”的治则方面，“医圈”难免存在某些偏颇，但其浓重而朴素的辩证唯物思想，却给予黄氏后人在肿瘤的诊断与鉴别、诊断和防治方面以极其重要的启示。尤为可贵的是，在“疾块”治则方面，“医圈”曾强调综合治疗（如药物治疗、饮食治疗、心理治疗及自我保健等），在20多万人次的临床实践中，这种治则往往收到意想不到的效果。当然，随着传统医药学与现代医药学的发展突飞猛进，各学科的高科技成果不断涌现，肿瘤诊治的手段已出现多元互补的局面，“医圈”有幸位列其中。我们相信，随着社会的不断发展、科学的不断进步，“医圈”后人必将冲破世俗的偏见，光大中华传统医药学，联合一切有利于人类健康的力量共同奋斗，攻克癌瘤顽症，还人们宝贵的生命。